家庭手诊速查疾病手册

——健康尽在掌中

《健康大讲堂》编委会　主编

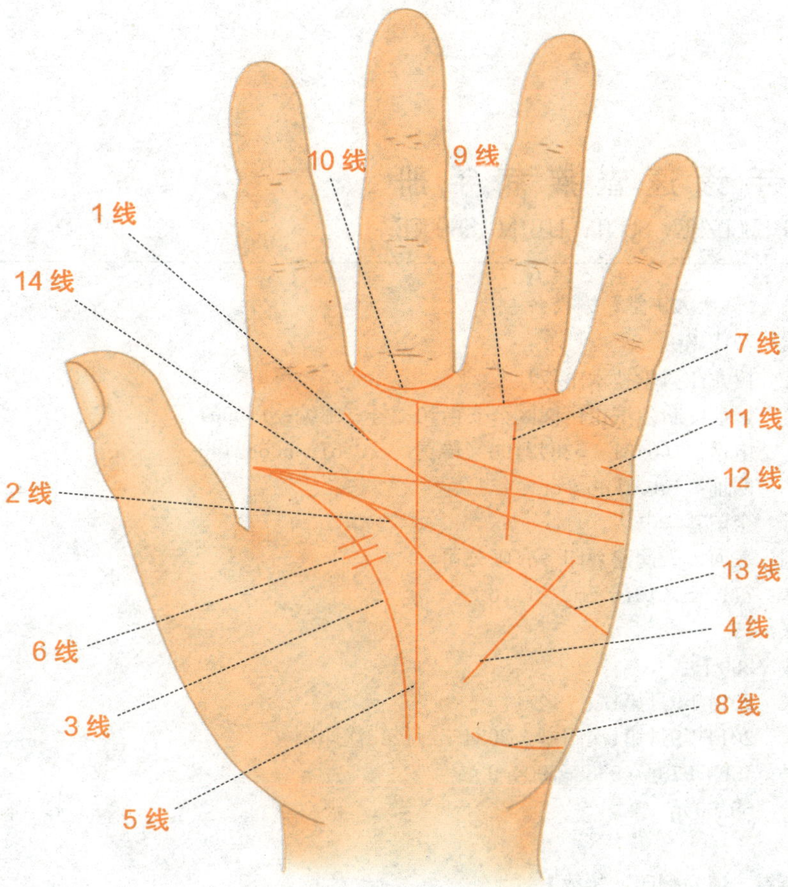

黑龙江科学技术出版社
HEILONGJIANG SCIENCE AND TECHNOLOGY PRESS

图书在版编目（CIP）数据

家庭手诊速查疾病手册 / 《健康大讲堂》编委会主编. -- 哈尔滨 : 黑龙江科学技术出版社, 2014.6（2024.2重印）
ISBN 978-7-5388-7904-9

Ⅰ. ①家… Ⅱ. ①健… Ⅲ. ①掌纹—望诊（中医）—手册 Ⅳ. ①R241.29-62

中国版本图书馆CIP数据核字(2014)第122023号

家庭手诊速查疾病手册
JIATING SHOUZHEN SUCHA JIBING SHOUCE

主　　编 《健康大讲堂》编委会
责任编辑 刘佳琪
出　　版 黑龙江科学技术出版社
　　　　 地址：哈尔滨市南岗区公安街70-2号　邮编：150007
　　　　 电话：（0451）53642106　传真：（0451）53642143
　　　　 网址：www.lkcbs.cn
发　　行 全国新华书店
印　　刷 三河市天润建兴印务有限公司
开　　本 711 mm×1016 mm　1/16
印　　张 15
字　　数 200千字
版　　次 2014年9月第1版
印　　次 2014年9月第1次印刷　2024年2月第3次印刷
书　　号 ISBN 978-7-5388-7904-9
定　　价 68.00元

序 言

在日常生活中，我们经常会听到或见到一些人因为疾病发现得晚，耽误了治疗时间而给自己留下了终身遗憾的事情。能及早地预测、发现疾病，防患于未然，一直是人们努力的目标，那么怎样才能把这个愿望变成现实呢？学习手诊就会找到答案。

手诊不等同于看手相

提起手诊，人们往往会想到手相，于是自然而然地怀疑手诊是不是迷信，是否科学。根据我多年的实践经验，可以肯定地说：手诊并不等同于看手相。

望手诊病来源于中医。中医诊病中很早就有通过观察手的形态、色泽、纹理、脉络变化来综合诊断疾病的方法。这种看手诊病的方法是祖国医学望诊中的一项重要内容，是中医诊病的一大特色。

传统中医认为：手是人体的重要部位之一，是阴阳经脉气血交合联络的部位。根据中医经络学说可知，人体的六大经络都循行经过手部，这些经脉与全身的脏腑相应、气血相通，当脏腑、气血发生病变时就会在手的形态、色泽等变化中反映出来。

中医还认为，人体是一个有机的整体，也是一个开放的系统。手同眼、耳、鼻、舌、足等部位一样，不仅是人体的组成部分，同时也是一个独立的机体。手和人体有着一一对应的关系，它反映着身体不同部位的病理变化。医生通过观察手的表征变化，再结合其他检查方法，再进行综合分析，就能诊断出人体已经发生的疾病或即将发生的疾病，这就是现代医学中所说的全息医学诊断法。

手诊有着丰富的历史渊源和科学依据，很有研究价值，我们不应该把它与“看手相”混同看待。

现代手诊医学的发展

随着医学的发展，近年来，很多医学专家对手诊产生了浓厚的兴趣，并采取了多学科交叉的研究方法。不少研究者发现：掌指皮肤纹理的异常变化往往和某些特定的疾病有关，特别是和染色体畸形引起的疾病有关。因此手纹诊病逐渐成为诊断某些疾病的有效辅助手段。

经过手诊专家多年来的实践总结，观手诊病已基本形成体系。目前望手诊病主要是通过观察掌纹、手指、指甲和手掌的色泽、形状、纹理等方面的变化来预测、判断疾病的发生和发展。其中掌纹诊病的运用最为广泛，通过观察、分析掌纹可以诊断出一百多种疾病，因此掌纹被称为“生命的第二张脸”。

手诊专家总结归纳出了手掌的14条主要掌纹和8种常见的病理纹，观察这些纹理的变化，再配合手掌与人体脏腑的对应关系，即可进行疾病的诊断。而且经过临床检验，准确率相当高。

本书主要内容：随着望手诊病的普及推广应用，热爱手诊的人们越来越多。手诊不仅简单易学，而且应用方便，是有效的家庭保健方法。掌握手诊的方法可及早发现身体健康状况的变化，预防疾病的发生。

该书主要有两大亮点：第一，介绍了相关的手诊基础知识，内容详尽而且易懂，为初学者打开了进入手诊医学的大门。第二，详细讲解了不同种类的五十多种常见疾病的手诊方法，让读者可以学到简便实用的诊病技巧。基础知识结合实际运用，必然使读者轻松掌握手诊知识，成为自己和家人的保健良医。

该书图文并茂，配有大量的手纹图，尤其可贵的是还配有许多真实的墨印手纹图，为您学习手诊提供了更可信的参考资料。

作为一位医者，我希望大家通过阅读此书都可有所受益，能实现及早发现疾病的愿望，拥有健康的身体和幸福的生活。

中医望诊专家 宋铁林

Contents 目录

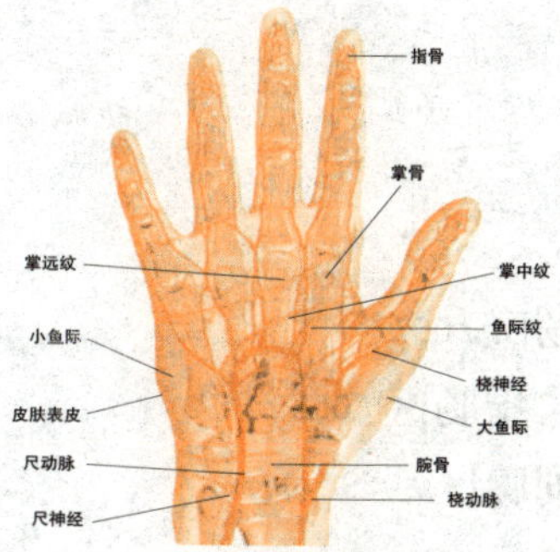

上篇 初识手诊

第一章 手诊的基础知识

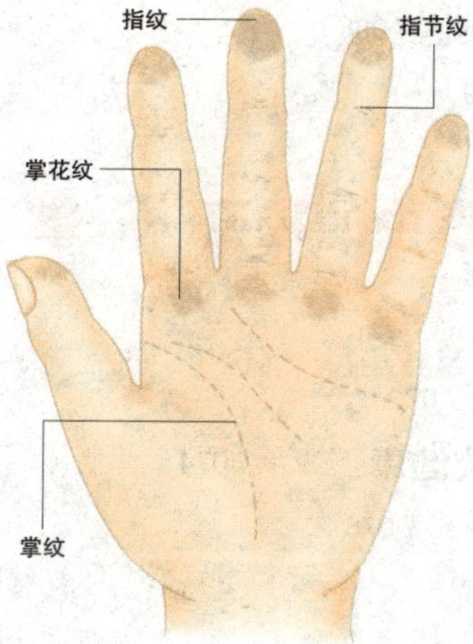

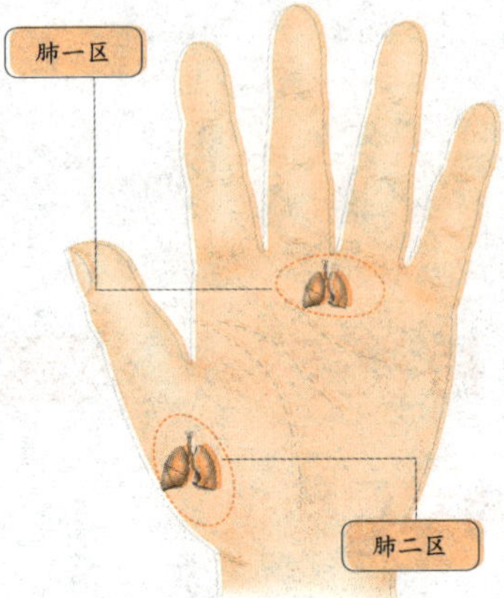

第二章　人体的“第二脏腑”——手掌

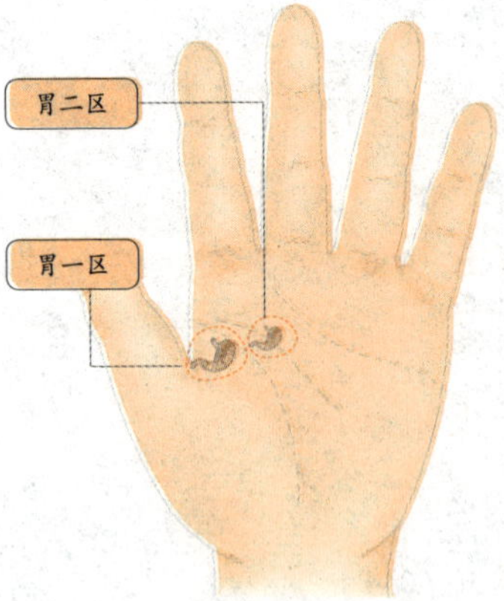

第三章　揭开掌中的秘密——掌纹线

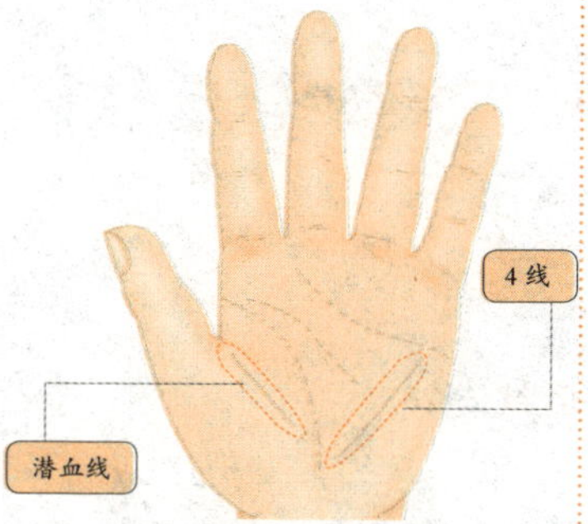

4 线深长，配合潜血线形成倒“八”字纹，提示有内出血倾向。

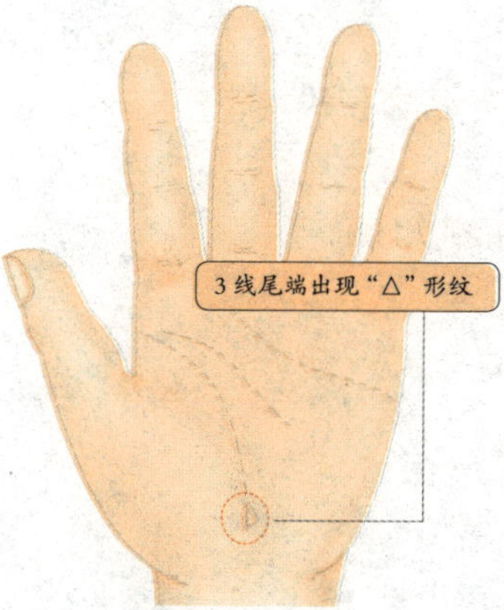

3 线尾端出现“△”形纹，提示患有心肌缺血，要预防隐性冠心病。

第六章 呼吸系统疾病

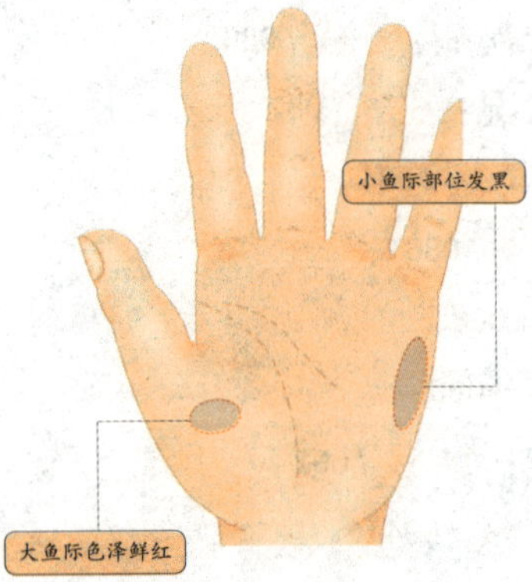

小鱼际部位发黑，提示易患脑出血。大鱼际色泽鲜红，易出现脑卒中、偏瘫。

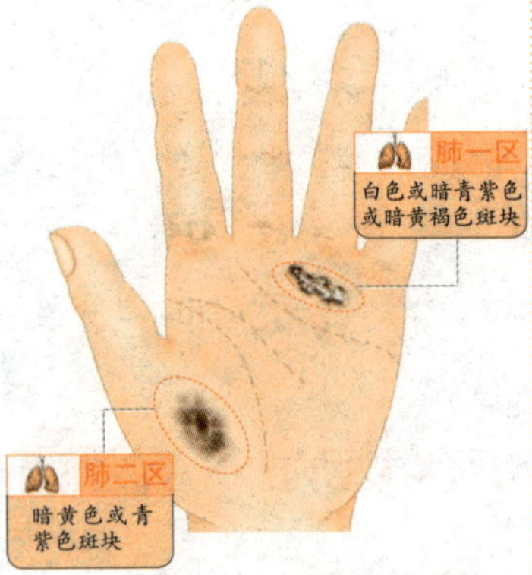

肺一区和肺二区有暗青紫色或暗黄褐色斑块，脂肪分布不匀，这是肺癌的早期明显表现。

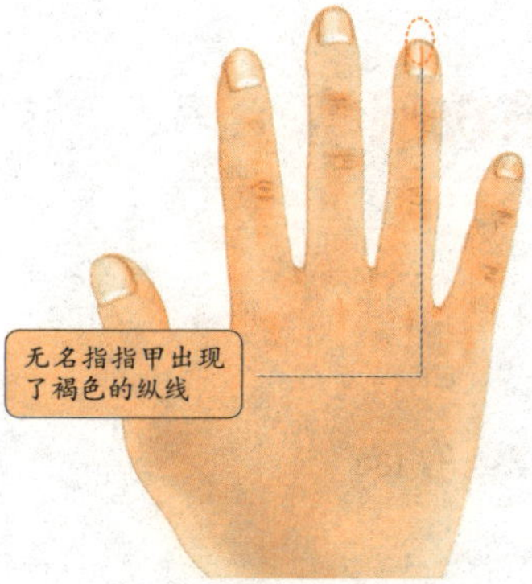

无名指指甲出现了褐色的纵线，提示应积极防治胆结石病发生。

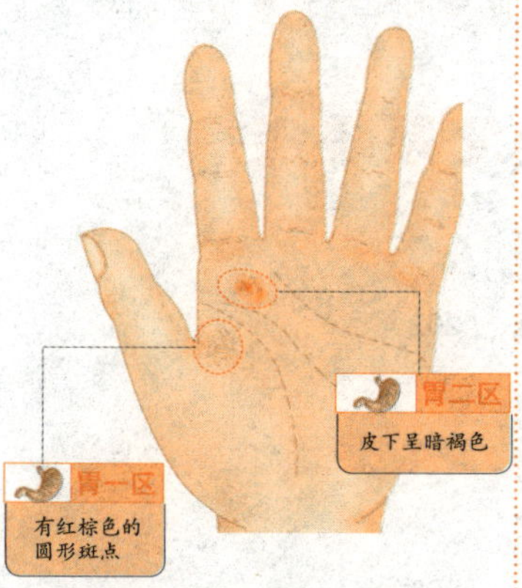

胃一区有一个或数个暗棕色或红棕色的圆形斑点。胃二区有凸起，皮下呈暗黄色或暗褐色。

第七章　消化系统疾病

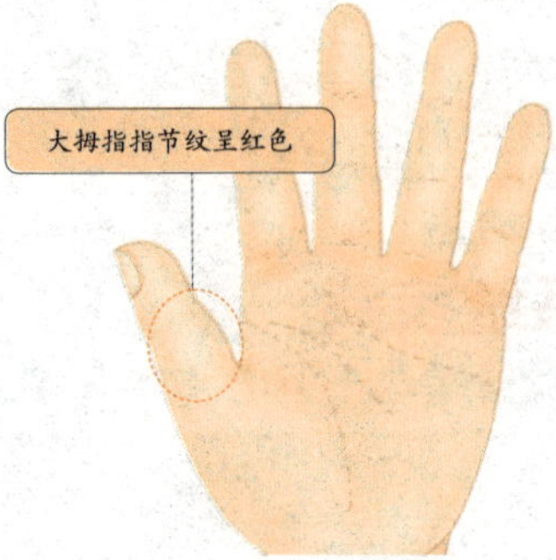

大拇指指节纹呈红色，提示三叉神经痛突然发作。

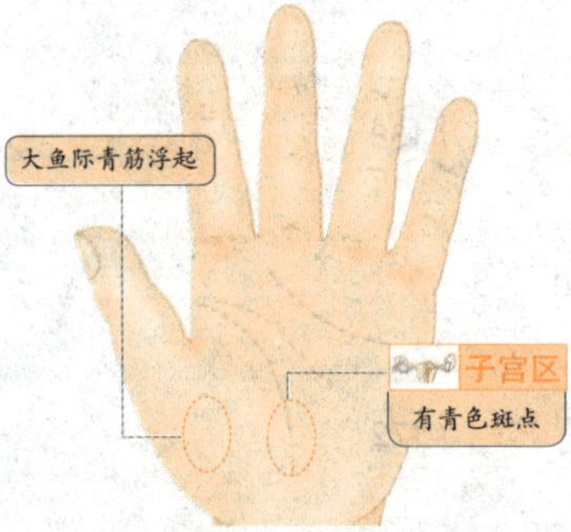

掌色青暗或鲜红，子宫区有青色斑点，大鱼际青筋浮起，提示月经不调。

第十章 生殖泌尿系统疾病

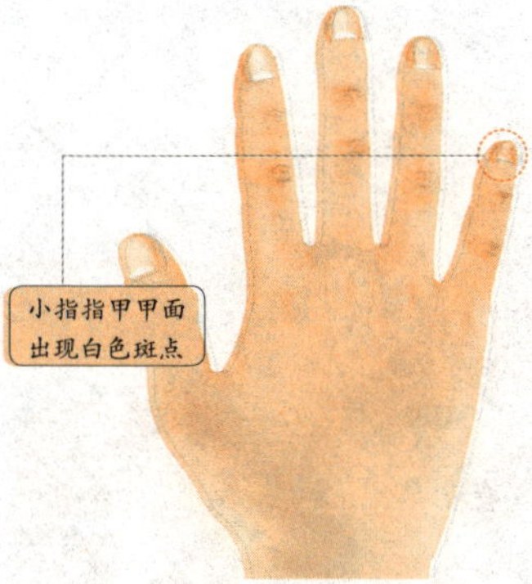

小指指甲甲面出现白色斑点，提示尿路结石信号。

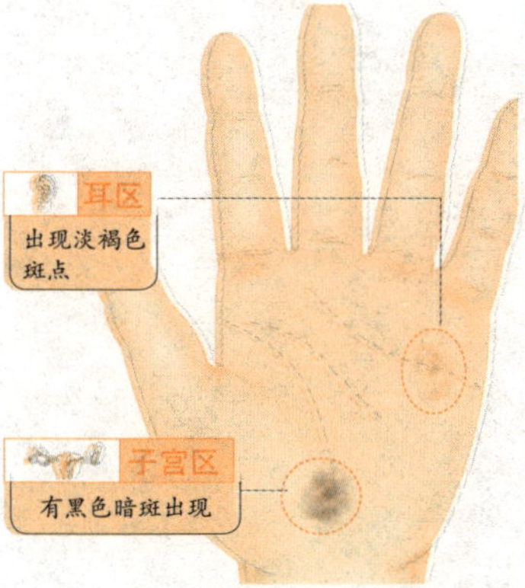

子宫区出现黑色暗斑，耳区出现淡褐色斑点，提示患者有月经过多和继发贫血等症状出现。

上篇 初识手诊

第一章 手诊的基础知识

手诊医学是通过观察手部不同部位的信息特征进行疾病的预测、诊查治疗的一门综合性应用科学。解剖学、经络学和生物全息学与手诊医学有着密切的联系，它们从不同的角度证明了手部与身体各部位的联系，从而证明了手诊医学的科学性。

手诊主要是通过观察掌纹的变化来诊查疾病，但手的其他部位也可以反映身体的健康状况。因此在手诊的过程中，可以参考这些部位的异常变化判断疾病的发生与发展，使手诊的结果更准确可靠。

本章最后讲了手掌的分区方法。根据手掌不同区域的变化诊断疾病，这是运用手诊必须掌握的基本知识。

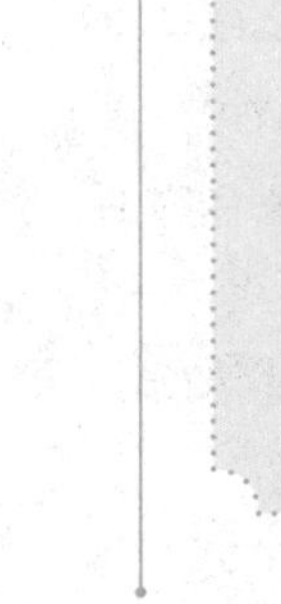

本章看点

手诊简介

手诊是运用视觉和触觉的途径，依据手上不同部位的征象，进行疾病的预测、诊查、治疗，以了解人体健康或疾病状况的一种特殊诊断方法。它通过对手形、指形、指纹、掌纹、手色、指甲等各方面的观察，全面搜集诊断依据，以中医理论为指导、以全息医学为基础，中西医结合运用，动态而直观地揭示人体状况的发展趋向，从而为保健治疗提供了客观而丰富的诊断资料。

人类认识自然，80%以上的信息都经由视觉获得，无论西医的“视、触、叩、听”，还是中医的“望、闻、问、切”，观察人体表征的诊病方法均列首位。而我们现在所说的手诊，是指对手部的望诊，它主要分为气色形态、手纹和手形三大类。

手与人体内脏、经络和神经都有着密切联系，而各种疾病跟内脏器官也有联系，所以，如果体内有潜在的病理变化，不论是早期的、发展中的，还是晚期的，都会或隐或现地在手上反映出来，留下不同的印记，从而给我们诊断疾病时提供依据。具体到掌纹来说，它的形状由遗传决定，一般比较稳定，但当其受到环境因素的影响时，就会发生改变，这就提醒我们身体正在悄悄地发生变化。

《灵枢·本脏篇》指出：“视其外应，以知内脏，则知其病矣。”《灵枢·五色篇》中进一步指出：“以五色命五脏，青为肝，赤为心，白为肺，黄为脾，黑为肾。”《难经》中提出“望见其五色，以知其病”。这些都说明了，观察体表特征即可了解体内的健康状况。

手诊给我们提示了身体的健康状况和可能发病的信号。学习和研究手诊，在特定情况下可以从一个侧面观察体质现状和预测病情，了解先天禀赋、“七情”活动、发病状况、病势趋向以及各种隐藏的疾病等，不但给医务人员的诊病提供了线索，同时还有助于个人对自身健康的了解，以便及早进行自我调控，防患于未然。

需要说明的是，手纹并不能完全决定人的健康。健康的身体必须靠个人去调理、去锻炼，以促使身体的健康向有利的方向转化，用这种辩证的态度研究手诊医学才是正确的。

手诊的过程

手诊源于中医，是指对手部的望诊，主要分为气色形态、手纹和手形三大类。它可以预测疾病的发生，达到及早发现、及时治疗的效果，因而越来越为人们所关注。

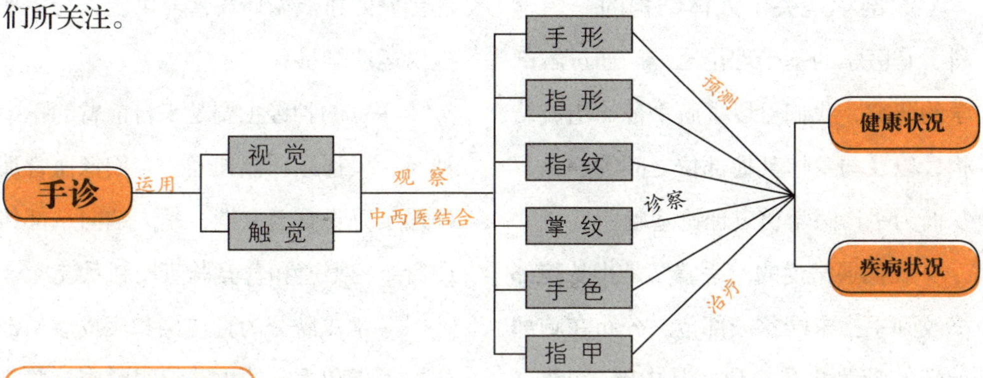

手部对应病症

人体所有脏腑器官的病变都会在手部有所显示，根据这些不同的表征，我们就可预测、诊断身体的健康状况。

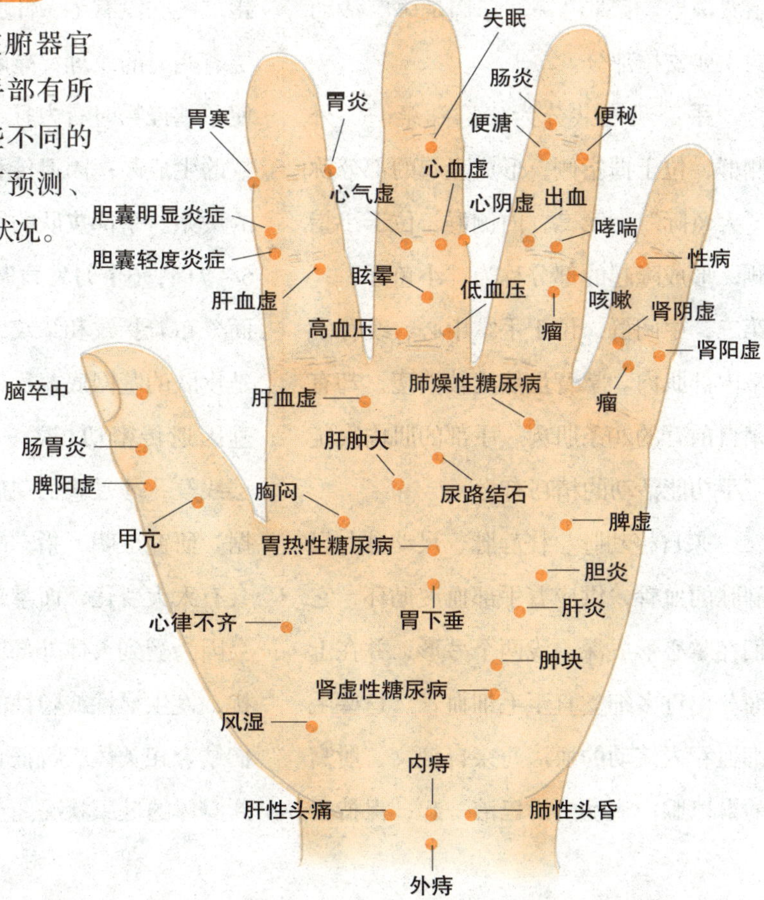

手诊理论基础之一：解剖学

解剖学是关于人体结构的一门学科，是医学的基础理论之一。通过解剖学的研究，我们可以了解手部的组成结构，以及与身体其他部位之间的联系，从而为手诊医学奠定理论基础。

我们通常说的“手掌”是指从腕部横纹到手指末端这一部位。分布在腕部前端的骨骼共有27块，其中腕骨8块、掌骨5块、指骨14块，它们是手掌活动的主要支撑部分。

手部肌肉共分为三群：第一，外侧群，位于拇指侧，形成隆起的部分称“大鱼际”；第二，内侧群，位于小指侧，形成隆起的部分称为“小鱼际”；第三，中间群，位于手掌中心，统称手掌内部肌肉。掌背虽然比较消瘦，却有来自前臂的20条肌肉。手部的肌肉决定了手功能活动的精巧有力。

来自桡动脉、桡静脉、尺动脉与尺静脉的血管，供应着手部血液循环，它们在掌心形成深、浅两个弓形，并在上面分出许多细支直至毛细血管。这些毛细血管内流动的血液与来自腋窝、肘窝的淋巴腺内流动的淋巴液一起，保持手部良好的血液循环与营养供应，为手部提供运动能量。

手部的神经主要是来自前臂的正中神经、尺神经和桡神经。它们像血管那样层层分支直至末梢，是大脑向掌部传递命令的渠道和营养调节控制系统。

手部皮肤分为真皮层和表皮层两部分。手指和手掌的皮肤组织紧密，并且指掌皮肤没有毛，汗腺很丰富。在表皮层有明显的纹理，能耐受较大的压力，使手掌握物时有力且不易滑脱。人类皮纹的生成与基因遗传和胚胎发育有密切的关系。手部皮肤的纹理开始于胎儿第6～7周，6个月发育基本完成。手掌腹面分布着指纹和掌纹，指掌纹最下一层是皮肤的基网底，称做“肤纹”，它与基因遗传密切相关；而肤纹之上的表层线纹，才是我们观病、诊病的重要依据。研究证明，指掌的皮纹定形之后不会有太大变化，而掌部表层的线和纹却会因为受到人体外部或内部的刺激和干扰，发生显性或隐性的改变。因此，我们结合相关体表特征，就可以预测、诊断身体的健康状况。

手部的组成结构

手部的组成结构包括五部分，即皮肤、手骨、肌肉、血液循环和神经系统。手诊中研究的只是手的外部特征，却关系到整只手，甚至身体的各个部位。

- 手
  - 手骨
    - 腕骨、掌骨、指骨 → 手掌活动的主要支撑
  - 肌肉
    - 外侧群（大鱼际）、内侧群（小鱼际）、中间群（掌内肌肉） → 决定手的精巧有力
  - 血液循环
    - 桡动脉、桡静脉；尺动脉、尺静脉 → 在手掌形成 → 深弓形、浅弓形 → 毛细血管 → 血液 → 为手提供能量
  - 神经系统
    - 正中神经、尺桡神经 → 分支 → 末梢神经 → 大脑传递命令的渠道，营养调节控制系统
  - 皮肤
    - 表皮层、真皮层 → 指纹、掌纹、肤纹 → 耐受压力，握物时有力且不易滑脱

手部解剖图

手掌主要由手骨、肌肉、血管、神经、皮肤五部分组成。它们既独立，又统一，各自具有不同的作用，共同形成一个整体，供给手部的营养，支撑手部的活动。

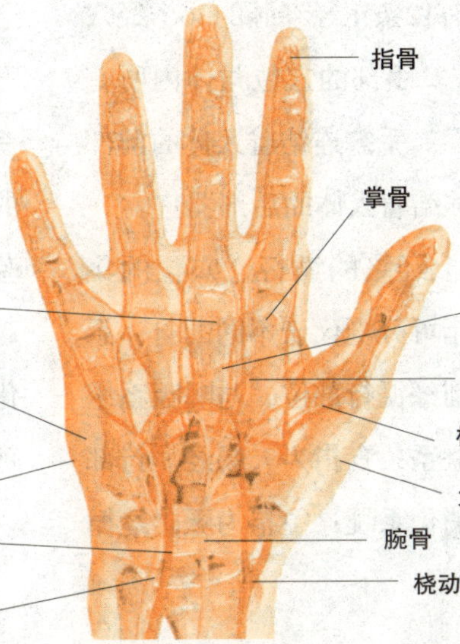

手诊理论基础之二：经络学

经络学是阐明经络在人体生命活动过程中的生理作用和病理变化规律的一门学说。《灵枢·经别》指出："十二经脉者，人之所以生，病之所以成，人之所以治，病之所以起，学之所始，工之所止也。"经络是气血运行的通道，经络系统功能正常，则气血通畅，身体健康。

手部共有六条经络通过。手指位于人体末端，远离心脏，是阴阳经脉气血起始交接的部位。肺经止于拇指少商穴，大肠经起始于食指商阳穴，心包经止于中指中冲穴，三焦经起始于无名指关冲穴，心经止于小指少冲穴，小肠经起始于小指少泽穴。

双手共有12条正经经脉的86个经穴和224个奇穴，手部的穴位与体内所有器官均有关系。手掌连结着人体的前部器官，手背连结着人体的后部器官。

由于手上经络的循行、穴位的集中，五个手指可分别代表不同的身体系统，拇指为肺经循行部位，与呼吸系统有着密切的联系；食指为大肠经循行部位，联系着消化系统；中指为厥阴经循行部位，主要反映循环系统和内分泌系统的健康状况；无名指为少阳经循行部位，关系到神经系统和内分泌系统；小指为太阳经和少阴经循行部位，可以反映心和小肠，肾和膀胱的病变，主要联系着循环系统和泌尿生殖系统。另外，大鱼际为太阴经循行部位，反映消化系统的病变；小鱼际为少阴经循行部位，反映肾功能的强弱。

因此，身体内部任何一个部位有无异常都可由经络穴位传递到手部，疾病的信号更会通过神经、血管和经络反映到手掌的不同部位上来。手掌上不同部位的变化，其中特异性和规律性的改变，就是望手诊病的根本依据。

中国科学院祝总骧教授应用隐性循环感传线、低阻抗线和高振动、声线三种现代生物物理学的方法，测出人体的14条经络线，完成了针灸经脉的科学验证，从而为手诊提供了坚实的理论基础。所以，依据手部不同部位的表征变化推测身体的健康状况，是一种科学合理的诊病方法。

经过手部的六条经络

终始于手部的六条经络：手太阴肺经、手太阳小肠经、手少阴心经、手厥阴心包经、手少阳三焦经、手阳明大肠经。尽管掌纹不是按照经络来分布的，但手是经络循行的集中区，所以经络必然会对掌纹有所影响。

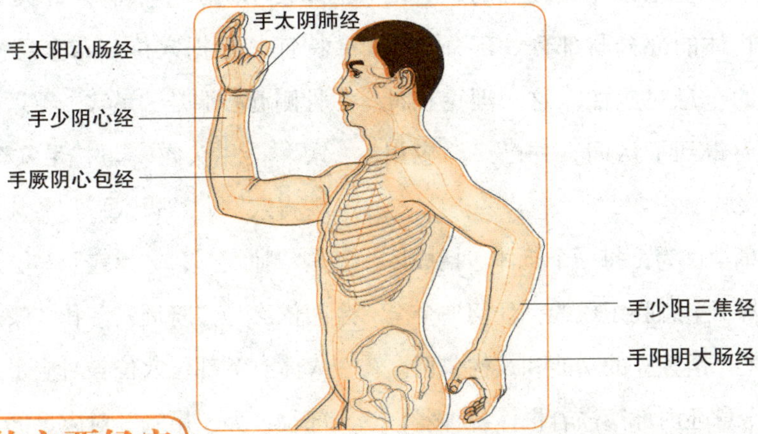

手掌上的主要经穴

手掌上分布的大量经穴，连接着身体各部位的器官，因而手可以反映出人体的健康状况。

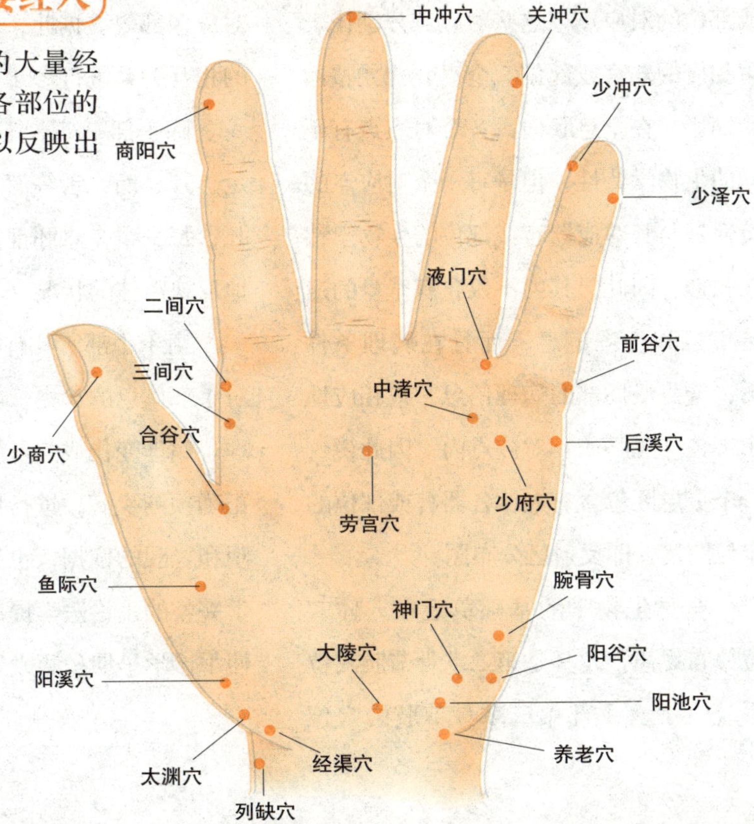

手诊理论基础之三：生物全息学

生物全息理论是我国科学家张颖清教授于20世纪70年代提出的，它揭示了生物体的部分与部分、部分与整体之间的全息对应性。这一理论在世界范围内得到了认同，并已广泛应用在各个领域。

全息学认为，每一个机体包括成体都是由若干全息胚组成的，任何一个全息胚都是一个独立的功能和结构单位。在每个全息胚内部镶嵌着机体各种器官或部位的对应点，这些对应点分别代表着相应的器官或部位。全息胚犹如整体的缩影。在全息胚内，各个对应点有不同的生物学特性，但是每一个对应点的特性都与其对应器官或部位的生物学特性相似。因此，其内不仅含有全身的遗传信息和生理信息，而且在病理条件下，全身或局部的病理信息，也相应地出现在全息胚或其对应点内。因此说，一个全息胚包含有人体各器官或部位的定位图谱，即反射区分布图。

全息生物学的基础奠定在人体穴位分布规律，尤其是第二掌骨节肢穴位系统之上。手部第二掌骨节肢的穴位分布经典地体现了生物全息律，它是人体较小的一个节肢，并具有全息胚的特征。根据穴位分布全息律，第二掌骨侧近心端是“足穴”，远心端是“头穴”，“头穴”与“足穴”的中点是“胃穴”，“胃穴”与“头穴”的中点是“肺穴”，“胃穴”与“足穴”的之间依次是“脐周穴”和“腰穴”。这里人体有关部位穴位各对应于人体的相关部位，如“足穴”对应足部、“头穴”对应头部等。据此，就可根据这种对应的相互关系进行诊断和治疗。

除手部第二掌骨节肢之外，人体的足、耳、面、舌等部分也是人体的全息胚，每一个全息胚都自成体系，能全面地反映整体的状况。

由于手部所具有的全息性，使通过对手部信息的诊察，就可认识人体的生理、病理变化成为可能。它为我们早期正确预测疾病，进行病理分析提供了直观和客观的依据，也为我们建立一套科学完整的手诊医学提供了理论基础，并使手诊学早期预测成为现实。

生物全息理论

全息学认为，每一个机体都由若干全息胚构成，且任何一个全息胚都是一个独立的功能和结构。每个全息胚内都有机体各器官的对应点，每一对应点与所对应器官有着相似的生物学特征，并反映对应器官的病理变化。整个全息胚犹如机体的缩影。

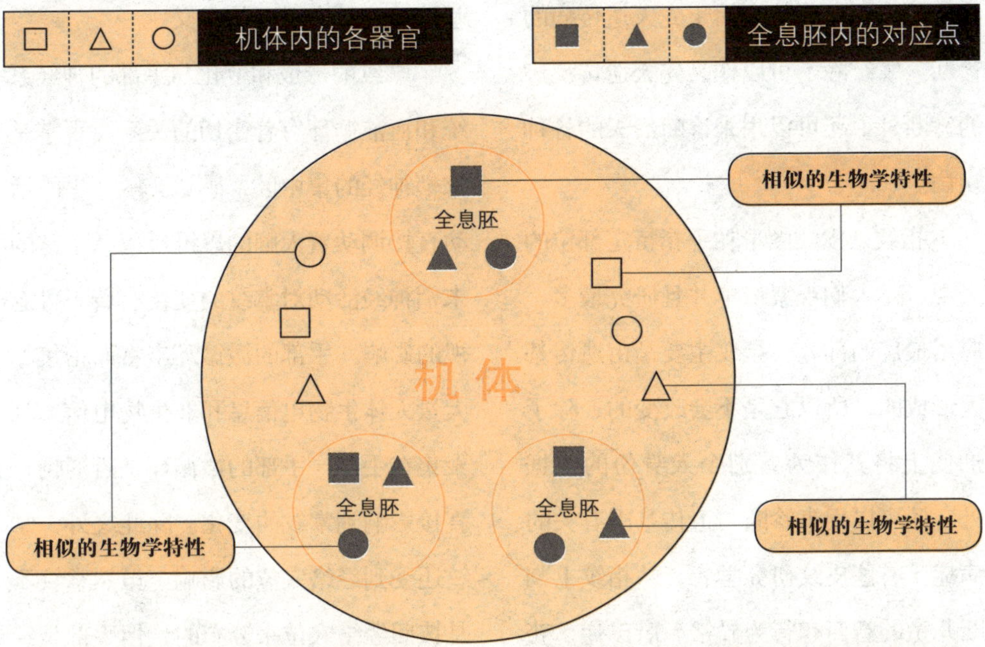

第二掌骨节肢与人体的对应关系

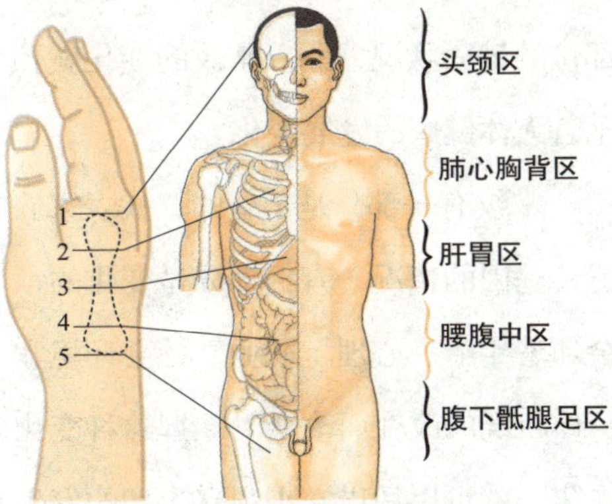

第二掌骨节肢的穴位分布经典地体现了生物全息律，它具有全息胚的特征，一一对应着人体相关部位的穴位，根据它们的对应关系，就可以诊查疾病

面部与人体的对应关系

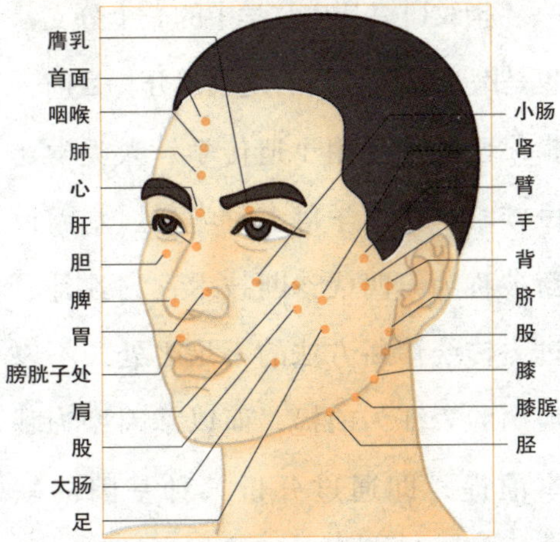

人体面部也是一个全息胚，面部局部区域的变化，反映了其所对应的身体部位的变化。它们之间的对应关系在中医学中有着广泛的应用

指纹和掌纹可作诊病依据吗

在手诊中，指纹和掌纹都可以作为诊病的依据。指纹多用于先天遗传病的诊断，掌纹除了可以作为先天遗传疾病的诊断外，还可以用来诊断后天的各种疾病。

指纹是皮纹图形在手指特定部位的表现，是人们观察最早并且研究最多、应用最广的部分。指纹主要是由遗传基因形成的，所以它是不会改变的，除了刑侦上将其作为鉴别个人身份的依据外，还可以用来诊断与遗传基因有关的病症。有些皮纹研究学者，从指纹上判断儿童的智商和行为异常、唐氏症，获得了很多成果。

指纹研究是皮纹学中的一个分支，也是医学领域重要的组成部分。目前，指纹已被广泛用于遗传学、人类学、民族学、优生学等多种学科。基因诊断被称为第四代诊断技术，它弥补了过去传统诊断方法的不足之处，不以疾病的表征为前提，而以基因型为基本前提，即通过分析某种基因的缺陷，而对某种疾病作出诊断。指纹诊病作为基因诊断的一个方面，对于遗传疾病及其他一些重大疾病的预防和基因诊断具有重要的意义。

掌纹的形成和变化与手部的神经系统和血液循环有着密切的关系。手掌是末梢神经的集中区，感觉灵敏。手的活动直接调动着大脑的思维反应，丰富的末梢神经活动对掌纹的变化有着不可忽视的影响。手部的微循环丰富而密集，大量人体生物电信息和非生物电信息都聚集在手部。手部的微循环是否通畅，直接影响到掌纹的变化。除此之外，掌纹还受到经络穴位的影响。虽然掌纹不是按照经络穴位来分布的，但手部是经络循行的集中区，所以掌纹不可避免地会受其影响。而经络又反映着人体各个部位的健康状况，所以掌纹的变化就预示着人体健康的发展变化。

掌纹有一部分是不变的，代表家族遗传基因的情况，有一部分是变化的，会随着年龄、心理、职业、社会环境和身体状况的改变而改变。掌握这种变化规律，就可以凭借它来观察疾病的发生发展，从而起到防病诊病的作用。

指纹与掌纹

指纹的形成由遗传基因决定，不会改变，主要用来诊断先天性遗传疾病；掌纹会随着人的生理和社会因素的改变而改变，主要用来诊断人体健康的发展变化。

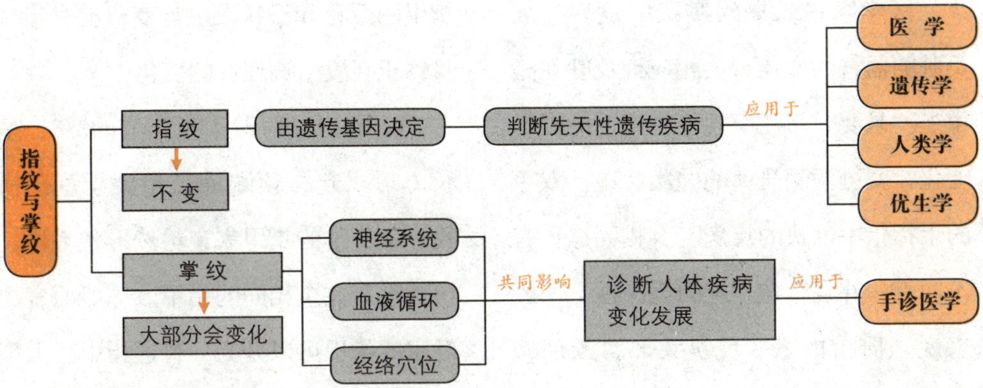

正常的手纹

正常的手纹包括指纹、指节纹、掌纹、掌花纹四种纹线。指纹是皮纹图形在手指特定部位的表现，可分为10种类型；指节纹是指与指之间、指与掌之间的褶纹；掌纹包括大鱼际曲线、小鱼际抛物线和小指根下横曲线，以及其他一些辅助线和干扰线；掌花纹即指节以下手掌部分的皮肤花纹。

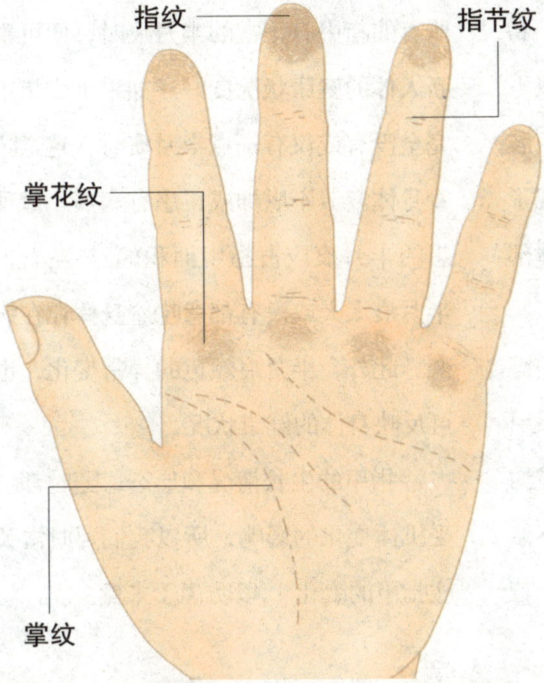

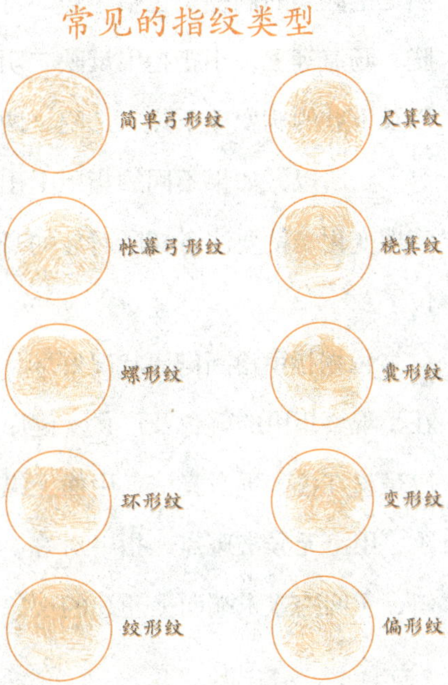

指甲可以反映身体健康吗

医学家在长期的实践中发现，人类脏腑器官的变化，会相应地反映在指甲上。只要时常注意观察指甲上的微妙变化，就可预测身体的健康状况。双手的十指指甲反映的疾病既有相同点也有不同点，并且存在一定的规律性。一般来说，拇指指甲多反映头部、颈部病变；食指指甲反映头部以下膈肌以上之间的病变（包括上焦、胸、心肺等）；中指指甲反映膈以下至脐以上之间的病变（包括中焦、肝、胆、脾、胃等脏腑疾病）；无名指指甲反映脐以下至二阴之上区间的病变（包括下焦、肾、膀胱、肠道等）；小指指甲反映二阴以下以及下肢的病变（下焦、二阴、两下肢等）。所以，如果不同的指甲上出现了病理变化，就要注意其所对应的身体部位了。

依据指甲诊断健康状况好坏，关键在于观察指甲的颜色及形状。健康指甲应呈粉红色、平滑光洁，甲面无纵横沟纹，甲上无异常斑点，指甲对称、不偏斜、无凹陷或末端向上翘起的现象。若指甲的颜色和形状发生异变，就意味着身体正在发生病理性的变化。

正常指甲约占手指末节的3/5，呈长方形拱起，顶端横径稍大于基部横径。就正常的指甲来说虽然形状多样，但并没有完全相同的指甲。一般而言，健康的指甲可以分为：普通指甲、大型指甲、小型指甲、长型指甲、短型指甲、宽型指甲、窄型指甲等类型。

指甲底部的白色像半月形的部分称为半月痕，也就是民间俗称的月白，恰位于各指中央对称，没有大的偏移。当所有的指甲有正常的半月痕时，便可推断人体的健康状况良好。如果十个指甲完全没有或仅有一点半月痕时，这意味着身体疲劳不堪抑或正患有病痛。最理想的半月痕应占指甲面积的1/5左右，半月痕太大或没有都意味着身体存在病变。此外，半月痕颜色的异常变化，也可反映身体的健康状况。

指甲的生长情况和形态，随时都会受机体变化的影响，所以我们要时常关注指甲的变化，以防患于未然。

甲诊的主要方面

观甲诊病主要在于观察指甲的颜色、形状和月白，如果指甲的这几方面发生了异常变化，就意味着身体某些部位也在发生病理变化。

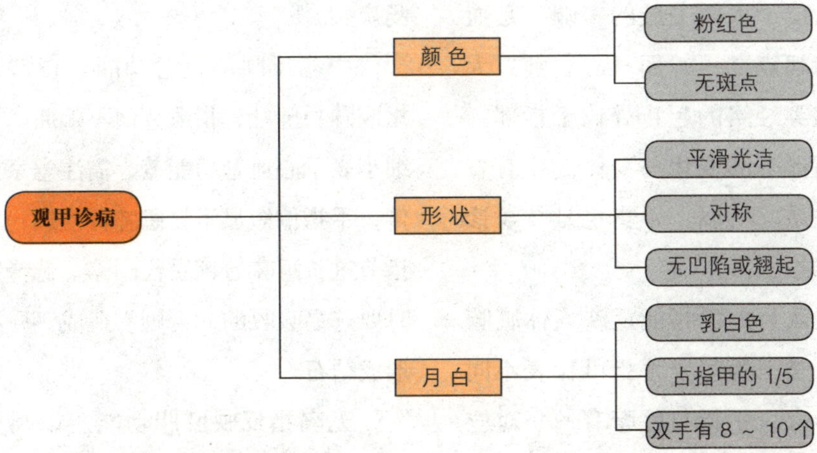

指甲与人体部位的对应关系

双手的指甲与人体部位有着一定的对应关系，根据这种对应关系就可以诊断身体相应部位的健康状况。

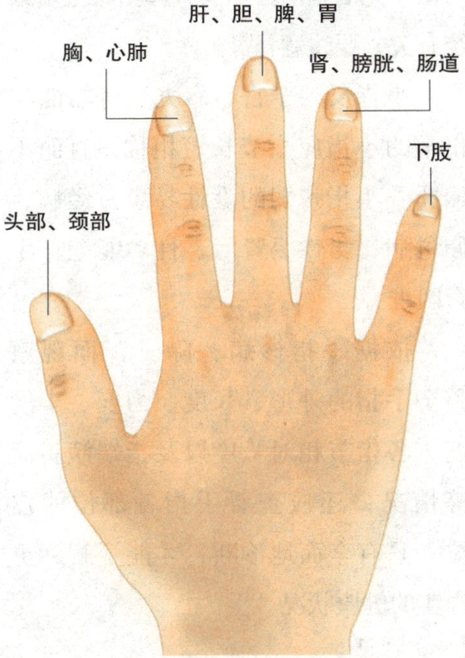

指甲九畴十区划分法

根据壮医的实践经验，有些手相专家把指甲划分为十区，这种划分法被称为九畴十区划分法。这十区分别对应人体的脏腑器官，因此观察此十区的变化，即可了解身体健康的状况。

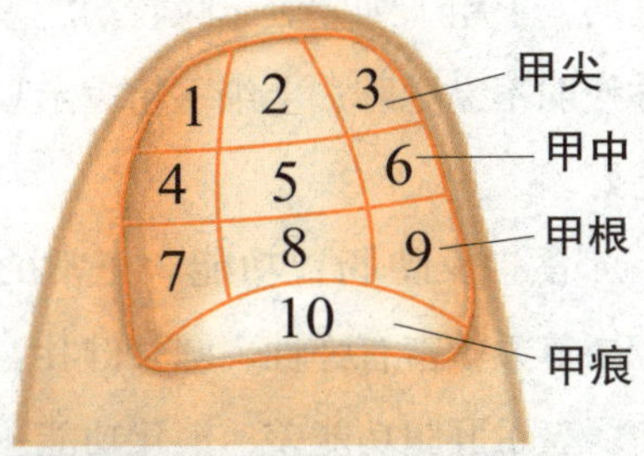

1、3 区	肺
2 区	心脏
4、6 区	肝胆胰
5 区	脾胃
7、9 区	小肠、大肠
8 区	肾脏、膀胱
10 区	胞宫、精室、骨骼

掌纹诊病需要参考手指吗

手指位于人体上肢的末端，是血液回流的起点之一，而且心、肺、大肠、三焦等经络的起止处位于指部，从而手指形态的变化与身体健康有着密切的联系。所以，手指也是掌纹诊病的参考之一。

中医认为，手指能反映人体脏腑的盛衰，是因为每个手指可代表不同的脏腑器官，手指与脏腑有一一对应的关系。

拇指反映肺脾功能。正常的拇指应指节长短均匀、圆长健硕、直而不偏。过分粗壮显示易动肝火，易出现眼涩眼痒、口苦、心情烦躁、头晕的症状；扁平薄弱显示少年时期体质差，易患神经衰弱；上粗下细则表示吸收功能差，身体瘦弱不易肥胖；上细下粗表示吸收功能好。

食指反映肠胃功能。正常的食指应指节柔软富有弹性，圆长健壮。苍白瘦弱表示肝胆功能差，消化功能差，易疲倦；第一指节过长表示健康功能差；第二指节过粗表示钙质吸收不平衡，骨骼、牙齿多较早损坏；第三指节过短易患神经方面疾病；手指偏曲，指节缝隙大显示易患消化系统疾病，特别易患大肠疾病。

中指反映心血管功能。正常的手指应圆长健壮，指形直而不偏曲。苍白细小表示心血管功能差，需注意家族遗传；手指偏短显示易患肺肾疾病；第二指节过长意味着钙质代谢差，选择钙剂时要选易吸收的，否则易造成钙质沉积形成结石。

无名指反映肝胆功能。以圆秀健壮、指形直而不偏曲、指节圆润有力、指节纹清爽为正常。无名指太长见于因生活不规律而影响健康的人；无名指太短表示身体元气不足，体力不佳，免疫力低。无名指的强弱与人体泌尿生殖系统有关，要注意补肾。

小指反映子宫、睾丸、肾功能。正常的小指应指节长短相称，直而不偏曲。小指瘦弱的女性易患月经病、妇科病；男性易肾亏、性功能差、生育困难。

依据手指诊病，除了正面观察整个手指的外形、长度、力度、丰满度、各指节相对长度以及指端倾斜面等情况，还应查看手指各部位的皮纹。只有全面地诊断，才能了解到更详实的健康状况。

手指诊病

手指位于肢体末端，共有六条经络循行经过，因此手指的形态变化与健康有密切的关系。据研究，不同手指对应着不同的脏腑器官，并反映着所对应器官的病理变化。

手指诊病

手指	形态	对应器官
拇指	长短均匀，圆长健硕，直而不偏	脾肺
食指	柔软富有弹性，圆长健壮	肠胃
中指	圆长健壮，直而不偏	心血管
无名指	圆秀健壮，直而不偏	肝胆
小指	长短相称，直而不偏	子宫、睾丸、肾

手指与经络及人体系统的对应关系

根据经络与人体系统的关系，可推断出手指与人体系统之间的对应关系，从而通过手指的变化，就可了解身体不同系统的健康状况。

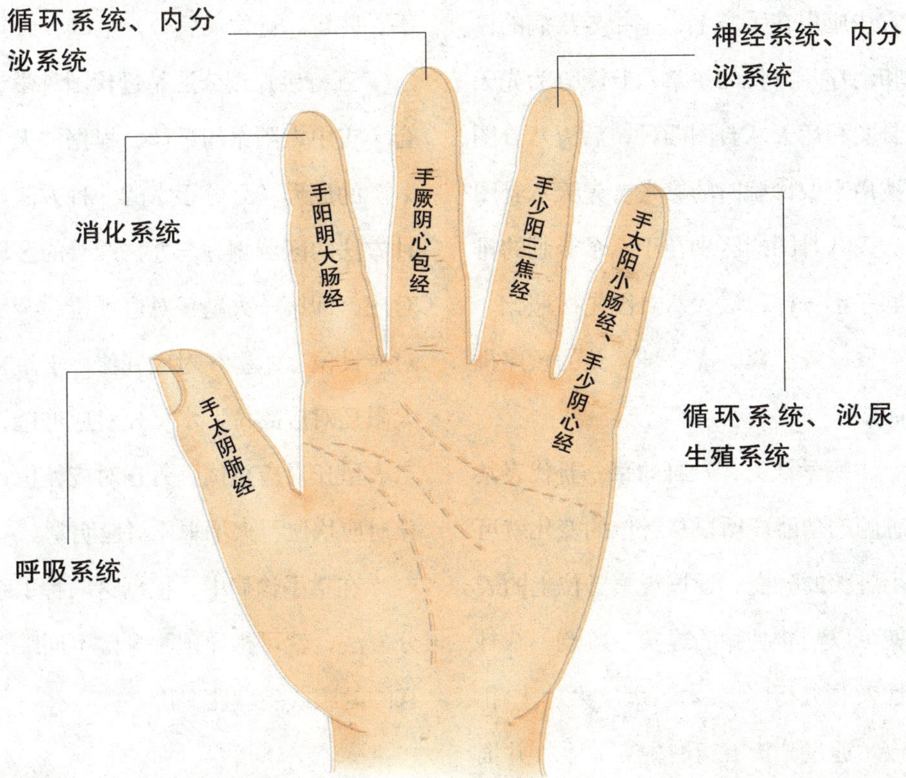

两种手掌划分法

为了更准确地了解手掌不同区域和脏腑器官的对应关系，需要先明白手掌的分区问题。实践经验证明：古代八卦分区有其深刻的内涵，而且相配属的内脏器官与实际较符合，因此这种分区方法为多数手诊专家所认可。

根据八卦的分布来诊断体内阴阳的平衡，气血的紊乱，是中国传统文化的一个重要组成部分。古老的中医文化吸收了其中的理论精华，把这种八卦划分方法应用在手掌上，来指导疾病的诊断和治疗。古代的手掌八卦图分为先天八卦图和后天八卦图两种，后天八卦图常被用来做诊病时的参考。先天八卦图和后天八卦图的区别在于八个卦画的排列顺序不一样，后天八卦图是按照乾、坎、艮、震、巽、离、坤、兑的顺序排列而成。

中医学认为，八卦的每一卦代表某一脏腑的功能。所以从卦位的变化就可看出脏腑的病变，通过观察卦位上的表象就可以判断脏腑的虚实、盛衰。八卦属性又与五行(金、木、水、火、土)相对应。通过分析五行的生克关系，并根据卦位上的表征，推演其相生相克的规律，就可以判断疾病的发生和发展，从而指导治疗方法。

古代医学家将阴阳八卦与五行学说相结合并配以相应脏腑器官，定位为：

乾位：属金，主头、督脉。坤位：属土，主股、任脉。震位：属木，主足、心脏。巽位：属木，主股、肝胆。坎位：属水，主耳、肾、膀胱。离位：属火，主目、小肠。艮位：属土，主手、脾胃。兑位：属金，主口、大肠。

五行星丘划分法是近代国外学者结合宇宙中太阳系的星体，根据“天人合一”的原理，划分手掌的一种方法。这种方法的区域划分与九宫八卦的区域相对应，即第一火星丘对应震位，金星丘对应艮位，木星丘对应巽位，土星丘和太阳丘对应离位，水星丘对应坤位，第二火星丘对应兑位，月丘对应乾位，地丘对应坎位，火星平原对应明堂。

在望手诊病中，根据这两种手掌划分方法，就可指导预测身体不同脏腑器官的健康或病理性变化。

九宫八卦划分法

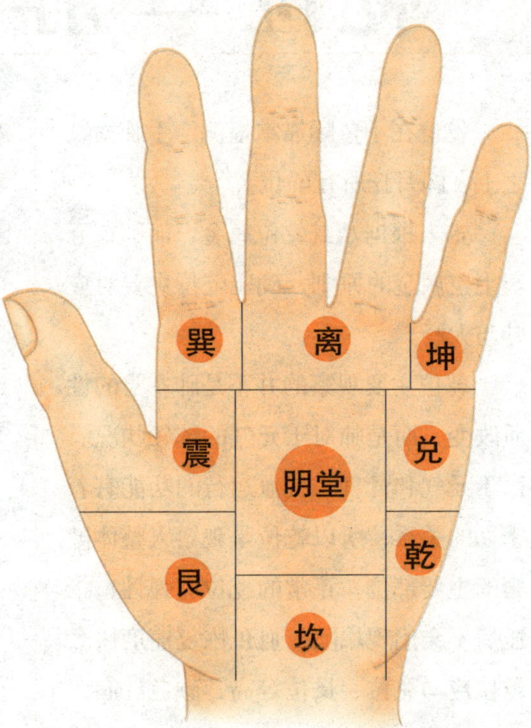

九宫八卦划分法是目前手诊中最常用的手掌划分方法，它继承并发展了古代手掌八卦分区法。中医学认为，八卦的每一卦代表相应脏腑的功能，所以卦位上的表征变化即可反映脏腑的病变。手诊中借鉴了这一观点，根据后天八卦把手掌分为九区，以此指导诊断。

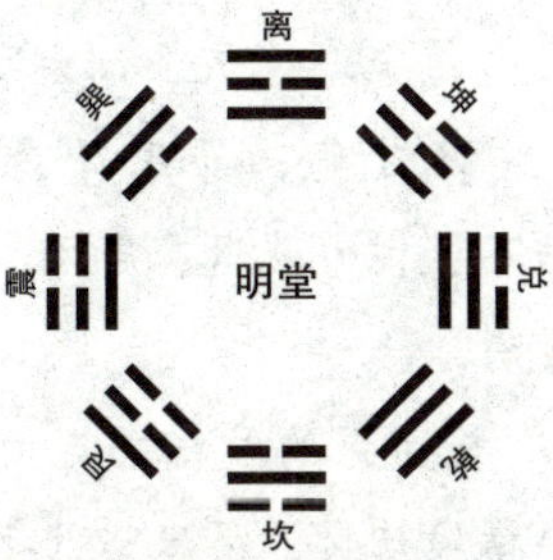

后天八卦图

五行星丘划分法

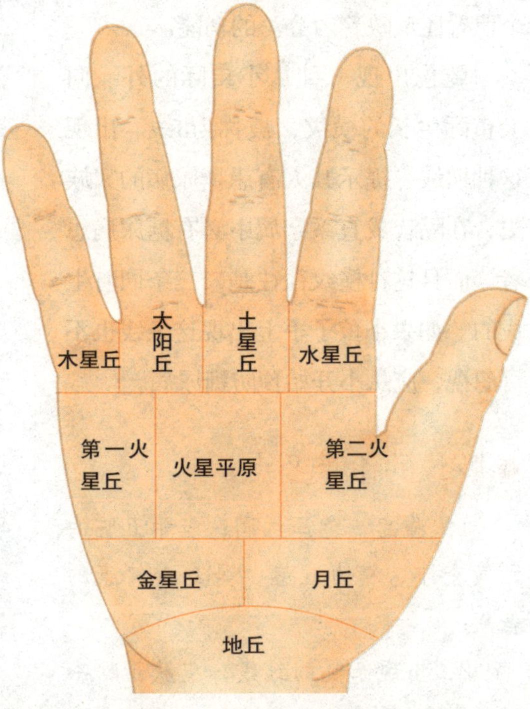

五行星丘划分法是近代国外学者结合宇宙中太阳系的星体，根据“天人合一”的原理而创制的。五行主要表现金、木、水、火、土五种物质状态之间相生、相克的关系。传统中医经常用五行相生相克的理论来指导诊病。

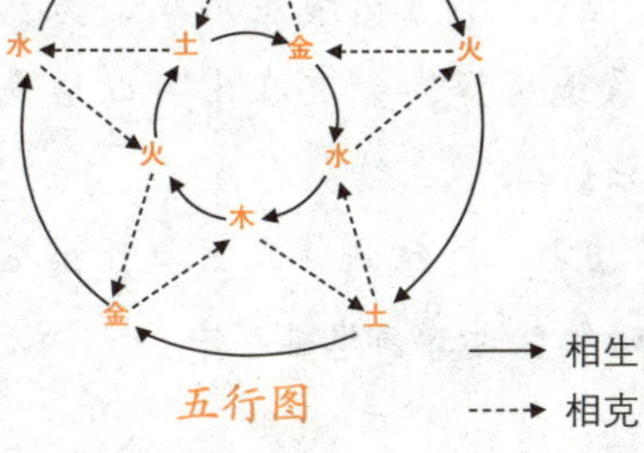

五行图

乾位——月丘

乾位在小鱼际靠掌根侧，手腕横纹之上，即月丘所在的位置。

古人根据八卦乾位属金，而肺在五行上也属金的原则，确定乾位主要对应肺与大肠。

乾位主要观察的并不是肺本身的性质改变，而是肺对于元气的统领状况。由于元气和肾气与气血运行的功能有着密切的关系，所以乾位是观察人整体健康的主要部位。正常的乾位有弹性，指压后不会出现塌陷，血色恢复速度快。乾位应与兑位、艮位等高，颜色红润，没有杂纹，丰满而光滑。除此之外，这个位置还反映着内分泌的功能。

乾位出现一种从小鱼际的外缘向大鱼际生长的横纹，被称为8线。出现这种横线，提示其人有患糖尿病的家族史，在隔代或直系亲属中必有糖尿病患者。而且这种横纹往往是二三条同时生成的。如果小孩子手上出现这条线也不可忽视，应从小开始预防糖尿病。

◉乾位的诊查要点：

1．隆起，色泽红润，表示五脏的元气充沛、精力旺盛，是身心健康的表象；

2．出现杂乱的纹线，皮肤干枯，颜色发青、黄而暗，提示七情郁结，内分泌紊乱，神疲气短，易患神经官能症等病；

3．低陷、筋浮骨露，皮肤颜色枯白，反映气血运行功能衰弱，易患呼吸系统衰弱症，常见于重病、久病、生命垂危的人；

4．纹路散乱，易患肾、膀胱病变，或结石、视力减退、痛风、贫血及妇科等疾病；

5．有长而深的纹线垂直而下，此线又被一横线切过，易患腿部疼痛麻痹等症；

6．有粗重的“十”字纹交叉，1线在食指下方形成双条并进的情形，易患痛风病；

7．颜色发黑，生命线靠手腕位置呈暗黑色，提示正患慢性痢疾或肠炎；

8．有零星黑点，提示消化功能差；

9．中央或下方出现纵横线，且形成散乱的方格，提示易患肾脏病或糖尿病，若是妇女则多有子宫方面的疾病；

10．下方出现星形纹，易发生泌尿系统病变，尤其在中年以后易发生糖尿病；

11．月丘到第二火星丘，呈现一片暗红色时，易患脑卒中。

乾位的位置

乾位位于小鱼际靠掌根侧，手腕横纹之上，即月丘所在的位置。乾位五行属金，主要反映肺与大肠的健康状况

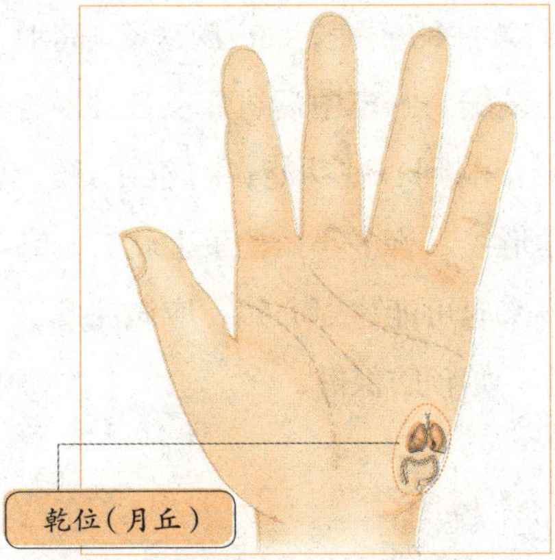

乾位上的8线

出现从小鱼际的外缘向大鱼际生长的横纹，即8线，提示有患糖尿病的家族史。若出现多条8线，提示隔代或直系亲属中必有糖尿病患者

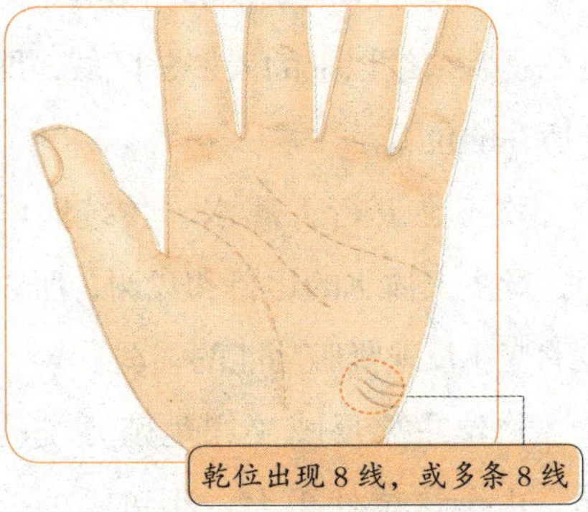

乾位上的“十”字纹

出现粗重的“十”字纹，且1线在食指下方双条并进，提示易患痛风病

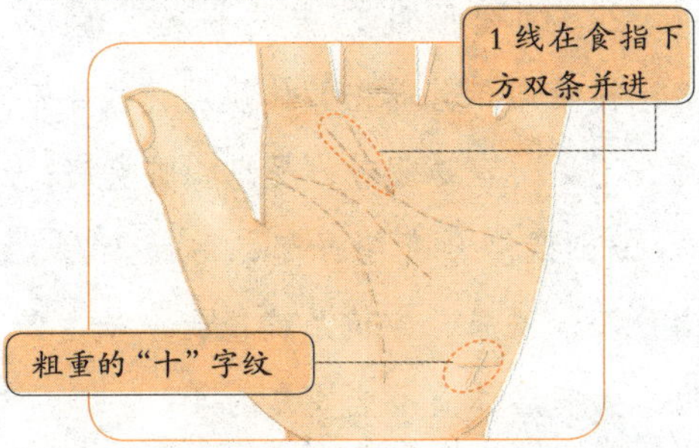

乾位杂乱的纹线

出现杂乱的纹线，且皮肤干枯，颜色发青、黄而暗，提示易患神经官能症

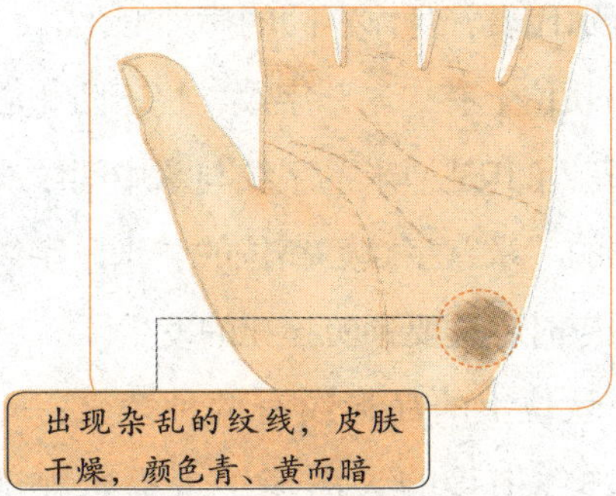

乾位垂直而下的纹线

出现长而深的纹线垂直而下，此线又被一条横线切过，提示易患腿部疼痛麻痹症

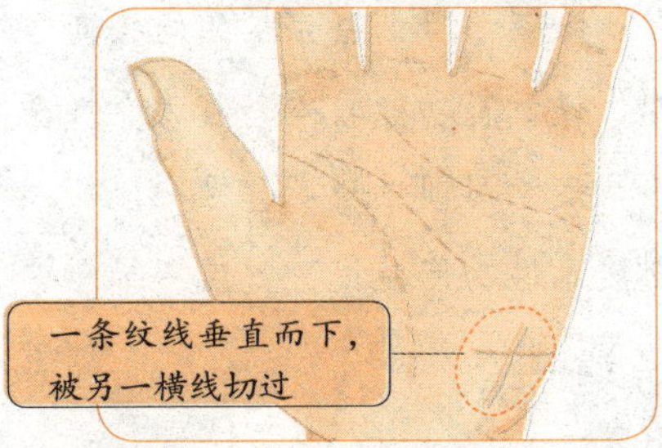

乾位上的方形纹

中央或下方有纵横线交叉，形成散乱的方格，提示易患肾脏病或糖尿病，若妇女则多有子宫方面疾病

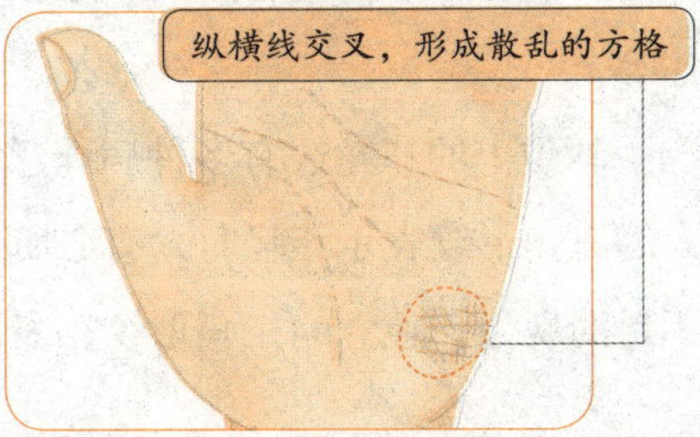

坎位——地丘

坎位在手掌的掌根部，掌心下方，占据了腕横纹以上的大部分区域，即地丘所在的位置。

坎位在五行上属水，传统医学认为，肾主人体水的运行和代谢，所以坎位的变化反映肾脏功能的强弱。

坎位主要反映泌尿生殖系统的功能。由于坎位处于大、小鱼际的分界处，手的频繁活动使坎位的纹理显得杂乱。坎位最常见的纹理是“米”字纹、伞形纹、三角形纹和岛形纹等，并且它们分别代表着身体不同的病理变化。

坎位上有“米”字纹，提示防止心绞痛。尤其是“米”字纹与掌中间纹线尾端的“米”字纹、离位的“米”字纹相呼应时，更要预防猝死的发生。

坎位上的岛形纹有两种意义：一是与5线衔接的大岛形纹，提示腹部胀气；二是与3线的边缘相连的小岛形纹，多提示生殖系统的肿瘤。女性应考虑子宫肌瘤、输卵管炎症、卵巢囊肿等；男性应考虑前列腺肥大、增生、肿瘤等。

坎位上的三角纹有多种病理意义：大的三角形纹表示年轻时，有心肌供血不足的现象；独立的三角形纹，表示心脏有实质性的病变，如冠心病、高血压、心脏病、脑卒中后遗症及各种慢性病迁延影响到心脏功能；附着在3线上的三角形纹，许多小孩子手上就有，它预示将来有可能患冠心病，应该注意，要从小开始预防保健。

◉坎位的诊查要点：

1. 隆起而柔软，色泽光亮润滑，反映心血管、泌尿、生殖系统功能良好；

2. 纹理散乱，皮肤粗糙，颜色暗，提示幼年营养差、体质弱，成年后元气不足、容易疲劳，易患心脏疾病；

3. 低陷，青筋浮起，薄而无肉，内分泌、泌尿、生殖系统较弱，多为重病、大病后体质不能恢复的人；

4. 生命线下方，有斜线向地丘横断，表示生殖功能较衰弱或患有不育症；

5. 下面的手腕部纹路散乱、断裂或浅浮、细弱、弯曲甚至呈三角状向掌部延伸，提示肾功能较差。若为女性多患有不孕症、习惯性流产、性冷淡等；男性则提示性功能减退、肾虚、早泄、不育症等。

坎位的位置

坎位在手掌的掌根部，掌心下方，即地丘所在的位置。坎位五行属水，主要反映肾脏功能的强弱

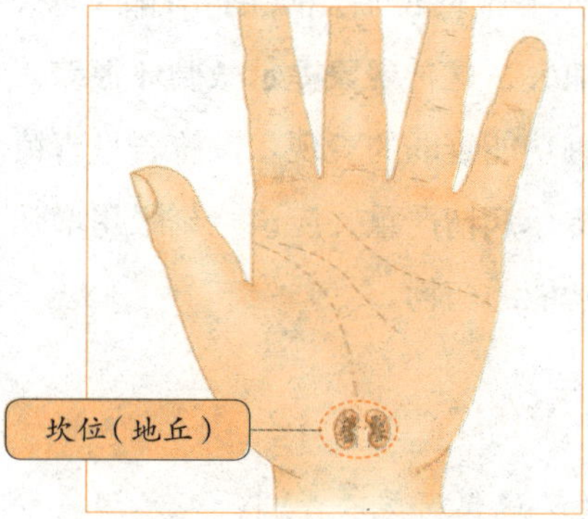

坎位上的岛形纹

出现与5线衔接的大岛形纹，提示腹部胀气；出现与3线的边缘相连的小岛形纹，提示生殖系统肿瘤

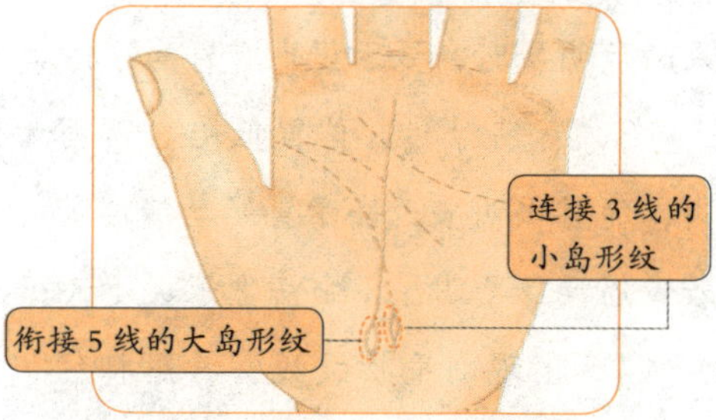

坎位纹理散乱

纹理散乱，皮肤粗糙，颜色暗，提示幼年营养差、体质弱，成年后易患心脏疾病

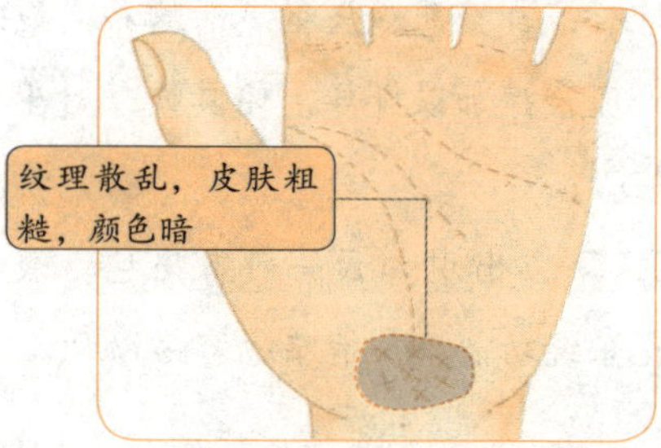

坎位上的“米”字纹

出现“米”字纹，提示易患心绞痛。如果“米”字纹与2线尾端的“米”字纹、离位的“米”字纹相呼应时，尤其要预防猝死的发生

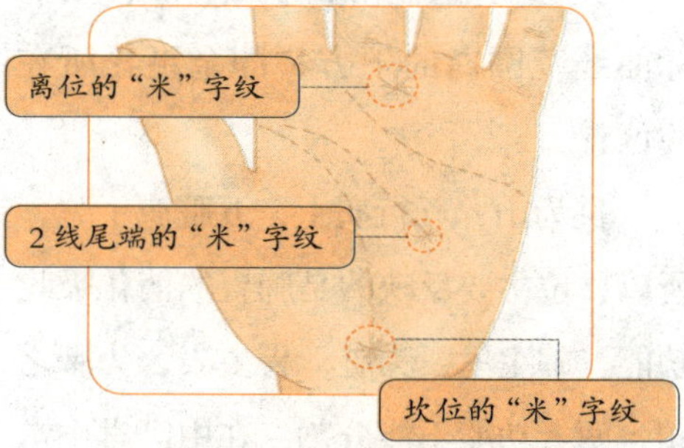

坎位上的三角形纹

出现独立的三角形纹，提示心脏有实质性的病变；附着在3线上的三角形纹，预示将来有患冠心病的可能

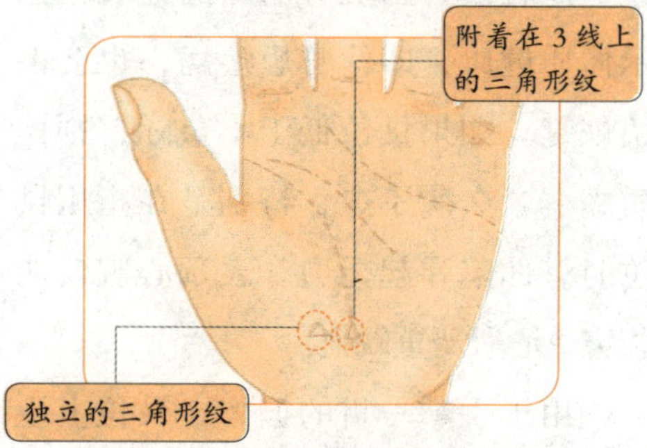

坎位斜线横断地丘

生命线下方，有斜线向地丘横断，提示生殖功能较衰弱，或患有不育症

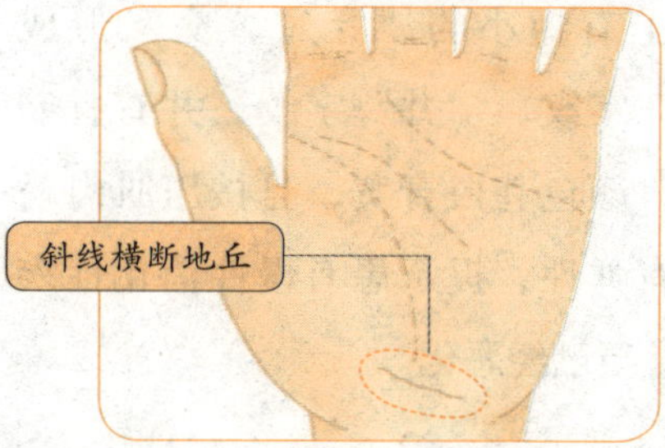

艮位——金星丘

艮位在大拇指球的下半部，大鱼际曲线范围内的下方，即金星丘所在的位置。

艮为山，五行属土，五脏属于脾，所以艮位主要反映的是脾胃的消化吸收功能。脾主里，为脏；胃主表，为脾之腑，两者功能不能分割，在中医学中常常把两者相提并论。

艮位的隆起和小鱼际相称，肌肉有弹性，指压后出现的凹陷恢复迅速，而且没有出现青筋，这些表征显示体质健康，即使身患疾病，也会很快恢复。如果艮位低于小鱼际，则体质虚弱，久病不愈，特别是在指压艮位时，凹陷弹起无力，表示心脏功能损害，心肌严重缺血。

由于手掌一贯的握姿，艮位上生出许多从拇指指骨向3线边缘延伸的纹线。这些纹线若断断续续，且较浅，则属正常；若此纹线较深，则提示消化系统功能发生病理性改变；如果这些纹上有短小的线穿过，交叉形成“十”字纹、“井”字纹，并有青筋浮起，颜色苍白青黄，且按压肌肉松软没有弹性，提示患有慢性消化性疾病，甚至已经恶化。

若手压艮位后出现的指印凹陷久久不消失，这种现象提示微循环很差，是心脏功能衰弱的表现。艮位若呈青黄色，提示病情严重，应该立刻服用增强心脏功能的药物。

艮位的诊查要点：

1．隆起而柔软光润，表示脾胃受纳运化功能良好，体力健壮，若艮位不隆起，则提示易患冷感症；

2．纹理散乱、皮肤粗糙而有椭圆形的暗色呈现，提示脾胃功能不佳。如果暗色明显时，显示正患有胃病；

3．青筋浮起、位置低陷、薄而无肉，而且很明显，提示胃肠功能虚弱。若青筋浮露不明显，则病理意义不大；

4．出现羽毛状纹线，易患神经、精神方面疾病，多为生活失调所致；

5．出现眼形纹线，且此线多条横向与大鱼际曲线（即3线）相接触时，表示其人曾遭遇某种不幸，因而对生活丧失信心，甚至悲观厌世。对这种人应给予心理治疗加以开导，使其恢复对生活的信心；

6．下方出现如云一般青黑色，表示消化系统功能差，情绪也容易激动。

艮位的位置

艮位在大拇指球的下半部，3线范围内的下方，即金星丘所在的位置。艮位五行属土，主要反映脾胃功能的强弱

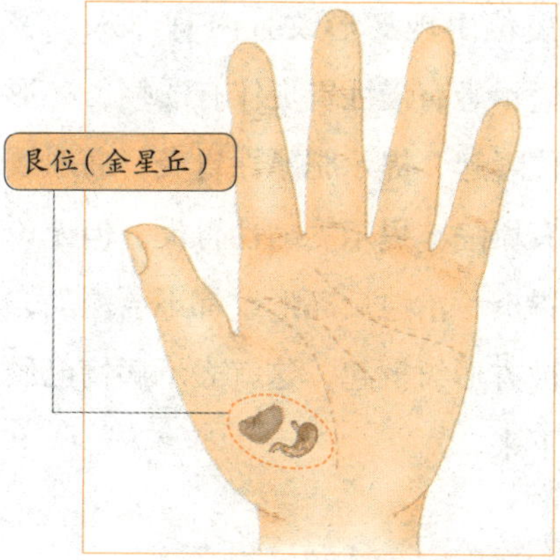

艮位纹理散乱

纹理散乱、皮肤粗糙而有椭圆形的暗色出现，提示脾胃功能差，若暗色明显时，表示正患有胃病

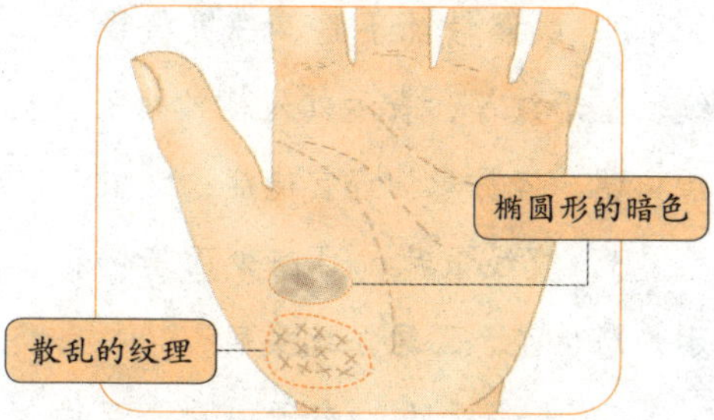

艮位的羽状纹

出现羽毛状纹，提示生活失调，易患神经、精神方面疾病

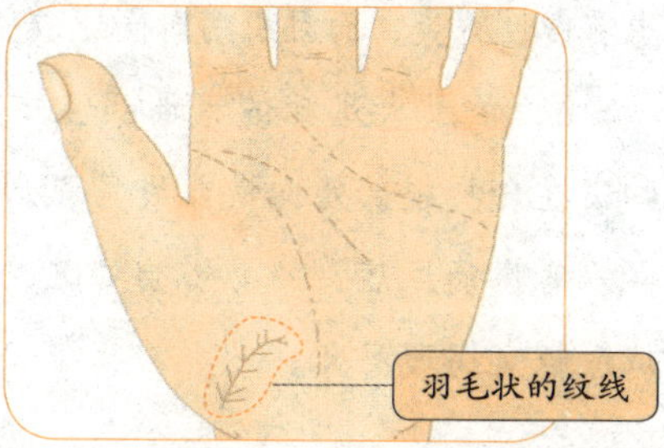

艮位向3线延伸的纹线

出现向3线延伸的纹线，且纹线较深，并有短小的线穿过，形成"十"字纹、"井"字纹，提示患有慢性消化性疾病，甚至已经恶化

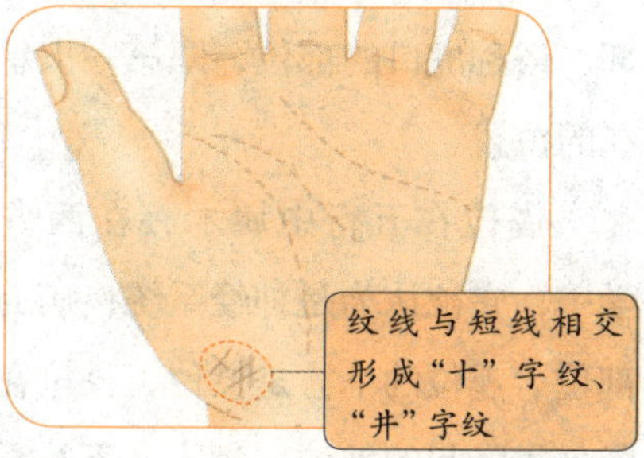

艮位低陷、青筋凸起

青筋浮起明显、位置低陷、薄而无肉，提示胃肠功能虚弱，若青筋浮露不明显，则病理意义不大

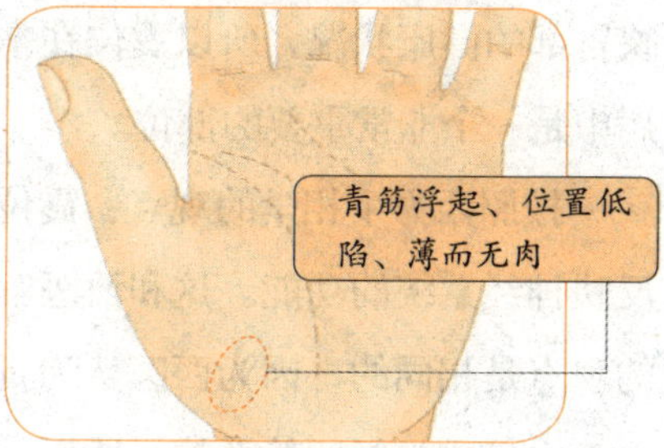

艮位的眼形纹

出现眼形纹，且此线多条横向与大鱼际曲线相接触时，表示曾遭遇不幸，情绪消极，甚至悲观厌世

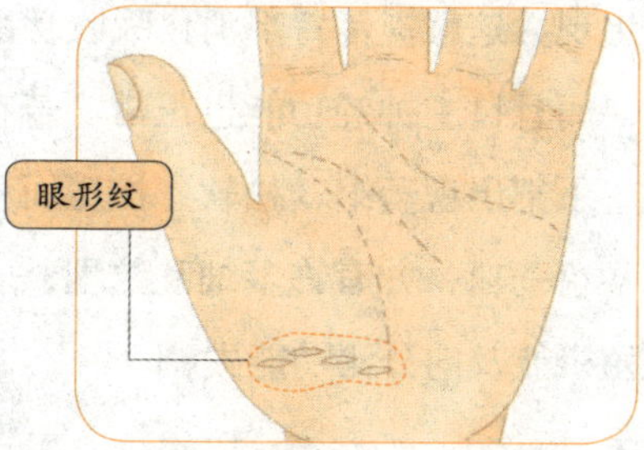

震位——第一火星丘

震位在大鱼际曲线范围内的上半部，俗称虎口的部位，即第一火星丘所在的位置。

震位在五行中属木，在西方手相学中，它被认为是神经系统疾病的表象部位。震位的下方是艮位，艮位在大鱼际处最隆起的部位，相比之下，震位处于低位处，再饱满的震位也不会与艮位相平。健康的震位应该有弹性、颜色红润，这表示消化吸收功能正常，且植物神经功能也正常。手掌中的震位主要反映胃部的健康状况，所以震位在掌纹诊病中是一个非常重要的部位。

按照西方手相学的观点：震位主要反映神经系统的功能。这和西医解剖学的观点是相同的，因为西医认为胃肠功能是由自主神经所协调的。所以，观察震位的变化情况就可以了解自主神经的功能是否紊乱。

健康的震位应该饱满而不塌陷，颜色红润，在拇指关节活动时没有较深的皱褶出现，这就提示胃部消化吸收功能正常，而且自主神经功能也正常。若在震位中下部出现萎缩、松软、按压而不起、颜色苍白，并有许多细乱纹理，表示生殖机能及内分泌功能失调。

震位出现岛形纹且内有“米”字纹，提示患有慢性胃炎伴有溃疡；岛形纹部位隆起，提示肥厚性胃炎；岛形纹部位有塌陷，提示萎缩性胃炎。但无论哪种胃炎，治愈后岛形纹都不会消失，而是被方形纹框起，这就表示病情已经稳定下来。

◉震位的诊查要点：

1．隆起高耸，颜色红润者，表示体格健壮，神经、精神正常，肾脏功能健全；

2．纹路散乱不整、多毛状线交叉纹、星形纹等，表示其人精神紧张、生活失调，容易患神经官能症；

3．纹线散乱，且肉少而扁陷，提示易患生殖、泌尿系统疾病；

4．苍白无力，肉硬或薄，且由大鱼际曲线所包围起来的地方十分狭窄，提示易患生殖功能及内分泌功能失调；

5．上部出现像树叶状岛形纹，提示患有慢性胃炎，而且患病时间比较长；

6．位于火星丘的大曲线上有一条细线在食指根部处向横曲线呈弧形桥，提示易患痛风症，并易影响心脏，此线越深越有病理意义。

震位的位置

震位位于大鱼际曲线范围内的上半部，即虎口处，也是第一火星丘所在的位置。震位在五行中属木，主要反映胃部的健康状况

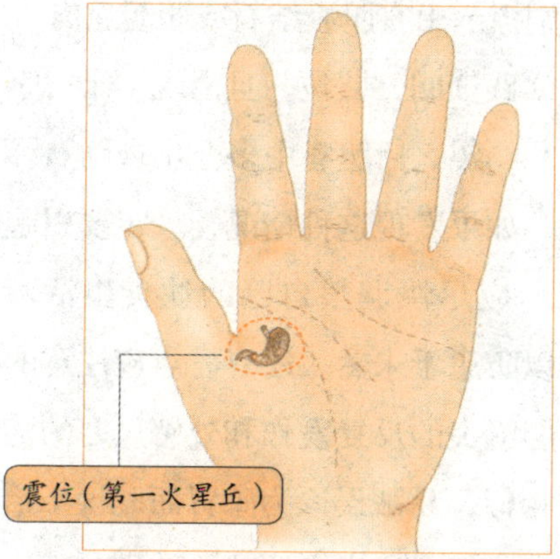

震位的岛形纹

出现岛形纹，且岛形纹内有“米”字纹，提示患有慢性胃炎伴有溃疡；若岛形纹部位塌陷，提示为萎缩性胃炎

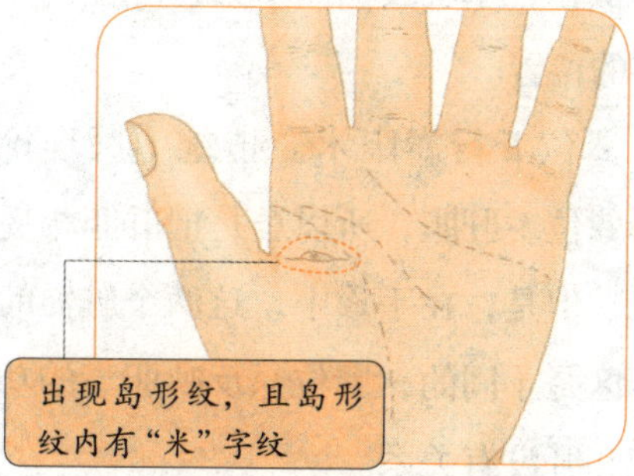

震位的交叉纹、星形纹

纹路散乱不整，出现毛状线交叉纹、星形纹等，表示精神紧张、生活失调，易患神经官能症

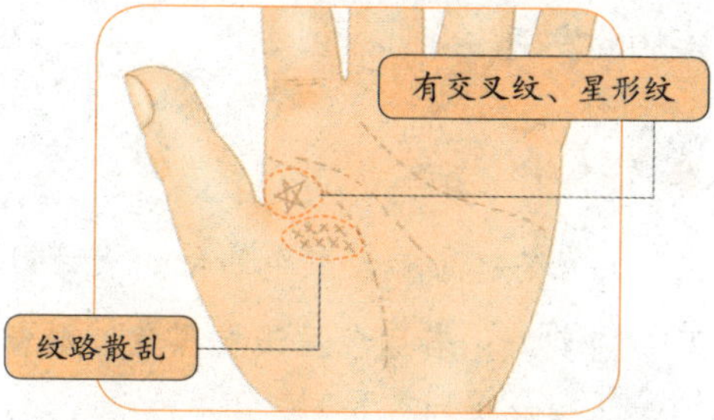

震位的叶状岛形纹

上部有树叶状岛形纹，提示患有慢性胃炎，且患病时间较长。若岛形纹被方形纹框起，表示病情已经稳定

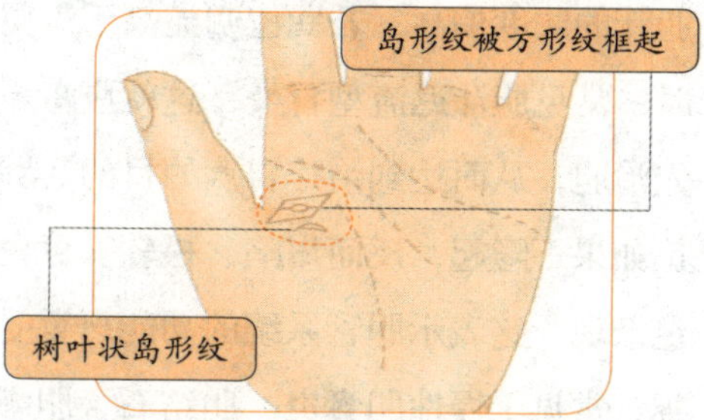

震位由3线包围的面积小

苍白无力，肉硬或薄，且由3线所包围的部分十分狭窄，提示易患生殖功能疾病及内分泌功能失调

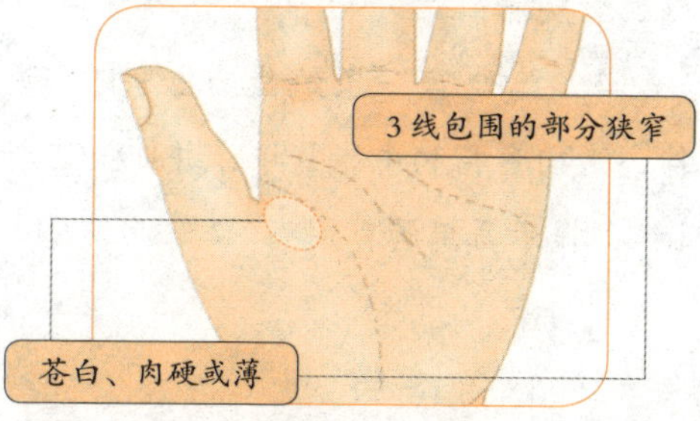

震位两线搭桥

震位之上，2、3线交界线有一条细线在食指根部向1线呈弧形桥，提示易患痛风症，并易影响心脏

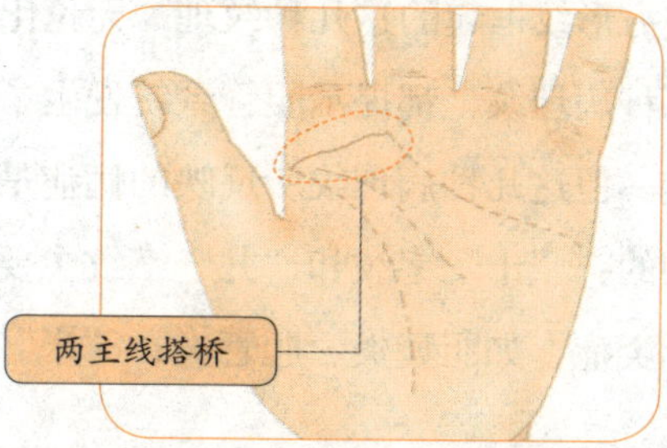

巽位——木星丘

巽位在掌上食指的下方，即木星丘所在的位置。

巽位五行属阳木。传统中医理论认为巽位主肝胆，所以总是把肝胆相提并论。但是，在手诊中，这两个脏器的显示区是不同的，巽位只反映胆囊的功能，和肝没有关系。

手诊医学专家认为巽位是胆管系统的体表反映区。巽位微隆起且呈肉红色，表示胆的功能正常；若过分隆起，则提示胆固醇过高，血脂、血压偏高，胆汁的浓度偏高；若巽位明显高于震位时，常见胆汁返流型胃炎，这就应考虑先治胆，从而达到治疗胃病的目的。巽位如果不隆起，反而塌陷、松软、黄白色杂现，这表示胆管系统的功能严重受损，常见于慢性胆囊炎、胆结石、胆囊息肉、胆萎缩、胆汁型肝硬化、胆囊癌等病症。

巽位所出现的病理性纹线，主要有“十”字纹、“井”字纹、“米”字纹及被方形纹框起的这几种纹理，无论出现哪种病理纹，都提示胆管系统发生了病变。但这几种病理纹所反映的病症是不同的：“十”字纹和“井”字纹主要提示炎症，如胆囊炎、胆管炎；“米”字纹则提示患有胆囊结石或胆囊息肉。

实践证明，巽位一旦出现“米”字纹，3~5年之后胆囊中多会出现结石。因此，如果发现这种情况，一定要引起重视，应尽快调整自己的饮食生活习惯，以防患于未然。还有一点应注意的是，胆囊炎的反复发作和外感风寒的症状很相似，易被误诊为感冒而耽误了治疗时间，但通过观察巽位的纹理，就比较容易鉴别诊断出来。所以巽位纹理紊乱的人，应该经常做胆管系统的检查，定期服用消炎利胆的药物，以预防胆管疾病的发生。

巽位的诊查要点：

1. 隆起高耸，颜色粉红，表示肝胆功能良好；若颜色呈浅灰黑色，则表示天生胃肠虚弱；

2. 纹路散乱，皮肤粗糙而颜色较暗，表示肝脏功能较弱；

3. 水肿、纹线杂乱，预示易患心脑血管疾病；

4. 此处有一条纹线自2线向上延伸，走向食指和中指缝中，并向上切断1线，提示易患肠胃疾病。

巽位的位置

巽位在手掌上食指的下方，即木星丘的位置。巽位五行属阳木，主要反映胆囊的功能

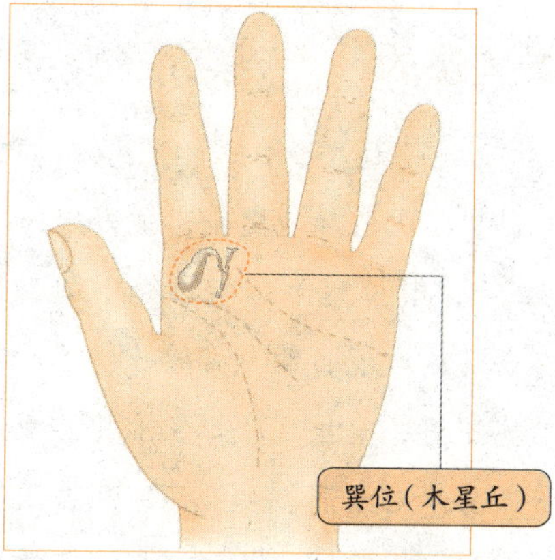

巽位的“十”字纹和“井”字纹

出现“十”字纹和“井”字纹，提示患有胆囊炎或胆管炎等疾病

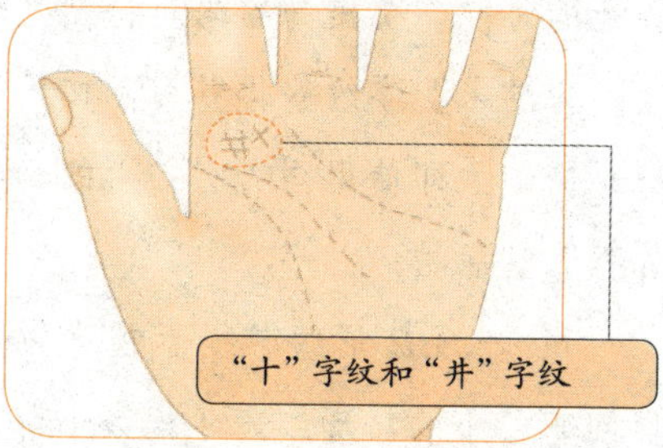

巽位纹路散乱

纹路散乱，皮肤粗糙，颜色较暗，提示肝脏功能较弱

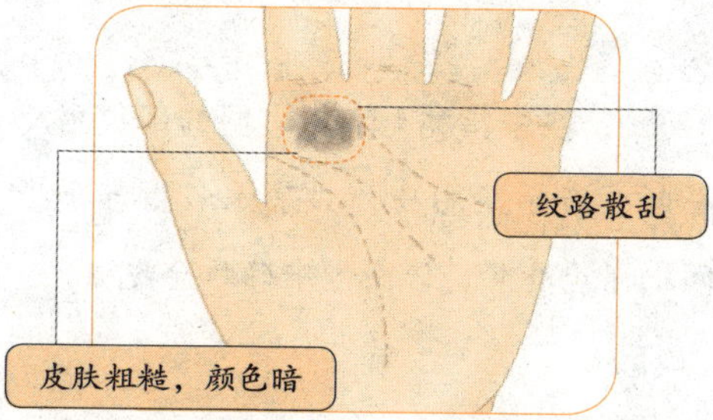

巽位塌陷、松软

塌陷、松软、黄白色杂现，提示胆管系统功能严重受损

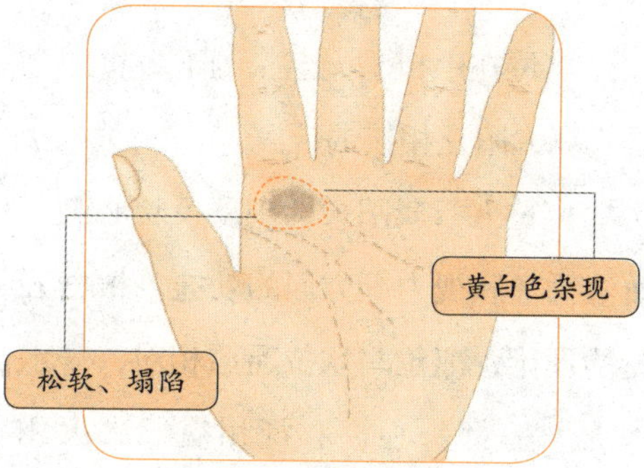

巽位的“米”字纹

出现“米”字纹，提示患有胆囊结石或胆囊息肉

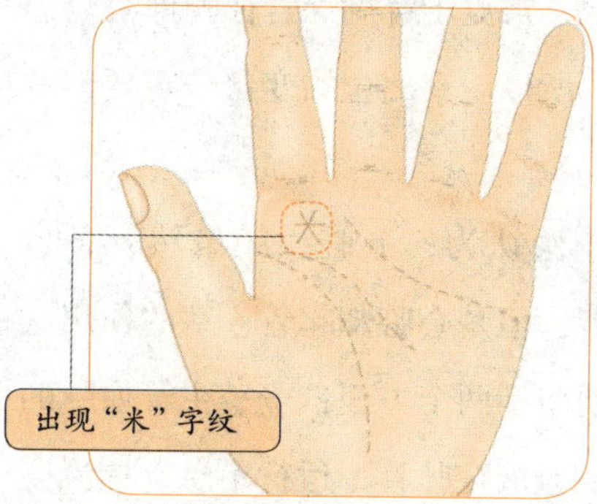

巽位自2线向上延伸的线

有一条纹线自2线向上延伸，走向食指和中指缝中，并向上切断1线，提示易患肠胃疾病

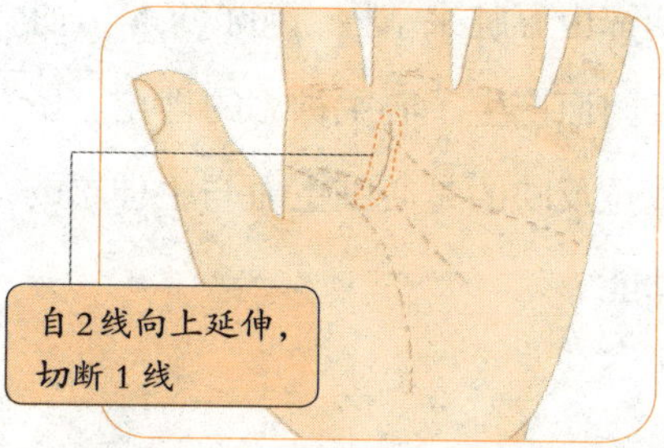

离位——土星丘、太阳丘

离位在中指与无名指的下方，即土星丘和太阳丘相接的位置。

离位五行属阳火，主要反映心脏、血液循环和视力等方面的功能。根据五行的理论，离位与坎位遥遥相对，一水一火，一肾一心，心肾相交，水火相济，则气血相容。如果离位明显高于坎位，表示火克水，易患冠心病、高血压等症；如果离位明显低于坎位，表示火不暖水，常见于肾病综合征晚期心衰的症状。所以观察离位的变化一定要参考坎位。

中医认为，五脏六腑虽然有各自的职能，但是心脏却起着主宰的作用。这主要包括两个方面：一、主管血脉的运行。血液在脉管中运行不息，周流全身，主要是因为心脏有节律地跳动，这就是现代医学中的血肉之心，是指一种器官。二、掌管神志。由于脏象学说以五脏为中心，认为精神、意识、思维活动都由五脏来掌控，而心又是五脏之首，因而产生了心主神志的理论。所以，离位反映的是心脏主血与主神志的两大功能。

离位的诊查要点：

1．隆起高耸，没有乱纹，颜色粉红，提示心脏功能健全，视力好；

2．中指到无名指指缝下的部位，有杂乱的纹理，颜色发暗，提示心脏的功能不好，会出现心悸、血压波动等症状，易患心绞痛、冠心病、高血压等；

3．出现“米”字纹，主要提示心肌缺血、心绞痛。如果“米”字纹和2线尾端的“米”字纹、3线尾端的“米”纹遥相呼应，就预示有脑卒中、猝死的可能，要提高警惕。特别是老年人，当“米”字纹变得苍白、按压不起时，应该立即使用强心、护心的药物，加强心脏保护；

4．出现岛形纹，提示视力方面出现问题，小的岛形纹表示视力下降，大的岛形纹表示眼睛受到强光的刺激；

5．出现“☆”形纹，或同时月丘也有“☆”形纹，预示到一定年龄易患高血压病，脑血管意外发病的可能性也会增加；

6．在中指和无名指之间的部位出现隆起，表示血脂高，如果无名指与小指间也出现隆起，诊断的准确率会更高。

离位的位置

离位在中指与无名指的下方，1 线范围内，即土星丘和太阳丘相接的位置。离位五行属阳火，主要反映心脏、血液循环和视力等方面的功能

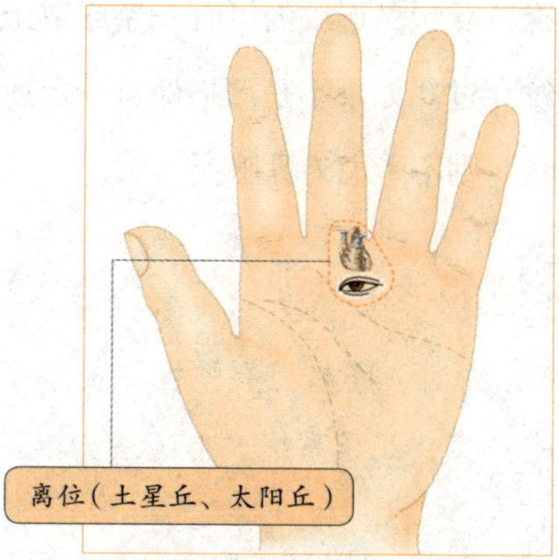

离位的"米"字纹

离位出现"米"字纹，提示易患心肌缺血、心绞痛

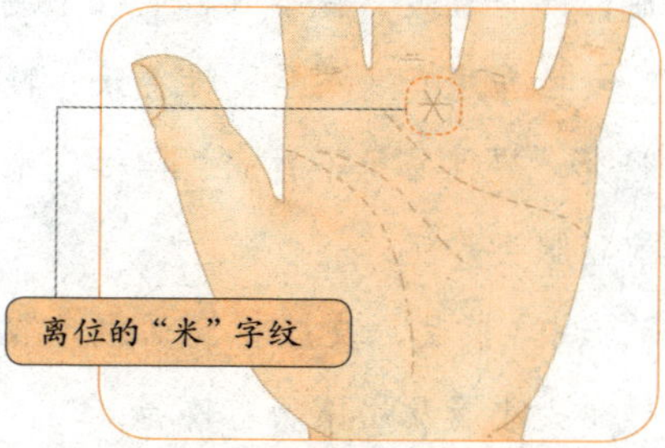

离位的"☆"形纹

出现"☆"形纹，或同时月丘也有"☆"形纹，预示到一定年龄易患高血压、脑血管病

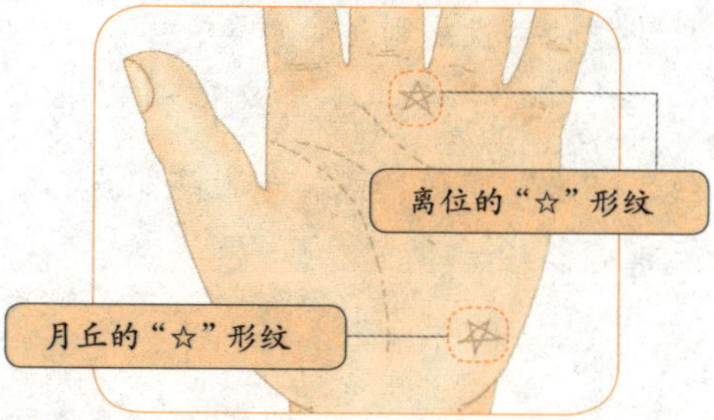

离位纹理杂乱

纹理杂乱，颜色发暗，提示心脏的功能不好，易患心绞痛、冠心病、高血压等

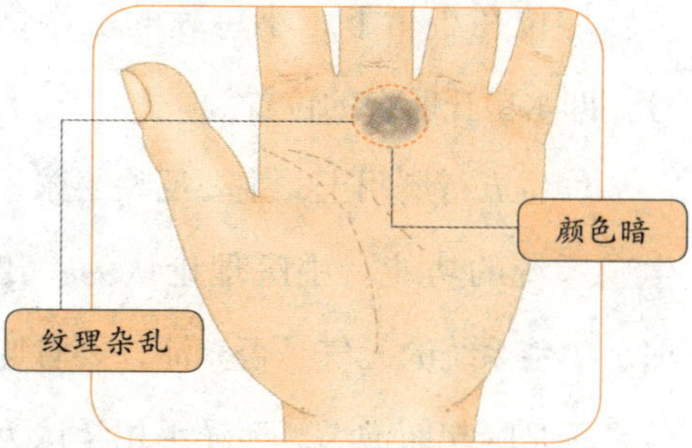

离位的岛形纹

出现岛形纹，提示视力方面有问题，小的岛形纹表示视力下降，大的岛形纹表示眼睛受到强光刺激

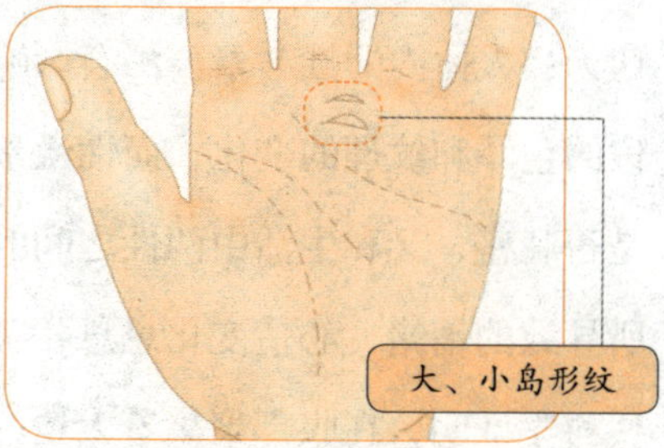

离位隆起

靠近中指、无名指指缝处，出现隆起，提示血脂高。若无名指与小指间也出现隆起，则患高血脂的可能性更大

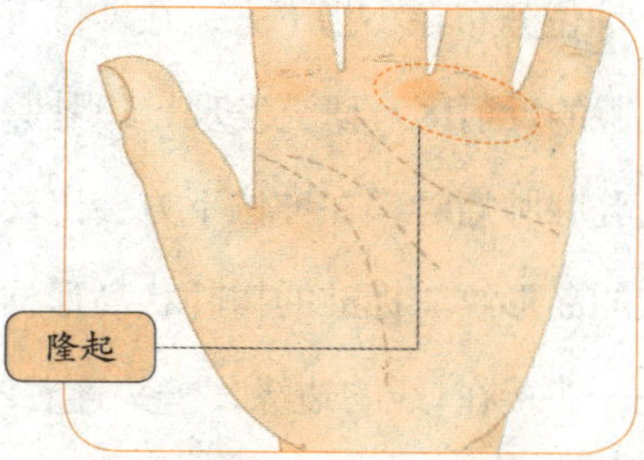

坤位——水星丘

坤位在小指下，小鱼际的上半部分，即水星丘所在的位置。

坤位五行属阴土，主要反映泌尿、生殖系统的功能。中医理论认为：泌尿、生殖系统的元气是否充沛，要看坤位是不是隆起而饱满。西洋手相学认为坤位可以反映爱情：坤位红润明亮表示感情甜蜜，正陶醉在幸福的爱河之中；而颜色枯黄，纹理杂乱，表示性冷淡、性生活不和谐或婚姻不美满。掌纹医学认为：人体内的性激素分泌会影响到坤位的色泽和纹理的变化，而性激素分泌是否旺盛，又和生活中两性之间的关系所导致的情绪、心情变化息息相关。现代科学证明，在腹部聚集着大量的与性激素有关的“性肽”，而坤位又代表腹部，因此可以通过观察坤位的色泽、纹理变化来诊断人体泌尿生殖系统的健康状况。

坤位分布在小指下方，在坤位下即是乳腺的反射区。研究发现，患乳腺增生、乳腺肿瘤时，在坤位下方会出现树叶状的岛形纹。标准的树叶状岛形样纹应是一头接在1线的边缘，一头连着2线的边缘，叶状岛形纹内可有一条或数条短横纹穿过。如果不是严格地符合上述的形状，则不考虑为乳腺疾病。

坤位的诊查要点：

1．红润、隆起而有弹性，提示腹部肌肉坚实，泌尿系统、生殖系统功能正常；

2．位置平坦或低陷、青筋浮起、苍白无力，布满杂乱的纹理，提示腹部的脏器功能虚弱，患有泌尿生殖系统慢性炎症，如膀胱炎、肾结石、慢性尿道感染。女性易患宫寒不孕、性冷淡、慢性盆腔炎，男性易患不育症、阳痿、早泄、前列腺炎等症；

3．纹路散乱，皮肤粗糙而颜色较暗，提示大小肠及泌尿功能较弱；

4．出现大量杂乱的“米”字纹，同时伴有掌色的改变，提示患有性病。需要注意的是，诊断泌尿道炎症与性病必须严格区分。炎症病理变化为，坤位呈淡红色，性病则呈青黄色；

5．坤位和坎位同时出现三角形纹、“米”字纹，或异色血疹斑点，提示患有肾结石。

坤位的位置

坤位在小指下，小鱼际的上半部分，即水星丘所在的位置。坤位五行属阴土，主要反映泌尿、生殖系统的功能

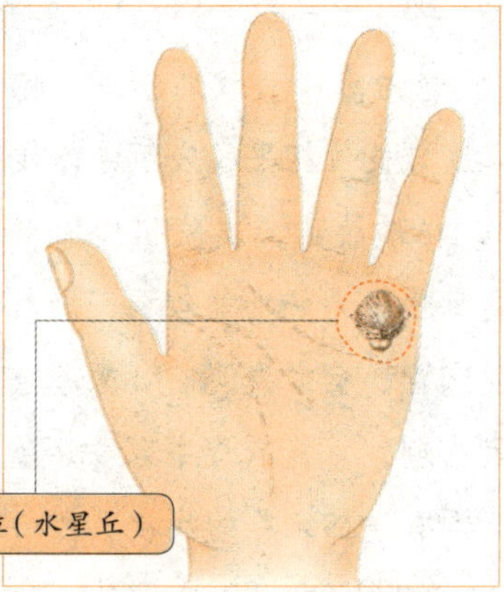

坤位纹理散乱

纹路散乱，皮肤粗糙，颜色较暗，提示大小肠及泌尿功能较弱

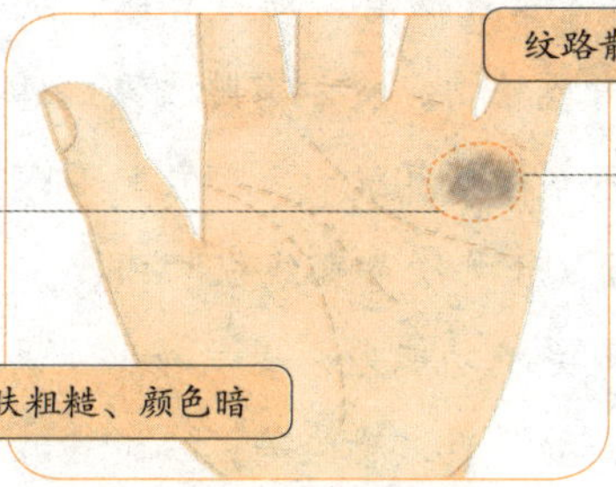

坤位下方的叶状岛形纹

下方出现树叶状岛形纹，一头接在1线边缘，一头连着2线边缘，纹内有一条或数条短横纹穿过，提示患有乳腺增生或乳腺肿瘤

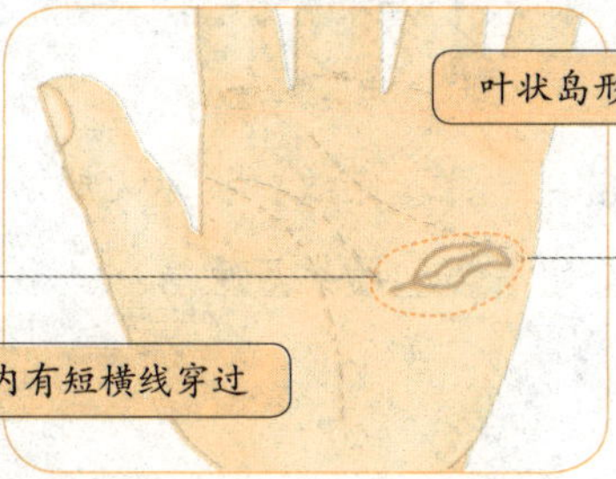

坤位平坦低陷、青筋浮起、纹理杂乱

平坦或低陷、青筋浮起、苍白无力，布满杂乱的纹理，提示腹部的脏器功能虚弱，泌尿生殖系统有慢性炎症

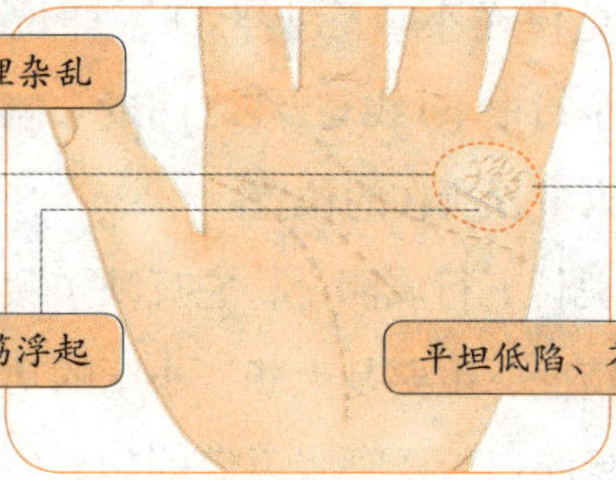

坤位杂乱的“米”字纹

出现大量杂乱的“米”字纹，掌色呈青黄色，提示患有性病

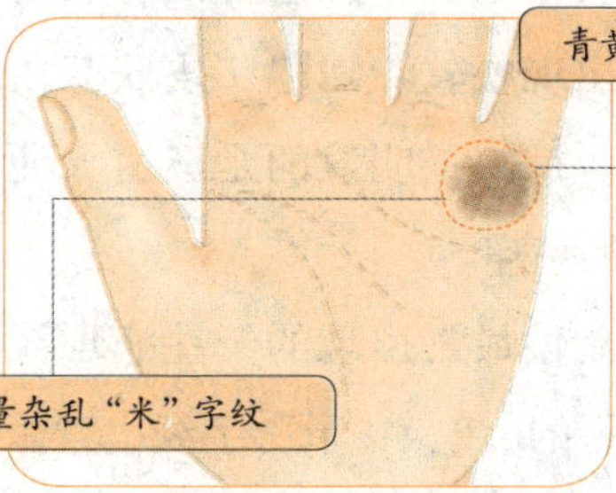

坤位的三角纹和“米”字纹

坤位出现三角形纹、“米”字纹或异色血疹斑点，且坎位也有同样现象，提示患有肾结石

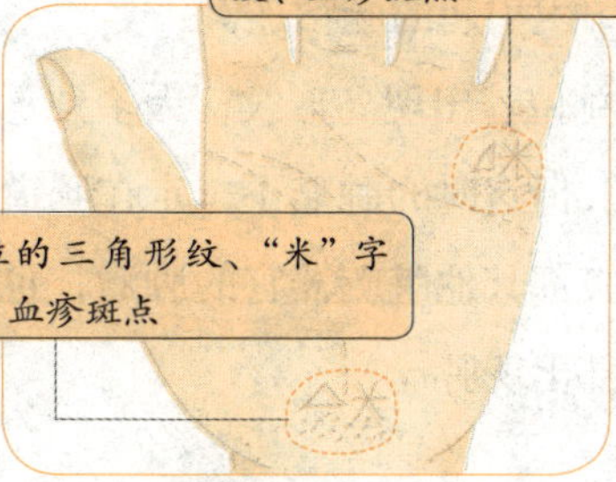

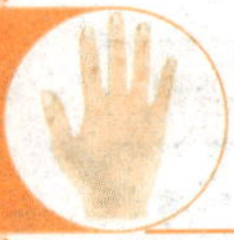

兑位——第二火星丘

兑位在小鱼际上半部，坤位的下面，小指根下1线与2线之间近掌侧，即第二火星丘所在的位置。

兑位五行属阴金，它反映了腹部脏器的情况，主要是大肠、小肠的功能，也可反映口腔及呼吸系统的功能。传统中医认为，大肠排泄废弃物的功能主要是由肺气决定的。

多年研究发现，肺部疾病在兑位的反映不明显（患有肺气肿病时，兑位会出现松软、塌陷、皮肤苍白的症状），反映最明显的是肠道大便功能失调的病症。

兑位最常出现的一些病理纹是多条平行的6线、“十”字纹、“米”字纹和方形纹。出现这些纹理，主要提示肠道的吸收、排泄功能出现了病变，经常会出现大便异常，还有肠道的病变所导致的全身其他部位的不适症状，如头痛、头昏、腹胀、腹疼等。兑位若出现被方形纹框住的“米”字纹，则常见于腹部手术引起的肠粘连。

兑位若出现岛形纹，大多预示患有肿瘤。但这时的肿瘤不一定在肠道，可以是腹部其他脏腑器官的肿瘤，也可能是肺部出现肿瘤。

兑位的诊查要点：

1．光洁隆起、纹路清晰、色泽红润，高度与艮位相平，表示身体健康；

2．纹路散乱，皮肤粗糙而颜色较暗，提示呼吸系统功能较弱，肺气虚，易伤风感冒、咽喉发炎。如果颜色晦暗或呈黑灰色，可能有腹中寒冷症（尤其是妇女常有腹部寒冷的症状）；

3．当此处呈一片暗红色（浊红的晦暗色）时，预示发生脑脑卒中的可能性比较大；

4．位置低陷，筋浮骨露，皮肤颜色灰青或枯白，提示有呼吸系统感染症状，包括慢性气管炎、肺气肿等；

5．出现数条直线纵切而下，常见于呼吸系统功能差，提示易患呼吸系统疾病，如呼吸道感染等；

6．出现圆形的纹线，提示易发生视力障碍症；

7．如果有较重的横线切过，或横线分出支线，又或者有二三条以上横线切过，提示呼吸系统功能较衰弱；

8．出现“井”字纹，同时月丘部位也出现“井”字纹，提示大肠功能较弱，易患腹泻、肠炎等疾病。

兑位的位置

兑位位于小鱼际上半部，小指根下 1 线与 2 线之间近掌侧，即第二火星丘所在的位置。兑位五行属阴金，主要反映大肠、小肠的功能

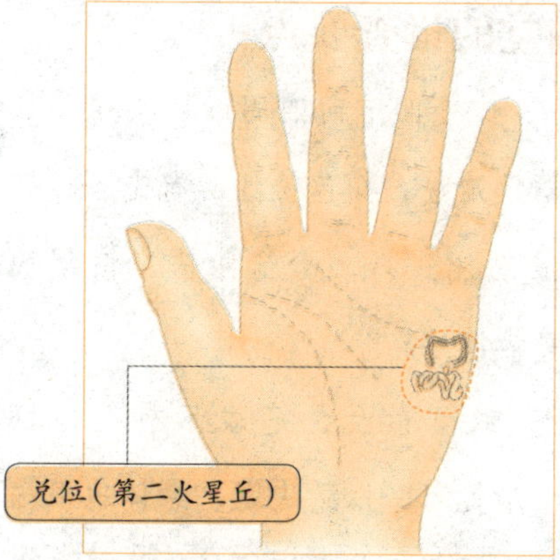

数条直线纵切而下

出现数条直线纵切而下，提示易患呼吸系统疾病，如呼吸道感染等

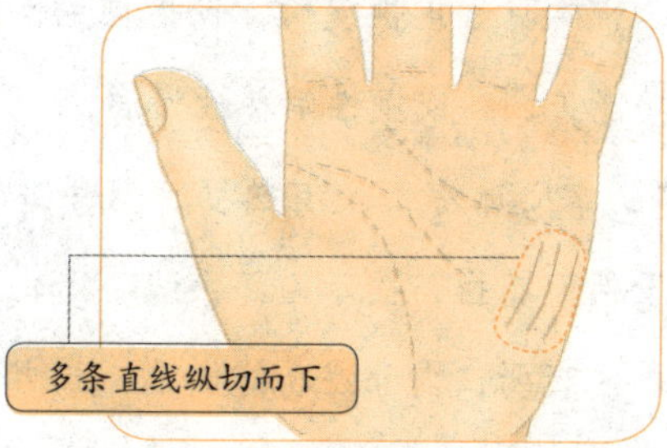

兑位有横线切过

有较重的横线切过，或横线分出支线，又或者有二三条以上横线切过，提示呼吸系统功能较弱

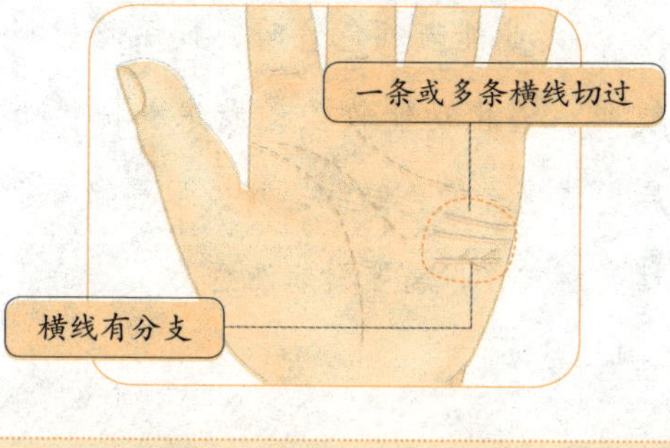

方形纹框起“米”字纹

若出现被方形纹框住的“米”字纹，提示可能为腹部手术引起的肠粘连

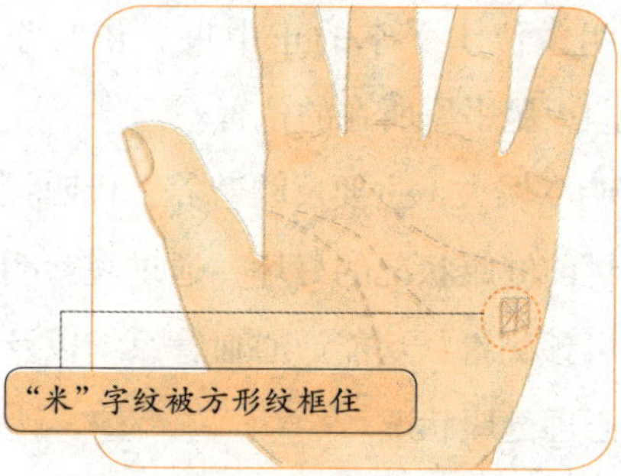

兑位的岛形纹和圆形纹

出现岛形纹，大多预示患有肿瘤；出现圆形的纹线，提示易发生视力障碍

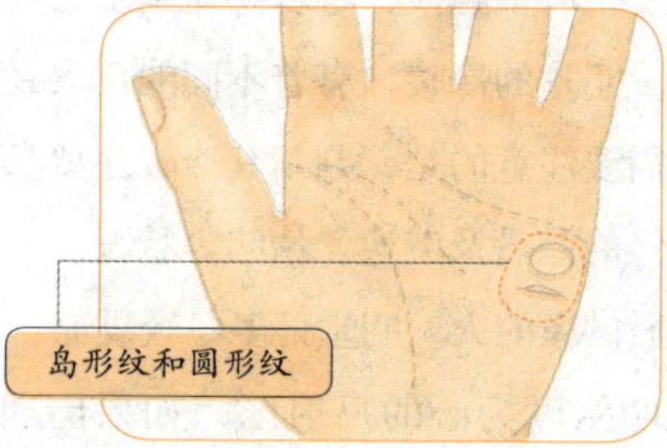

兑位的“井”字纹

兑位出现“井”字纹，同时月丘也出现“井”字纹，提示大肠功能较弱，易患腹泻、肠炎等疾病

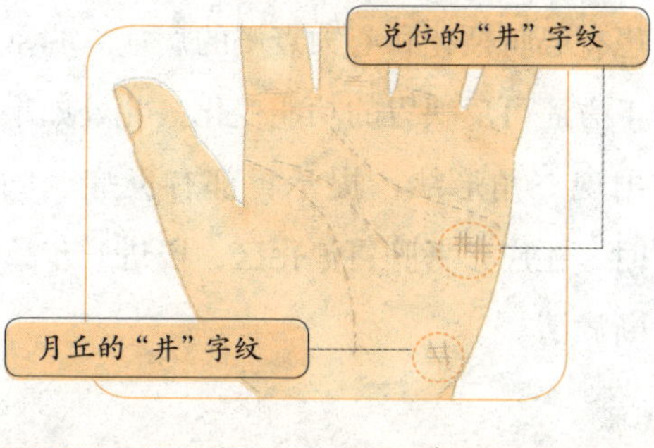

明堂——火星平原

明堂位于手掌的正中央，俗称掌心，即火星平原所在的位置。

明堂属火，主要反映营养、代谢状况和目前健康状况的好坏。通过观察明堂区可预测胃肠功能、心血管系统以及人的心理健康状况。

明堂区位于手掌中间，处于凹陷的位置，其四周共有八个掌丘围绕拱起。正常的明堂应该是四周隆起，中间稍微凹陷，但必须有肉。这个区域为心火所发，以手触摸，可以感受到掌心的温度。明堂的冷暖，有着不同的代表意义。需要注意的是，判断其冷暖还要参考气候的寒暑及劳逸、情绪等状况。一般体质健康的人，明堂处多冬暖夏凉。

明堂区为心的反射区，如果出现“米”字纹，提示易患心绞痛；如果出现“十”字纹，则表示患有心律不齐、心脏神经官能症或心肌缺血；如果此处有二三个“十”字纹，提示患有遗传性心脏病；如果手心区过度地凹陷，说明患有心肌梗死和心力衰竭的病症。明堂下方还可反映胃的功能变化，此处如果出现三角形纹，提示胃部有炎症，同时，还应参考脾胃消化区，以进一步诊断病情。

明堂的诊查要点：

1．此处凹陷而四周肉堆拱起，其中掌褶纹清晰，颜色粉红而有光泽，表明胃肠功能良好，心情愉快，情绪稳定，身体健康；

2．纹理散乱，多表示有七情困扰，心情忧郁，以致失眠，身体也很虚弱，特别是明堂气色青暗的人，提示近期即将患有疾病；

3．掌心热气蒸腾，是虚火上升的表现，常常见于虚性疾病，包括自主性神经功能失调，或慢性消耗性疾病；

4．掌心冰凉，没有热度，且手掌颜色干枯而苍白，提示循环系统、消化系统功能衰弱，内分泌功能低下，或者是心火不足、脾肾阳虚；

5．如果掌心肉平（见不到微微的凹陷）或下凹但没有肉，提示容易患有心脏衰弱及消化系统疾病；

6．此处若气色青暗，提示胃机能较弱，消化功能较差，或患有慢性炎症、溃疡；颜色鲜红，则提示胃部有急性炎症发作，需要引起注意。

明堂的位置

明堂位于掌心，即火星平原所在的位置。明堂属火，主要反映营养、代谢状况和目前的健康状况，是心脏的反射区

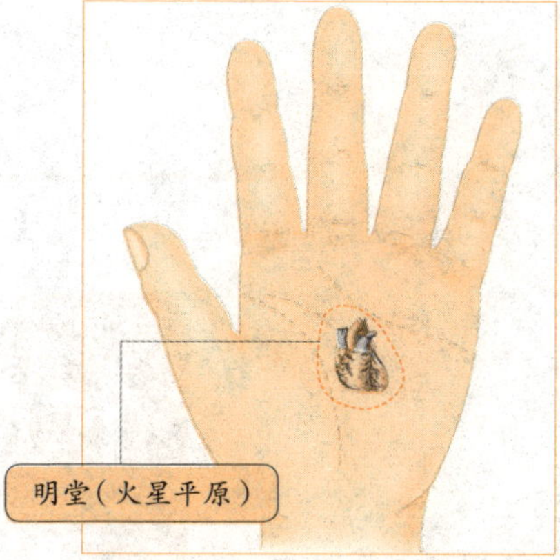

明堂的"十"字纹

出现"十"字纹表示有心律不齐、心脏神经官能症或心肌缺血；如果此处有二三个"十"字纹，提示患有遗传性心脏病

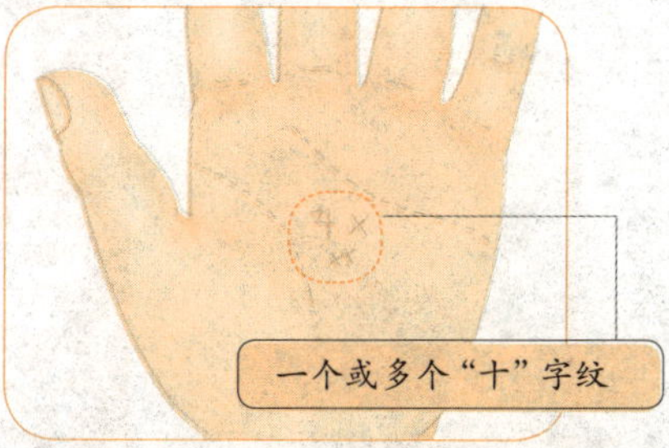

明堂下方的三角形纹

明堂下方可反映胃的健康状况。这个部位若出现三角形纹，提示胃部有炎症

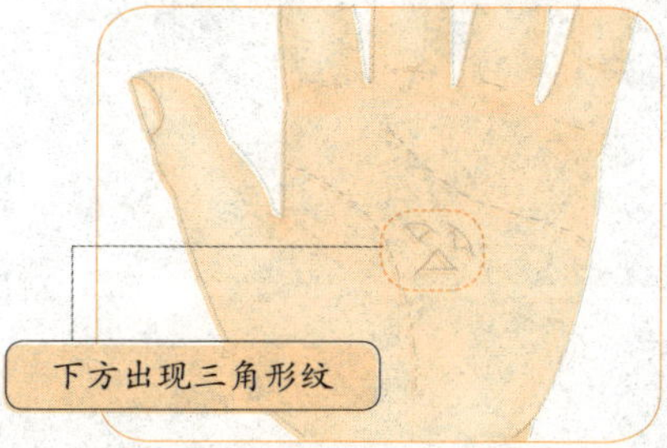

明堂的"米"字纹

若出现"米"字纹，提示易患心绞痛。若此区过度凹陷，表示患有心肌梗死和心力衰竭的病症

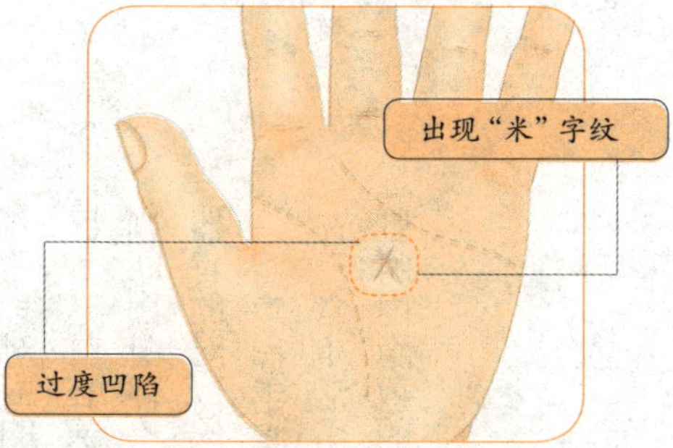

明堂纹理散乱

纹理散乱，提示七情困扰，心情忧郁，以致失眠，且身体虚弱。若明堂气色青暗，提示近期即将患有疾病或已经有胃部不适

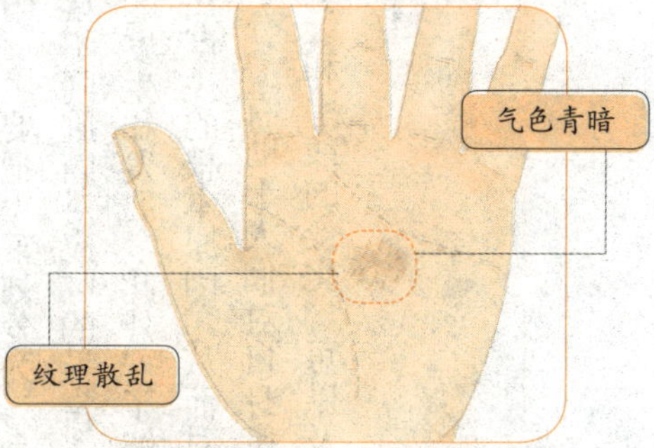

明堂冰凉、颜色苍白

明堂处冰凉，且手掌颜色干枯而苍白，提示循环系统、消化系统功能衰弱，内分泌功能低下

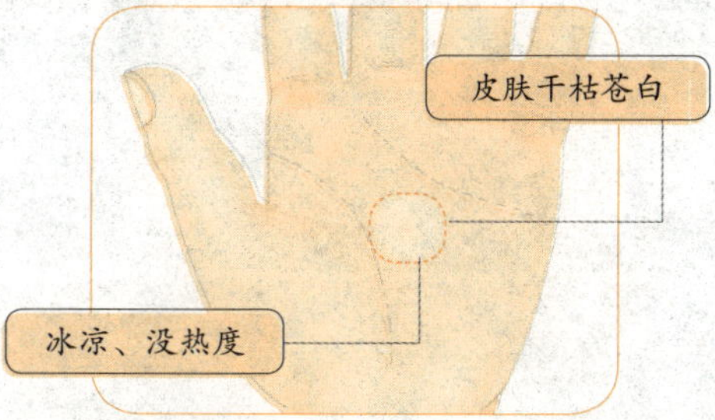

第二章 人体的『第二脏腑』——手掌

根据经络学和生物全息学的理论知识，手掌与人体各脏腑器官有着一一对应的关系。在手诊医学中，主要把手掌划分为二十个脏腑对应区。这样在实际诊断过程中，观察不同脏腑对应区的异常变化，就可以判断出身体不同部位所出现疾病的发生和发展。此外，了解手掌与脏腑器官的对应关系，还可以找出疾病产生的根本原因，从而对症治疗。

掌握手掌上脏腑对应区的划分，有助于人们对自身疾病的发现。在日常生活中，经常观察自己手纹和手线的变化，可以及早发现身体脏腑内隐藏的疾病，以便及时治疗。

本章看点

手掌上的心区

心一区位于无名指根部，即无名指掌指褶纹与1线之间的区域，此区主要反映心肌供血功能。若心肌供血不足，一般症状为心前区压榨性疼痛、胸闷或后背疼痛，不典型的症状包括无原因的胃痛、牙痛或心绞痛。

心二区位于2线上，劳宫穴所在位置的周围区域。当拇指在外，自然握拳时，中指尖所覆盖面积就是心二区的位置。此区主要反映心律失常的各种情况，如心动过速、心动过缓等。心律失常见于各种器质性心脏病，其中以冠心病、心肌病、心肌炎和风湿性心脏病为多见，尤其发生心力衰竭或急性心肌梗死时最常见。除此之外，在基本健康者或自主神经功能失调患者中也较多见。

心三区位于大鱼际，除了震位和肺二区，余下的部分即是。此区主要反映心功能的具体状况，如瘀血性心功能不全等病。

心区有一些常见的病理变化，如出现“十”字纹，提示易患心律不齐；若表现为青色，提示心肌缺血，会出现胸闷、气短等症状。

指纹与掌纹

心一区位于无名指根部，主要反映心肌供血功能。心二区位于2线上，主要反映心律是否正常；心三区位于大鱼际，主要反映心功能的具体状况，如瘀血性心功能不全等。

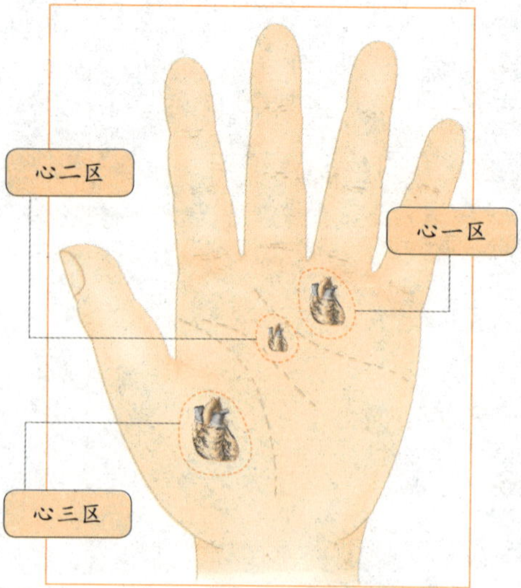

心区常见的病理变化

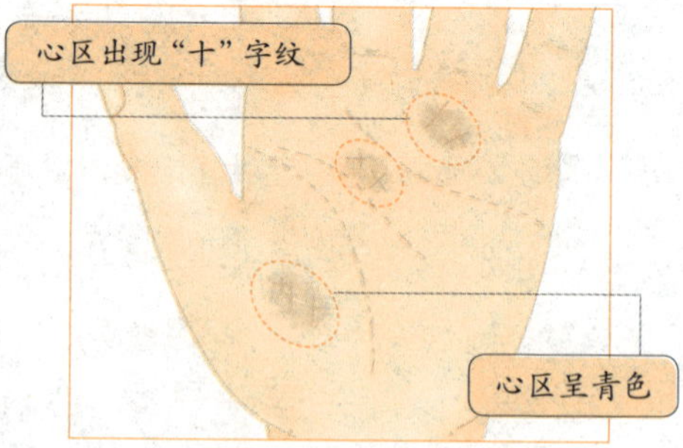

心区出现“十”字纹，提示易患心律不齐；若表现为青色，提示心肌缺血

手掌上的肝区

肝区位于2线与3线之间，从拇指掌指褶纹内侧端点开始，画一条平行线穿过3线到达2线，在这条线内2线与3线之间的位置就是肝区。

通过肝区可诊断的疾病有：病毒性肝炎、脂肪肝、肝损害和肝癌等。肝区常出现的病理纹有：“十”字纹、“米”字纹、岛形纹和三角形纹。若出现“十”字纹，提示肝有炎症，“米”字纹则提示肝脏气滞血瘀，岛形纹表示肝脏出现肿瘤或肿瘤已经恶化，出现三角形纹表明有酒精肝或脂肪肝。

若手掌出现枯槁干燥，肝区青暗无光，即提示患有慢性肝炎。肝区出现青色的情况，女性较男性明显多见。传统中医的体质学说认为，女性多血而少气，其正常的生理变化要靠起疏泄作用的肝来完成。如果肝气不足，就难以推动全身血液的运行。所以女性常见肝气郁结、气郁化火等情致不遂所引起的肋痛、头痛、失眠、多梦等症。因此女性应该调心养性、开阔心胸，以利于保持正常健康的体质。

手掌上的肝区

位于2线与3线之间，从拇指掌指褶纹内侧端点开始，画一条平行线穿过3线到达2线，在这条线内2线与3线包绕的面积就是肝区。此区主要反映肝部的健康状况。

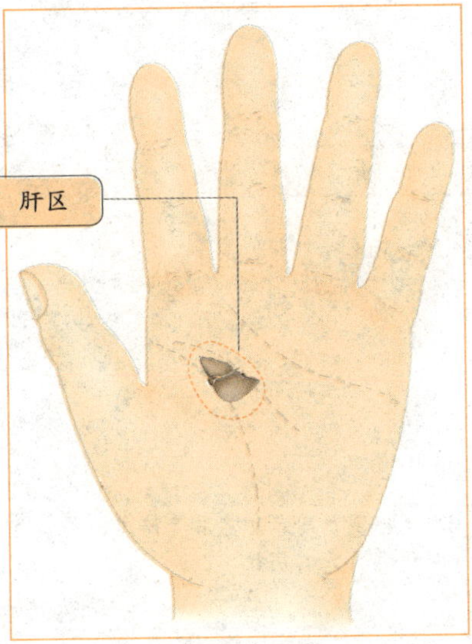

肝区常见的病理变化

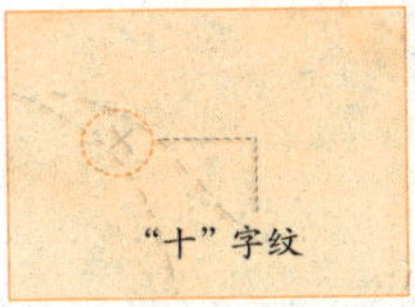

出现“十”字纹，提示肝有炎症

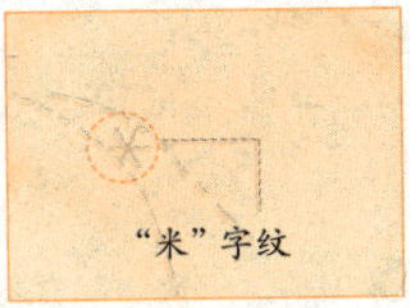

出现“米”字纹，提示肝脏气滞血瘀

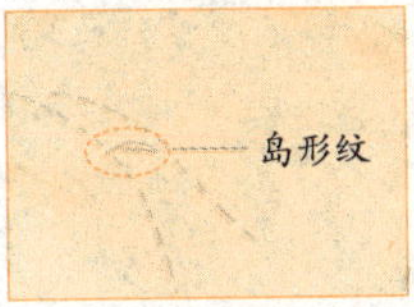

出现岛形纹，表示肝脏出现肿瘤或肿瘤已经恶化

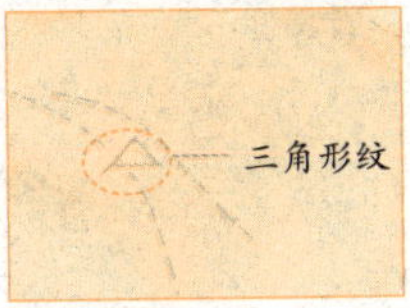

出现三角形纹，表示有酒精肝或脂肪肝

手掌上的脾区

脾一区位于无名指1线下，以1线为中轴，向下画半圆弧，圆弧内所包围的面积就是脾区。脾二区位于3线上，胰腺区的下方，约为小指指甲盖大小的面积，就是脾二区的位置。

脾区常出现的病理变化为黄暗色斑点和青暗斑，此特征提示可能患有脾大的病症。

人们对心脏、肝脏可能较熟悉，而对脾脏可能较陌生。脾脏也是人体的一个重要器官，而且是一个重要的储血器官，同时也是重要的免疫器官，在全身防卫系统中的作用十分重要。脾脏本身的疾病较少见，比如脾肿瘤，但是人体其他系统的疾病可以继发脾脏改变，出现脾大的现象。比如常见的有肝硬化、肝癌、特发性门脉高压症等会出现脾大，还有一些血液病如血小板减少性紫癜、何杰金氏病、白血病等也会出现脾大。脾大最多见的疾病还是肝硬化、肝癌。如果在手掌脾区出现黄暗色斑点和青斑，就要引起注意，最好去医院检查，以及早发现并治疗。

手掌上的脾区

脾一区位于无名指1线下，以1线为中轴，向下画半圆弧，圆弧内所包围的面积就是此区。脾二区位于3线上，约为小指指甲盖大小的面积。

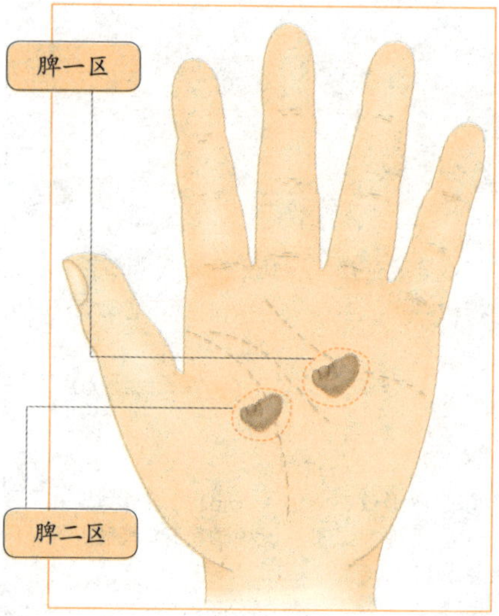

脾区常见的病理变化

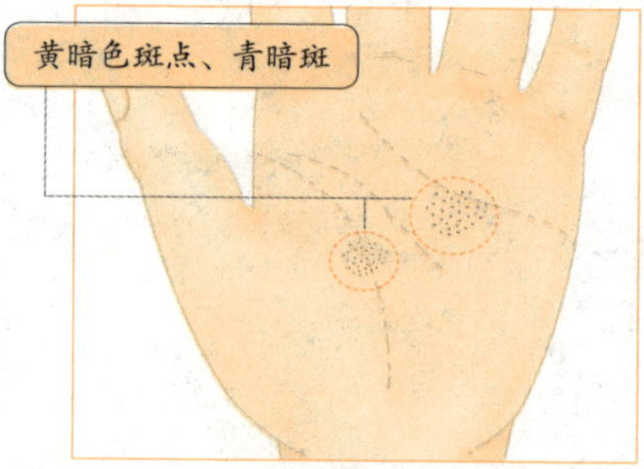

脾区出现黄暗色斑点和青暗斑，提示可能患有脾大的病症

手掌上的肺区

肺一区位于中指与无名指根部，是中指与无名指掌指褶纹与1线之间的位置。肺二区位于大鱼际，以拇指掌指褶纹的中点与腕横纹的中点连线，线外侧(鱼际桡侧)的鱼际部分就是此区。

肺一区主要提示肺炎、肺气肿、肺结核、肺癌等疾病。肺二区主要提示外感，包括感冒等。

肺区常出现的病理性变化有以下几种情况：出现较为明显的白色时，表明肺气不足，一方面会出现呼吸困难、胸闷气短、哮喘等情况；另一方面由于阳气虚衰，卫外不固，容易出现体虚多汗、疲倦、少气懒言、畏风惧寒等情况。若出现青暗色斑点，且稍稍突起，提示患有肺气肿。如果出现白色或棕色斑点，提示有可能为肺炎。当此区有深红色斑点时，表示肺部感染严重，甚至有肺脓肿的可能。若肺区和支气管区出现凸起的暗红色、黄棕色、咖啡色、暗青色或紫黑色斑点，且边缘不清，无光泽，提示可能患有肺癌，需到医院结合X线、CT、支纤镜检查，以确诊病情。

手掌上的肺区

肺一区位于中指与无名指掌指褶纹与1线之间，主要提示肺炎、肺气肿、肺结核、肺癌等疾病；肺二区位于拇指掌指褶纹的中点与腕横纹的中点连线外侧（鱼际桡侧）的鱼际部分，主要提示外感，包括感冒等。

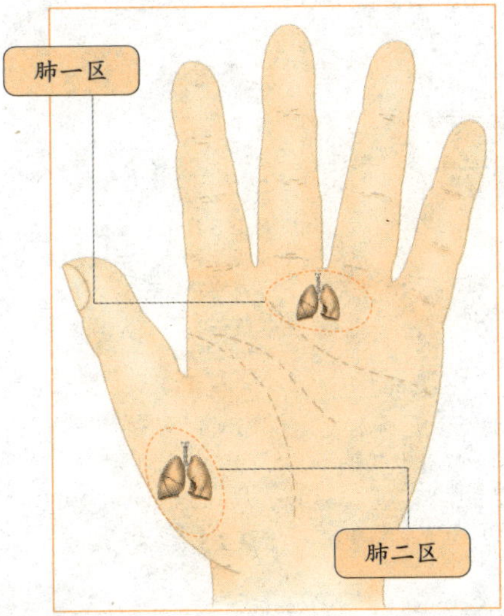

肺区常见的病理变化

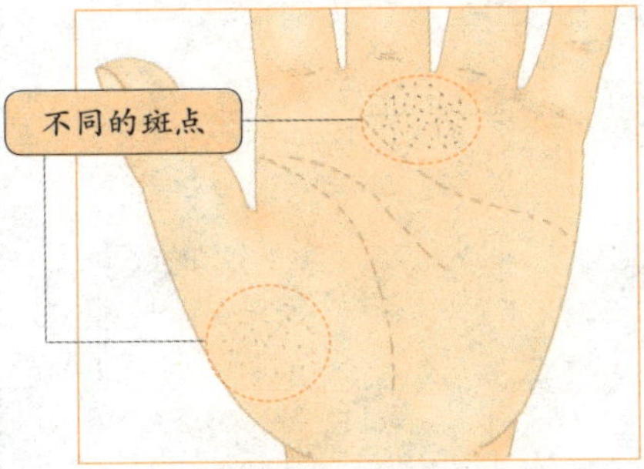

肺区出现不同斑点，有不同的病理意义：青暗色斑点，稍凸起，提示患有肺气肿；白色或棕色斑点，提示可能患有肺炎；深红色斑点，表示肺部感染严重

手掌上的肾区

肾区位于3线尾部，以拇指掌指褶纹为中点，沿皮纹的分布走向连接到3线，此部位约有小指指甲盖大小就是肾区所在的位置。

肾区的颜色如果呈一片白色，提示肾气虚。如果患有肾结石，在肾区会出现较小的岛形纹，或是“米”字纹，或有红、白、黄硬性凸起，而且3线上会有分支或者是集中的小黑点。肾结石多发生在中壮年时期，男性多于女性。这种病可能长期存在而无症状，特别是较大的结石，因此我们可以通过诊查手掌及早发现并及时治疗。

肾区如果出现杂乱的小细纹，且多伴有土灰色，提示患有肾炎。肾炎以慢性肾炎最为常见，其一般症状为蛋白尿、血尿、水肿、高血压等。

肾区若表现为灰黑枯干，表示机体元气不足，多有眩晕、耳鸣、尿频、尿急的症状，也可见遗精、阳痿、生殖功能低下等症状。

若小孩子手掌肾区颜色苍白或黄暗，有“米”字纹、“井”字纹或岛形纹，提示患有遗尿症。

手掌上的肾区

以拇指掌指褶纹为中点，延皮纹的分布走向连接到3线，在3线尾部约有小指指甲盖大小就是肾区所在的位置。此区主要反映肾的健康状况。

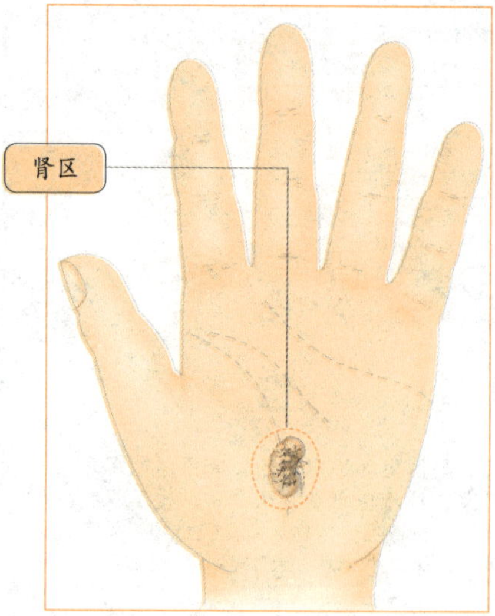

肾区常见的病理变化

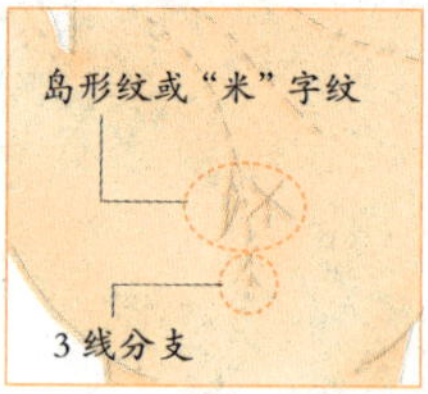

出现较小的岛形纹，或是“米”字纹，而且3线上会有分支或者是集中的小黑点，提示患有肾结石

出现杂乱的小细纹，且多伴有土灰色，提示患有肾炎

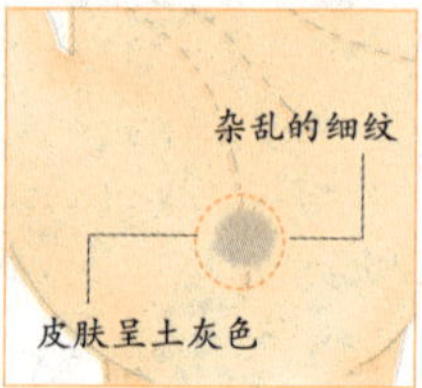

手掌上的胃区

胃一区位于手虎口部位，以拇指掌指褶纹内侧端为点，画平行线至3线，此线以上到3线起端所包围的面积即是，主要提示慢性胃炎、胃溃疡、胃出血、萎缩性胃炎、胃癌等疾病。胃二区位于中指与食指下的2线上，以接触2线画一小指指甲盖大小的椭圆形，此椭圆形所包围的面积就是该区，此区主要提示胃肠自主神经功能紊乱。

胃区如果出现散在的片状较浮散的亮白色斑点，个别偏红色，提示患有急性胃炎，严重者整个区域白亮一片，好像水肿一样。此区若呈一片暗青或暗黄色，且皮肤干枯，有的凹陷，或有黄色似老茧凸起，则是慢性胃炎的表现。若出现一黑色环形，而且皮肤反应区苍白干枯，表示胃部已形成溃疡，正处于疤痕收缩期。胃区出现鲜红的斑点，则表示胃出血，但要排除手掌上的朱砂痣。如果此区有棕黄色或暗青色边缘不清楚的凸起斑点，则要提高警惕，因为这往往预示着胃癌的发生。

手掌上的胃区

胃一区位于虎口部位，主要提示慢性胃炎、胃溃疡、胃出血、萎缩性胃炎、胃癌等疾病。胃二区位于中指与食指下的2线上，主要提示胃肠自主神经功能紊乱。

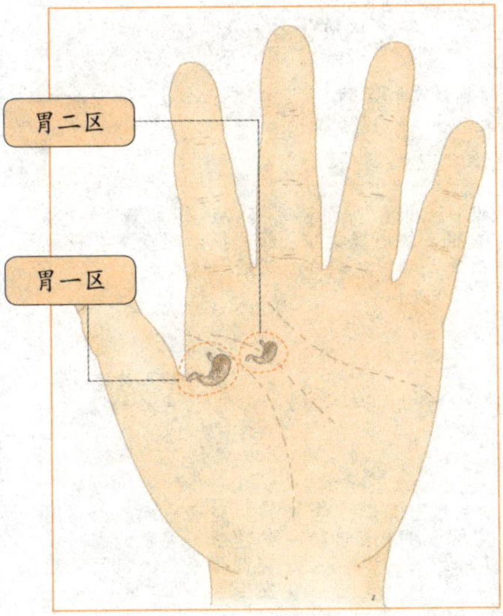

胃区常见的病理变化

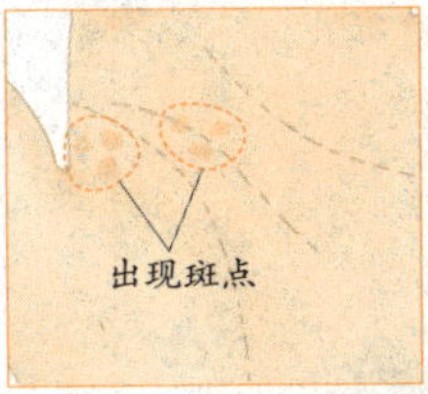

胃区出现片状的较浮散的亮白色斑点，个别偏红色，提示患有急性胃炎

胃区出现一黑色环形，且皮肤苍白干枯，表示胃部已形成溃疡，正处于疤痕收缩期

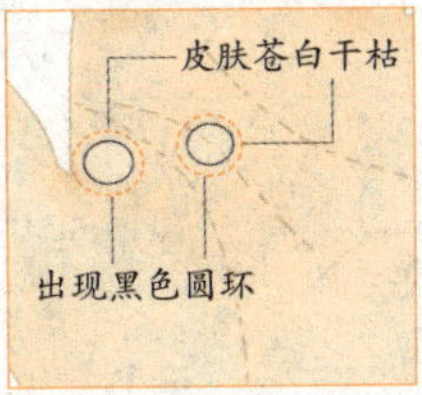

手掌上的胆囊区

胆一区位于食指根部，即食指掌指褶纹与2线之间的区域。此区主要提示胆内是否有结石。胆二区位于无名指下的2线上，以2线为中轴，画一无名指指甲盖大小的椭圆形，此椭圆形所包围的面积就是该区，主要提示胆汁是否有淤积。胆三区位于3线起端部位，以食指与中指指缝为点，做垂线交到3线，相交的部位就是胆三区的位置，此区主要提示胆管内是否有胆汁淤积和结石。

胆一区如果出现“米”字纹，或白色沙砾样发亮的斑点，提示患有胆结石。胆三区出现“米”字结石纹的情况较少，此区提示结石的掌色特征是集中的暗黑色小斑点。若胆一区出现“十”字纹，提示胆囊有轻微的炎症，此时患者应注意饮食，靠饮食调理即可控制病情。一旦“十”字纹发展形成“井”字纹，或此区出现发暗的白色或黄色斑点，则提示慢性胆囊炎已经形成。胆区出现红白相间的边缘不规则的圆形或椭圆形亮点，则预示有发生急性胆囊炎的可能。

手掌上的胆囊区

胆一区位于食指掌指褶纹与2线之间，主要提示胆结石的发生。胆二区位于无名指下的2线上，主要提示胆汁是否有淤积。胆三区位于3线起端部位，主要提示是否有胆汁淤积和结石。

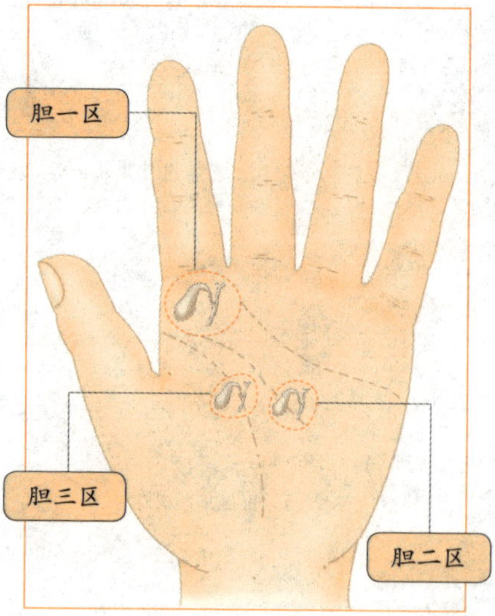

胆囊区常见的病理变化

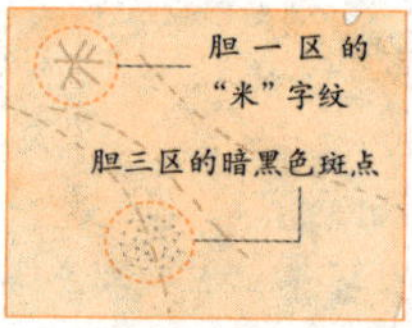

胆一区出现“米”字纹，或胆三区出现集中的暗黑色小斑点，提示患有胆结石

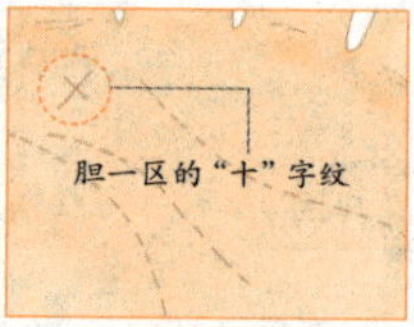

胆一区出现“十”字纹，提示胆囊患有轻微炎症

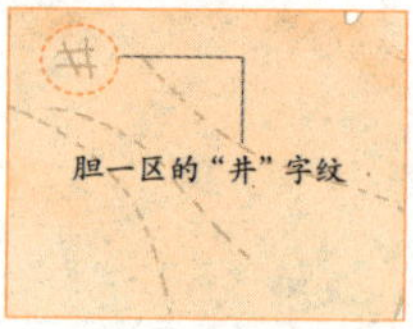

胆一区出现“井”字纹，提示可能患有慢性胆囊炎

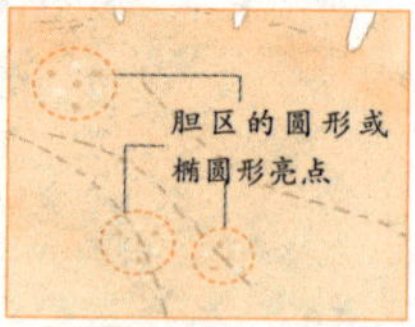

胆区出现红白相间的边缘不规则的圆形或椭圆形亮点，预示可能发生急性胆囊炎

手掌上的大肠和直肠区

大肠区和直肠区位于小指下的2线尾端，约有无名指指甲盖大小的面积就是此二区的位置。

大肠发炎时，该区除了有大量的横纹外，还会有肌肉松弛，无弹性的症状。患有大肠炎的病人，一般表现为腹痛、腹泻，大便中带有脓、黏液或血丝，有时还伴有发热和呕吐的症状。

直肠炎的患者，手掌上除有上述掌纹特征外，还会在5线始端出现岛形纹。直肠炎起病急骤，出现发热、食欲不振的症状，还会有肛门内胀热灼痛、便意频繁、粪便混有黏液及血丝、排尿不畅、尿频的局部症状。

若直肠区出现边缘不清楚的发暗的紫黑色凸起，且呈放射状时，提示可能患有直肠癌，需要提高警惕。直肠癌患者年龄大多在中年以上，但青年人也有发病，早期症状主要是便秘、腹泻或腹泻便秘交替，粪便表面常附着少量血液和黏液。随病情发展，便血逐渐增多，并有里急后重感，消瘦、贫血等症状也逐渐加重。

手掌上的大肠和直肠区

大肠区和直肠区位于小指下的2线尾端，约有无名指指甲盖大小的面积，主要反映肠道病变。

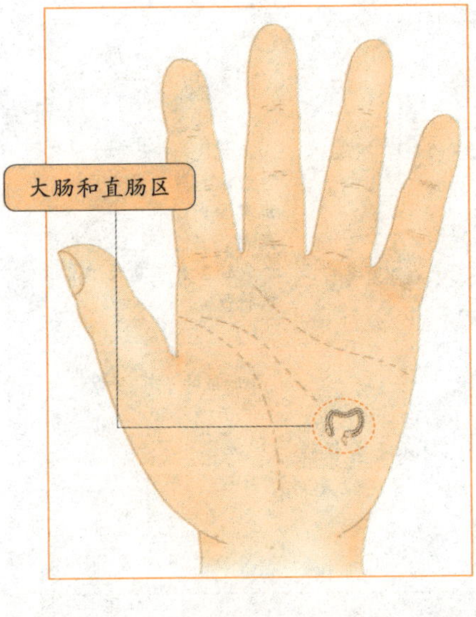

大肠和直肠区常见的病理变化

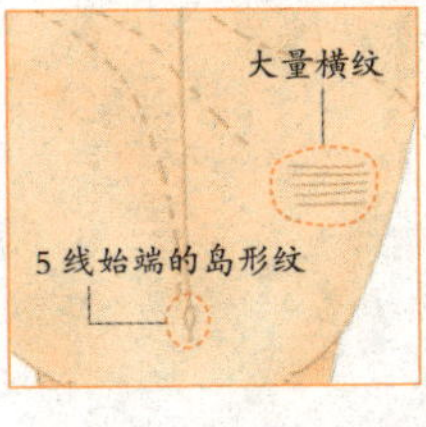

出现大量的横纹，并且肌肉松弛，无弹性，同时5线始端又出现岛形纹，提示患有直肠炎

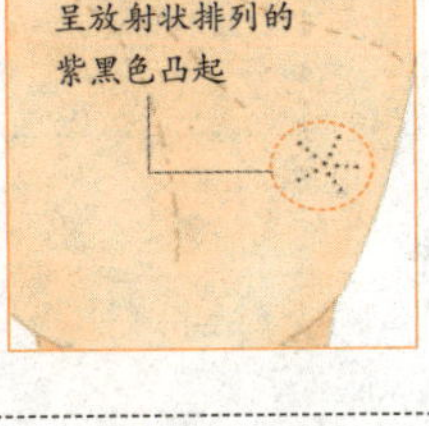

肠区若出现边缘不清楚的紫黑色凸起，且呈放射状排列，提示可能患有直肠癌

手掌上的小肠和十二指肠区

小肠、十二指肠区位于2线尾端。以无名指与小指指缝为点，向下做垂线至2线，与2线相交的部位就是小肠、十二指肠区的位置。

患有肠炎的人，此区会出现大量的“十”字纹且颜色发青。若出现“井”字纹，则提示患有慢性肠炎。慢性肠炎好发于大肠，但也可发生在小肠。发生在大肠的慢性肠炎主要是溃疡性大肠炎，发生在小肠的主要是节段性回肠炎，此外还有肠结核、肠伤寒、肠过敏等慢性疾病引起的肠炎。常见的症状有腹部不适、长期持续腹泻、全身倦怠感、食欲不振、体重减轻等。

十二指肠炎的患者，除了在肠区出现“十”字纹或“井”字纹外，多数患者会有手掌长于手指的特征。此病症状缺乏特征性，主要表现为上腹部疼痛、恶心、呕吐、呕血和黑便，有时和十二指肠溃疡难以区分，单纯的症状无法确诊病情。本病常与慢性胃炎、慢性肝炎、肝硬化、胆道疾患或慢性胰腺炎并存，需要及早发现，以及时治疗。

手掌上的小肠和十二指肠区

位于2线尾端，以无名指与小指指缝为点，向下做垂线至2线，与2线相交的部位就是该区的位置，主要反映小肠及十二指肠的病变。

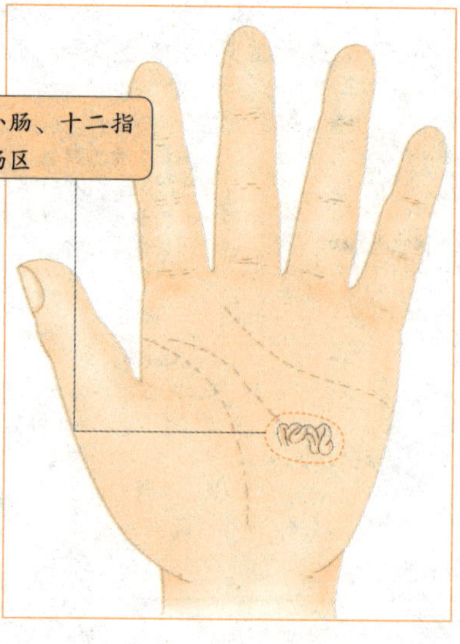

小肠、十二指肠区常见的病理变化

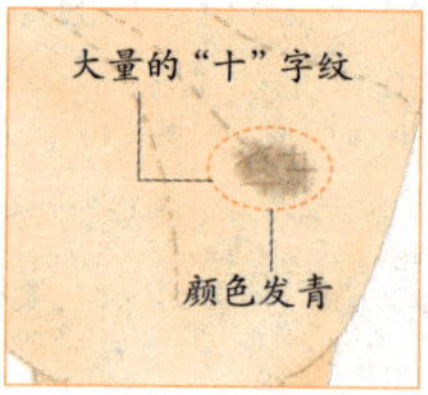

此区若有大量的“十”字纹，且颜色发青，提示患有肠炎。十二指肠炎的患者，除出现上述表征外，还会有手掌长于手指的特征

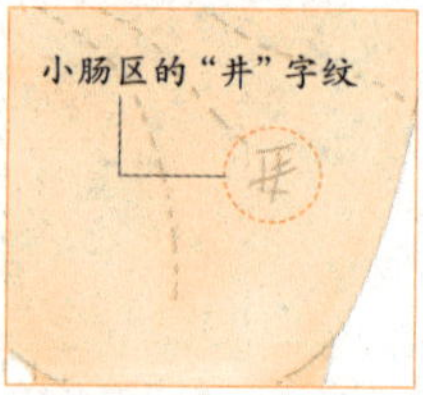

小肠区出现“井”字纹，提示患有慢性肠炎

手掌上的膀胱和前列腺区

膀胱一区位于小指根部，小指掌指褶纹与1线之间。膀胱二区位于3线尾部，肾区的下面，重叠肾区的1/2。前列腺一区位于3线尾端，大小鱼际交接处，腕横纹中部上1厘米处，靠近大鱼际边缘。前列腺二区位于坤位，与膀胱一区相重叠。

前列腺一区如果出现片状红斑，且前列腺二区出现大量的竖纹，提示患有慢性前列腺炎。此病是一种发病率非常高的男性疾病，由于其病因、病理改变，临床症状复杂多样，目前尚无有效确切的治疗方法。

膀胱炎的掌纹特征与慢性前列腺炎的掌纹特征相似，只是纹理的位置略高一点。膀胱炎是泌尿系统最常见的疾病，尤以女性多见。

前列腺增生患者，在前列腺一区会出现岛形纹，并在前列腺二区出现零乱竖纹。此病为男性膀胱重要病变之一，主要症状为排尿异常。

膀胱区若出现红色，表示心火炽盛，移热于小肠，是心与小肠相表理的缘故。主要症状表现为口渴、心烦、口腔糜烂、小便黄赤等。

手掌上的膀胱和前列腺区

膀胱一区位于小指根部，小指掌指褶纹与1线之间。膀胱二区位于3线尾部，肾区的下面。前列腺一区位于3线尾端，大小鱼际交接处，靠近大鱼际边缘。前列腺二区位于坤位，与膀胱一区相重叠。这些区主要反映生殖泌尿系统的健康变化。

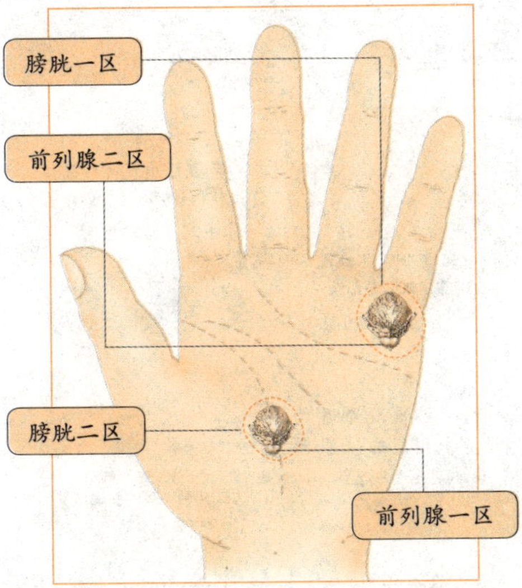

膀胱、前列腺区常见的病理变化

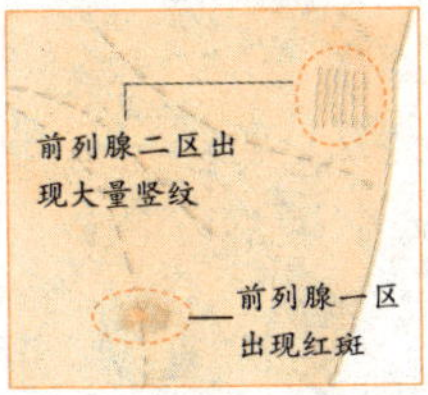

前列腺一区出现片状红斑，且前列腺二区出现大量的竖纹，提示患有慢性前列腺炎

前列腺一区出现岛形纹，并在前列腺二区出现零乱竖纹，提示患有前列腺增生

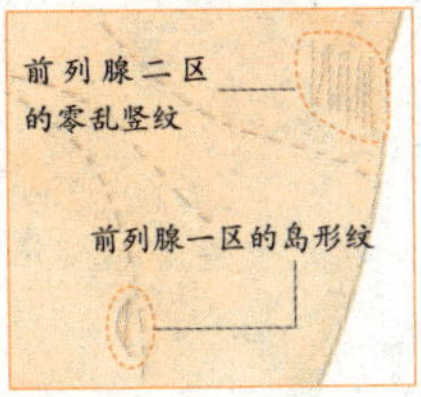

手掌上的乳腺区

乳腺区位于无名指下，1线与2线之间，像一个斜放的小树叶。

乳腺增生患者在此区会出现叶状岛形纹，像一个小树叶横放在那里，中间有零乱的脉络或“十”字纹或“米”字纹。乳腺增生病是乳腺导管上皮及其周围结缔组织和乳腺小叶的良性增生性疾病，常见于25～40岁的妇女。一般认为本病的发生与卵巢功能失调有关。25岁以上女性一定要每月自查乳房，以及早发现疾病。

乳腺区若出现杂乱的“十”字纹组成的“□”形纹或凸起的暗黄色斑块，提示患有乳腺癌。除上述表征外，还可能会出现凸起的白色斑块，或向2线方向延伸的枯叶色或暗黄褐色叶片状岛形纹，且岛形纹中有“米”字纹或方形纹。这些病理特征的出现都意味着可能患有乳腺癌。此病是妇女常见的恶性肿瘤之一，发病率高，发病年龄多在40～60岁，其病因仍不太清楚，目前认为主要与内分泌功能失调有关，并有一定的家族性。

手掌上的乳腺区

位于无名指下，1线与2线之间，像一个斜放的小树叶，主要反映乳腺的健康状况。

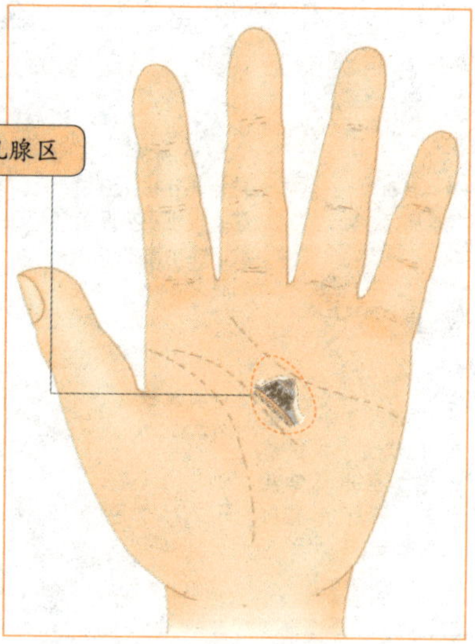

乳腺区常见的病理变化

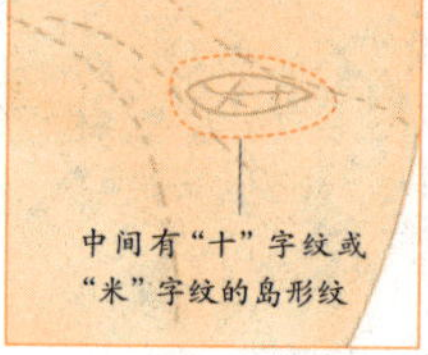

乳腺区出现叶状岛形纹，且中间有“十”字纹或“米”字纹，提示患有乳腺增生

乳腺区出现杂乱的“十”字纹组成的“□”形纹，提示患有乳腺癌

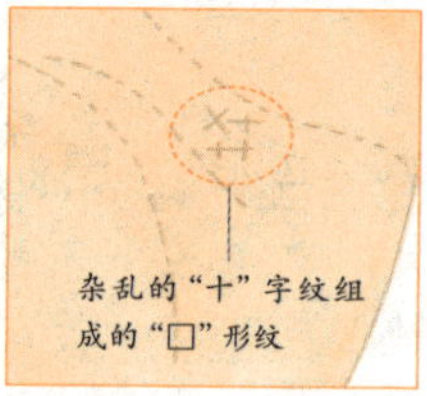

手掌上的颈椎区

颈椎区位于拇指掌指褶纹处。

此区出现突出于皮肤的白色硬结，提示患有颈椎增生。当颈椎增生引起头部供血不足时，此区会出现苍白色。若颈椎区的颜色呈暗咖啡色，一般表示患者患有受风性、阻滞性疼痛症。

颈椎病是一种综合征，又称颈椎综合征。此病是一种常见病、多发病，好发于40～60岁之间的成人，男性较多于女性。它常见于中老年，现在青年人中也越来越多见。此病是由于人体颈椎间盘逐渐地发生退行性病变、颈椎骨质增生或颈椎正常生理曲线改变后引起的一种综合症状。其主要累及颈椎椎间盘和周围的纤维结构，伴有明显的颈神经根和脊髓变性。本病主要的临床症状有头、颈、臂、手及前胸等部位的疼痛，并可有进行性肢体感觉及运动障碍，重者可致肢体软弱无力，甚至大小便失禁、瘫痪，累及椎动脉及交感神经则可出现头晕、心慌、心跳等相应的表现。其症状有的可以自行减轻或缓解，也可能反复发作。个别病例症状顽固，影响生活及工作。

手掌上的颈椎区

颈椎区位于拇指掌指褶纹处，主要反映颈椎的健康状况。

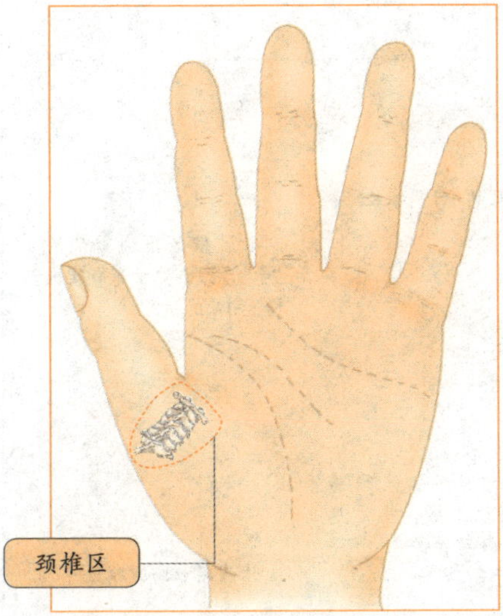

颈椎区常见的病理变化

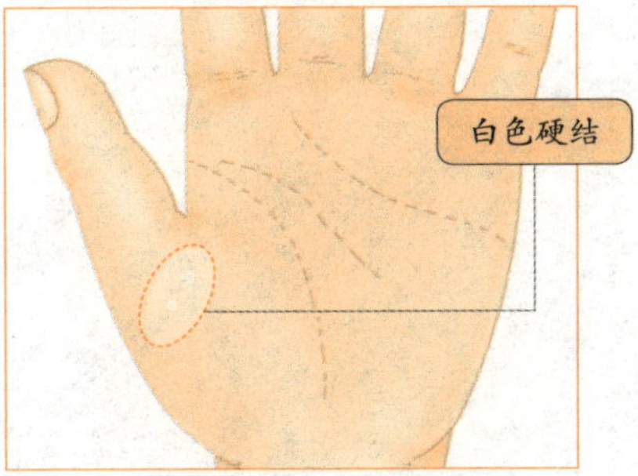

颈椎区出现突出于皮肤的白色硬结，提示患有颈椎增生。当颈椎增生引起头部供血不足时，此区表现为苍白色

手掌上的腰椎区

腰椎区位于无名指与小指指缝下，1线的下缘。此区主要反映腰、腰肌及腰骶椎的病变。

腰椎增生的腰痛在此区会出现零乱的“十”字纹。腰椎增生是一种病程较长、时轻时重、反复发作的慢性疾病，会出现腰背部酸痛、僵硬等症状。随着病情加重，疼痛也更强烈。这是一种全身性的病变，还可引起其他部位产生不同的症状。由于骨关节病的病因复杂，会影响身体其他部位，而且晚期治疗办法有限，因此提倡早期预防和治疗。

过分延长的11线下垂到腰椎区，提示患有肾虚引起的腰痛。中医所说“肾虚”中的“肾”不仅指肾的实体，还包括西医中所指的泌尿生殖系统功能和内分泌、神经系统部分功能。所以“肾虚”是指身体功能或物质的衰减。肾虚主要症状为：腰酸腿软、失眠多梦、免疫力低、胸闷气短、精力不济等。具有上述症状的人应根据自身的状况，食用一些具有补肾壮腰、强筋健骨作用的食品。

手掌上的腰椎区

腰椎区位于无名指与小指指缝下，1线的下缘。此区主要反映腰、腰肌及腰骶椎的病变。

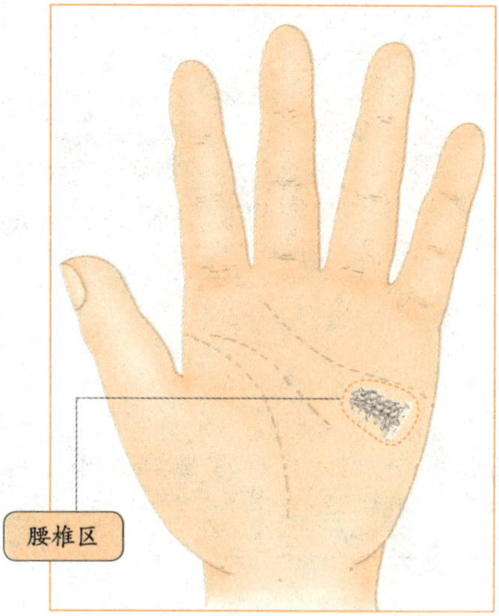

腰椎区常见的病理变化

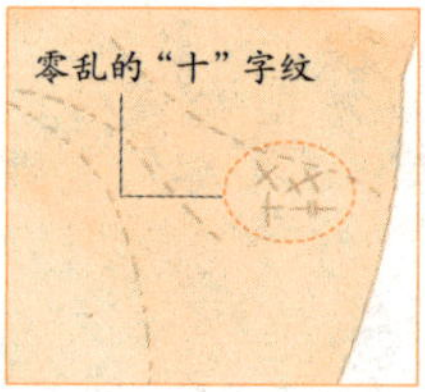

腰椎区出现零乱的“十”字纹，提示患有腰椎增生引起的腰痛

过分延长的11线下垂到腰椎区，提示患有肾虚引起的腰痛

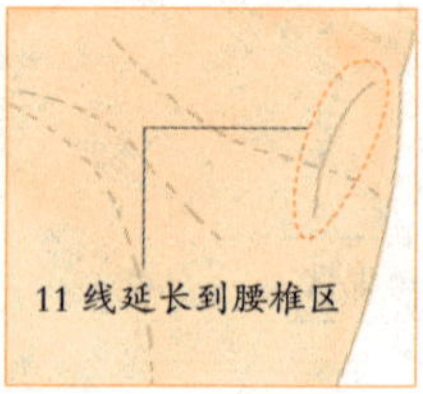

手掌上的下肢关节区

下肢关节区位于腕横纹中部上方0.5厘米处。

下肢区出现雨伞形纹，或许多散乱细小纹理，或白、暗黄色凸起，都提示患有膝关节炎。同时，手掌的大小鱼际肌肉会出现松软凹陷，或耳朵硬而不易揉动。除此之外，还可发现鼻骨弯曲，触摸时手感不平整。这些旁征都能帮助确诊是否患有关节炎。并且可以根据鼻骨弯曲向哪一侧，以判断哪一侧关节的畸变更明显。

一般认为，膝关节炎是膝关节长期遭受负重、磨损的结果。其典型症状为：膝关节疼痛、肿胀、僵硬。据统计此病女性患者远多于男性，可能与绝经后内分泌紊乱有关。此外家族遗传也是一个重要因素。

由于膝关节炎是关节退化引起的病变，目前为止，中西医都还没有药物或方法能达到理想的治疗效果。因此治疗只可以改善症状，减轻痛苦，提高生活质量，必须坚持医治才能达到比较理想的效果。

手掌上的下肢关节区

下肢关节区位于腕横纹中部上方0.5厘米处，主要反映下肢的健康状况。

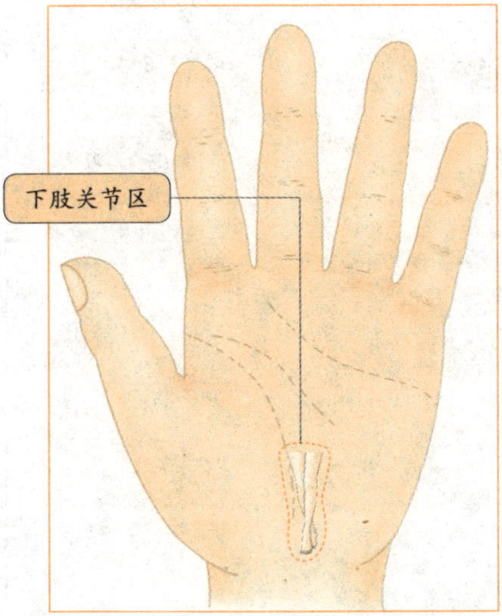

下肢关节区常见的病理变化

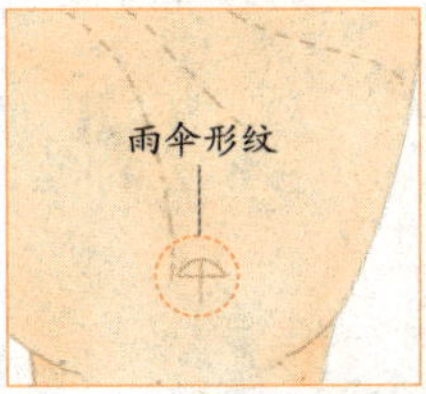

此区出现雨伞形纹，提示患有膝关节炎

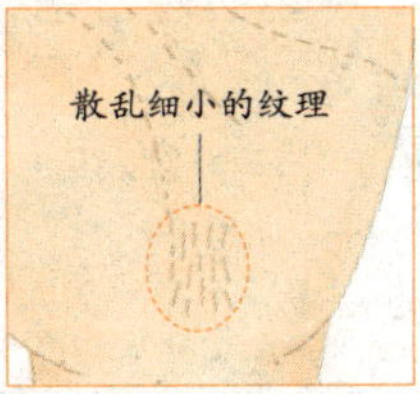

若有许多散乱细小纹理，也表示可能患有膝关节炎

手掌上的鼻、咽、支气管区

鼻咽区位于中指下方，1线尾端。从中指中线下的1线斜向延伸至食指与中指指缝的区域，就是鼻咽区的位置。

若患有鼻咽炎，在鼻咽区的位置会出现细乱的羽毛状纹，或零乱的“十”字纹，或较细小的岛形纹。需要注意的是，当外邪侵犯上呼吸道的初期，鼻咽区会出现浮于表面的青色，接着大鱼际呈现向拇指方向延伸的锁链状青筋，这时候就要预防疾病的发生，千万不可等疾病形成后，再着手治疗。

在无名指与中指下的1线上出现羽毛状纹或大量杂乱的6线，提示支气管部位有炎症。如果在此处有方格形状的纹线，则提示患者曾经患过严重的支气管炎。若支气管区出现“井”字纹，提示支气管炎已经转为慢性。长期患有慢性支气管炎的患者，必须时时观察鼻、咽、支气管区的色泽变化，如果此区出现片状暗黄斑或紫暗斑，再伴有掌纹特征的变化，就要考虑到病情癌变的可能，但也不能盲目下论断，要结合掌纹的整体变化，作出正确诊断。

手掌上的鼻、咽、支气管区

鼻咽区位于中指下方，1线尾端。从中指中线下的1线斜向延伸至食指与中指指缝的区域就是此区，主要反映鼻、咽、支气管的健康情况。

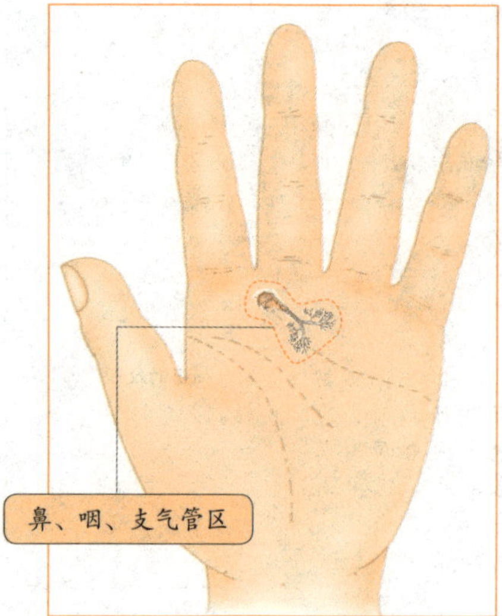

鼻、咽、支气管区常见的病理变化

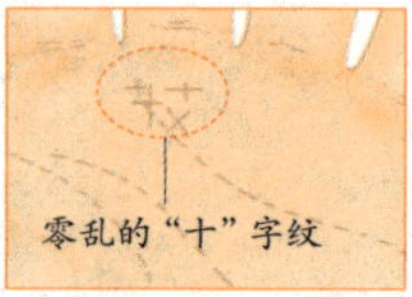

鼻咽区出现零乱的“十”字纹，提示可能患有鼻咽炎

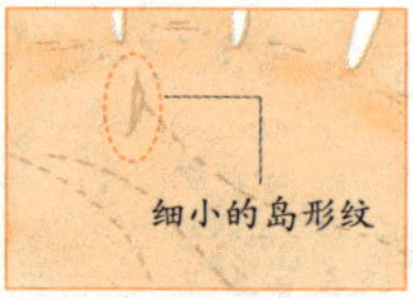

鼻咽区出现较细小的岛形纹，提示患有鼻咽炎

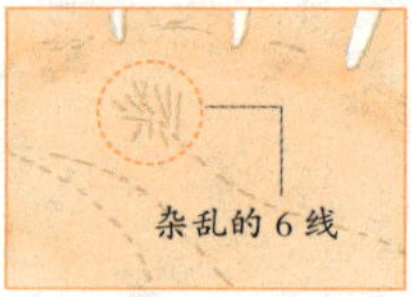

在鼻咽区内的1线上出现大量杂乱的6线，提示患有支气管炎

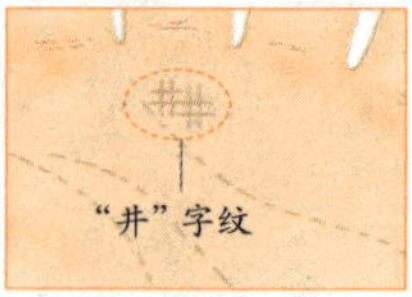

支气管区出现“井”字纹，提示患有慢性支气管炎

手掌上的眼区

眼一区位于无名指下的1线上。以1线为中轴，画一个形似眼睛的较小椭圆形，此椭圆形所包围的面积，就是眼一区的位置。眼二区位于10线上。

在眼一区出现岛形纹，提示屈光不正(近视、远视、散光)。如果在眼一区有小的岛形纹，又伴有10线出现，或有几条小而弱的7线，提示视力很差，需要去医院做全面的检查。如果出现倒“八”字纹符号，则提示眼睛高度近视。

眼区若有青暗斑点，提示患有眼底动脉硬化。此病的发生分两种不同的情况，一种是单纯的老年性生理性动脉硬化，身体部位没有其他病症，眼部也无其他异常情况，属于这种情况者无须任何治疗；另一种情况则是在全身性疾病的基础上出现眼底动脉硬化，如动脉粥样硬化、高血压、糖尿病等患者，除有相应的全身症状外，往往还有眼底视网膜动脉变细、变直等症状。这些全身性疾病引起的眼底病变发展到一定程度，就会对视力造成损害，需要及时治疗。

手掌上的眼区

眼一区位于无名指下的1线上。以1线为中轴，画一个形似眼睛的较小椭圆形，此椭圆形所在的区域，就是眼一区。眼二区位于10线上。

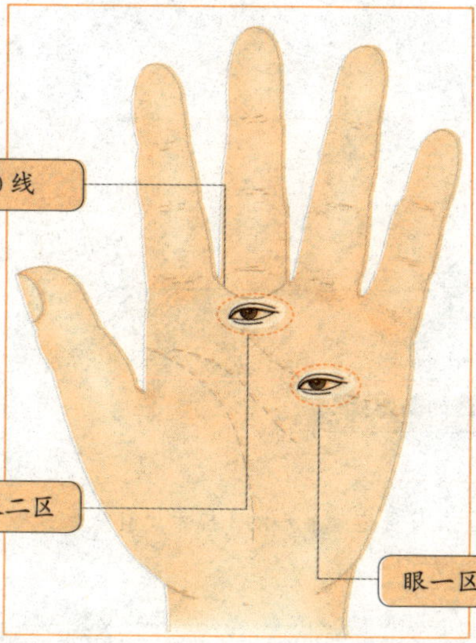

眼区常见的病理变化

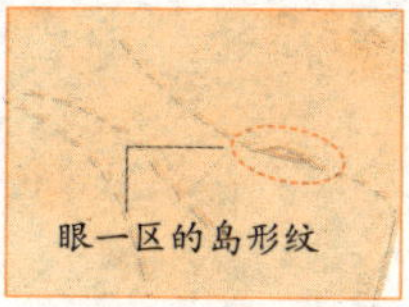

眼一区出现岛形纹，提示屈光不正，包括近视、远视、散光等

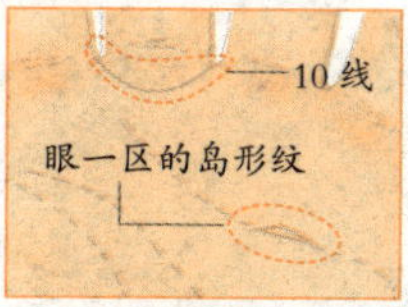

眼一区有小的岛形纹，又伴有10线出现，提示视力很差

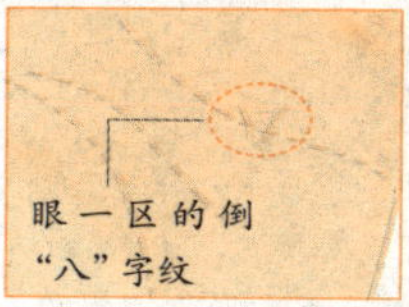

眼一区出现倒“八”字纹，提示眼睛高度近视

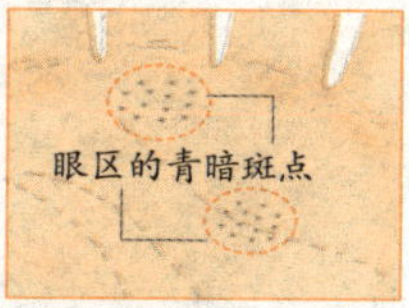

眼区若有青暗斑点，提示患有眼底动脉硬化

手掌上的耳区

耳区位于1线起端。

如果在耳区出现岛形纹，提示患有肾虚引起的耳鸣。

一些肾病患者，耳部听觉器官附近头部或颈部的血管，因肾病的影响，血液的质量较差，在供应和流通时会不太顺畅，于是就产生了一些声音。由于靠耳朵很近，这些因血液流通不顺畅而产生的声音，会被耳朵听得一清二楚，从而形成耳鸣。除此之外，吸烟者会因为血管变窄，使血液流通受到一定程度的阻碍，从而造成同样的后果。年老者也会因身体各项功能衰竭，血液质量较差而出现这样的问题。

需要注意的是，不能把所有耳鸣的原因都归于肾虚。肾虚性耳鸣应有肾虚的表现，比如腰酸腿软、头昏眼花、恶寒怕冷（阳虚者鸣声沉闷）或五心烦热（阴虚者鸣声尖锐）。治疗肾虚性的耳鸣要从补肾入手，但首先要分清是肾阳虚还是肾阴虚，才能对症下药。如果患病时间比较久之后，这种耳鸣自愈的可能性很小，治疗也比较困难，需要耐心地医治。

手掌上的耳区

耳区位于1线起端，主要反映耳部的异常变化。

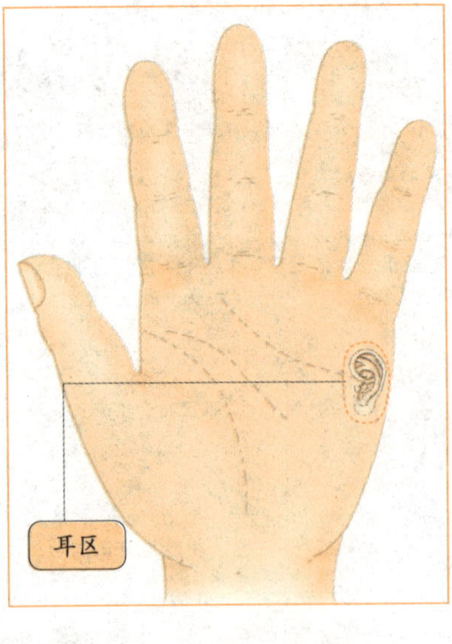

耳区常见的病理变化

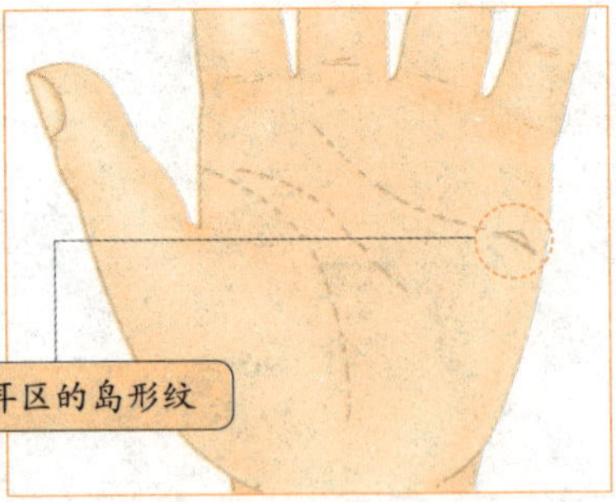

耳区出现岛形纹，提示患有肾虚引起的耳鸣

手掌上的脑区

脑一区位于中指与无名指指缝下的2线上。以2线为中轴，画一个中指指甲盖大小的圆形，此圆形所包围的面积，就是脑一区的位置。此区主要提示脑动脉硬化、脑梗死、脑出血、脑萎缩、癫痫、头痛头眩、脱发、记忆力下降等疾病。

脑二区在拇指掌指褶纹处，与颈椎区的位置基本相同。此区主要提示脑血栓、脑供血不足、脑缺氧、颈椎骨质增生等疾病。

脑三区位于食指上。在食指第三指节的尺侧和桡侧，以指边缘为中轴，分别画一个半椭圆弧，弧内所包围的面积就是脑三区的位置。此区主要提示失眠、神经衰弱等疾病。

在脑一区之上，接近2线始端的地方，若出现岛形纹，则提示易发生眩晕。需要提示的是，这个岛形纹的出现虽然可以表示不同病因引起的眩晕，但是在临床上多用于诊断婴儿在母体内是否有缺氧的状况。

脑区出现青色，提示已经形成脑血栓，这是由大脑气血淤阻所引起的，必须提高警惕，及早治疗。

手掌上的脑区

脑一区位于中指与无名指指缝下的2线上，主要提示脑动脉硬化、脑梗死、脑出血等疾病。脑二区在拇指掌指褶纹处，主要提示脑血栓、脑供血不足、脑缺氧等疾病。脑三区位于食指第三指节上，主要提示失眠、神经衰弱等疾病。

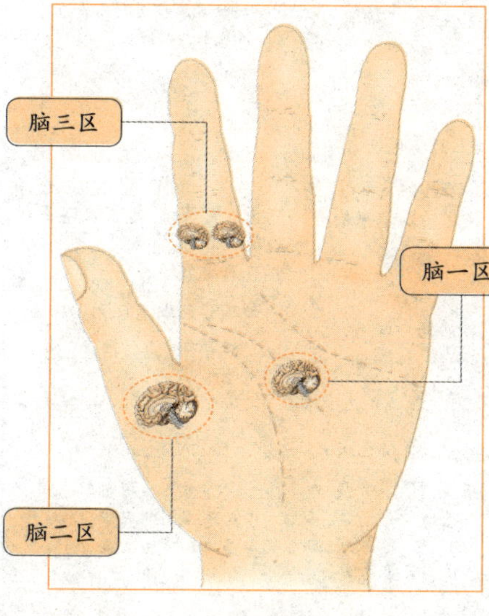

脑区常见的病理变化

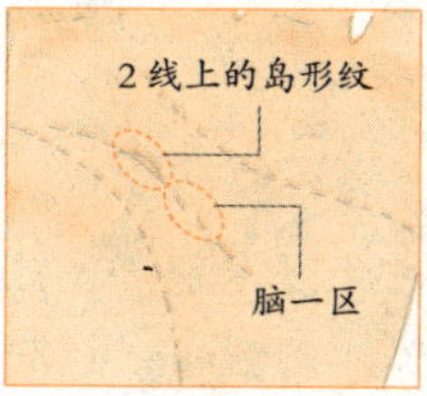

在脑一区之上，接近2线始端的地方，出现岛形纹，提示易发生眩晕

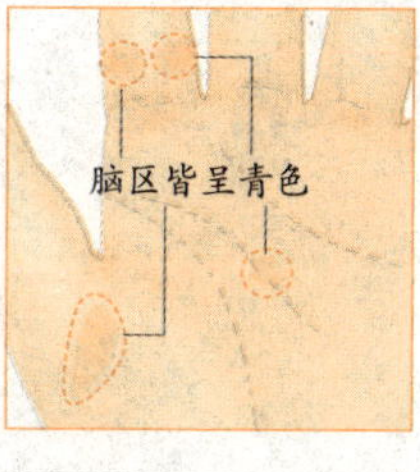

脑区出现青色，提示可能患有脑血栓，需警惕

手掌上的子宫和卵巢区

子宫区位于3线尾端。大小鱼际交接处，腕横纹中部上1厘米，靠近大鱼际边缘就是子宫区的位置。卵巢区位于3线尾端，子宫区的两侧。

子宫区的3线上如果出现岛形纹，提示患有子宫肌瘤。若岛形纹出现在大拇指侧，提示肌瘤在身体对应左侧；如果岛形纹出现在3线另一侧，提示肌瘤在身体对应右侧。如果患者双眼外角发青，且自然站立、双膝紧靠时，而双脚不能正常合并在一起，则诊断的意义更大。

患有子宫癌（宫颈癌、子宫内膜癌），在子宫区会出现暗青色、棕黄色或青紫色不规则的凸起斑点。

在卵巢区即3线外侧，如果出现岛形纹，且此区内掌色鲜红，有亮白色的点，提示患有卵巢囊肿；卵巢癌患者在此区会出现暗紫色或黑色不规则的凸起斑点。

盆腔炎症在此区会有片状或点状的暗红色。若出现红白相间或潮红的斑点，则表明患有急性盆腔炎；若为黄色或暗黄色的斑点，则表示患有慢性盆腔炎。

手掌上的子宫和卵巢区

子宫区位于3线尾端。大小鱼际交接处，腕横纹中部上1厘米，靠近大鱼际边缘就是子宫区的位置。卵巢区位于子宫区的两侧。

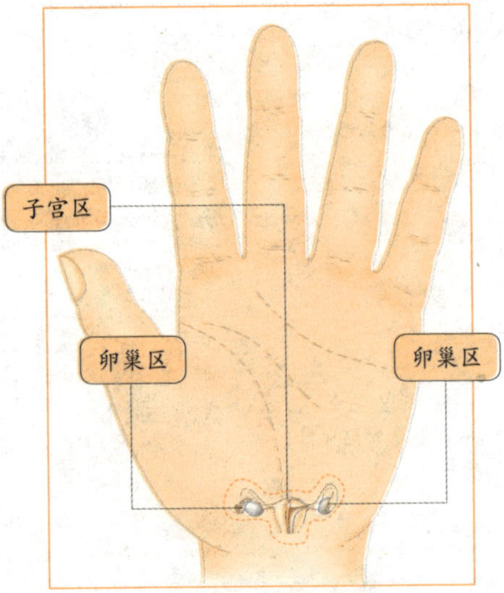

子宫和卵巢区常见的病理变化

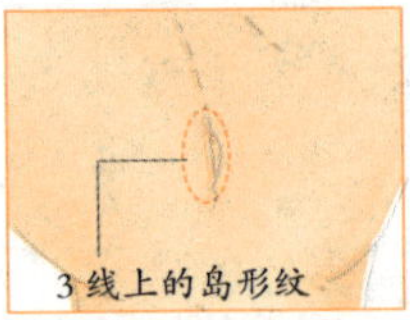

子宫区的3线上出现岛形纹，提示患有子宫肌瘤

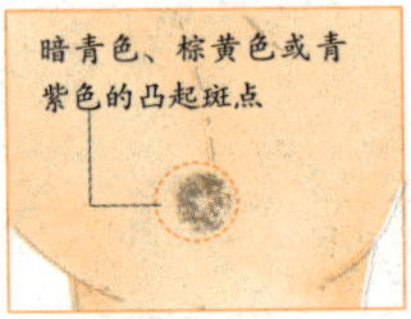

子宫区出现暗青色、棕黄色或青紫色不规则凸起的斑点，提示可能患有子宫癌

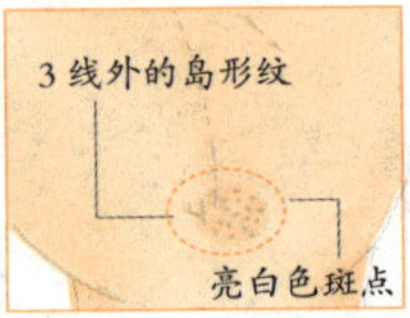

卵巢区即3线外侧，出现岛形纹，且掌色鲜红，有亮白色的点，提示患有卵巢囊肿

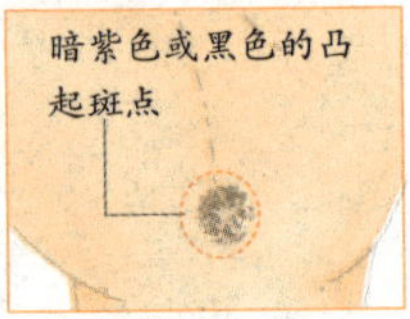

卵巢区出现暗紫色或黑色不规则的突起斑点，提示可能患有卵巢癌

手掌上的胰腺区

胰腺区位于3线上。以拇指掌指褶纹内侧端为点，画平行线至3线，以平行线与3线交点为中心，约为无名指指甲盖大小的面积，就是胰腺区的位置。此区主要反映胰腺的健康和病理性变化。

如果在胰腺区出现浮于表皮的青暗色斑点，提示可能患有急性胰腺炎。急性胰腺炎为腹部外科常见病，最近几年重型胰腺炎发病率逐渐增多。由于它对生理扰乱大，而且对各重要脏器损害较严重，所以死亡率很高，甚至有时可引起骤然死亡。通过观察手掌，我们可以提前发现此病，从而得到及时的治疗，以避免延误病情。

在胰腺区旁靠拇指侧，即艮位和震位所在的区域，若艮位处出现网状血管，震位有红色斑点分布，则提示患有糖尿病。此病是最常见的慢性病之一，主要病因是胰岛素分泌缺乏或机体对胰岛素抵抗。糖尿病是由遗传和环境因素相互作用而引起的，临床以高血糖为主要标志，常见症状有多饮、多尿、多食以及消瘦等。

手掌上的胰腺区

胰腺区位于3线上。以拇指掌指褶纹内侧端为点，画平行线至3线，以平行线与3线交点为中心，约为无名指指甲盖大小的面积，就是胰腺区。

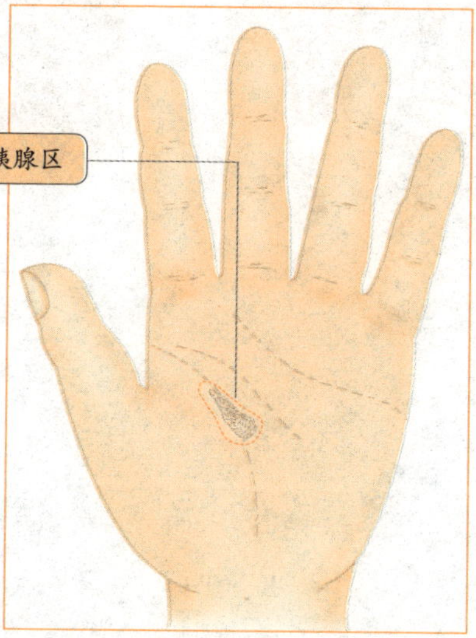

胰腺区常见的病理变化

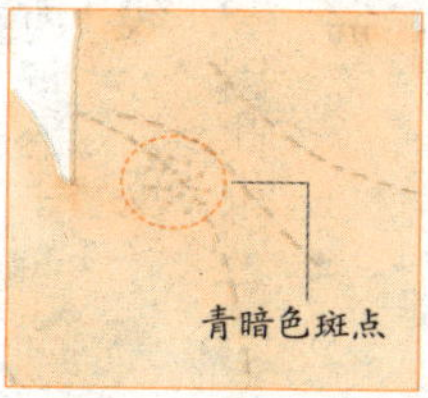

胰腺区出现浮于表皮的青暗色斑点，提示可能患有急性胰腺炎

胰腺区旁靠拇指侧，即艮位和震位所在的区域，若艮位出现网状血管，震位有红色斑点，提示患有糖尿病

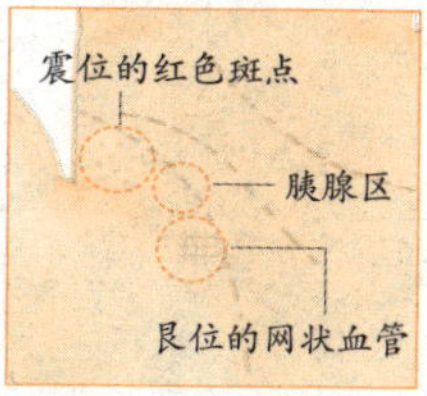

第三章 揭开掌中的秘密——掌纹线

人手掌上的掌屈纹在一定的情况下会随着人体的健康状况、生活环境、心理情况和年龄的变化而变化，掌屈纹即我们通常所说的手线。在手诊的运用中，经常观察的手线大概有14条，这14条线分别反映身体不同系统的健康状况，如1线主要代表呼吸系统的强弱。因此根据这些手线的异常变化，就可以判断不同系统所存在的健康问题。

通过手线诊病是手诊医学中非常重要的诊断方法之一，是知悉全身健康状况的简便易学、准确可靠的途径。

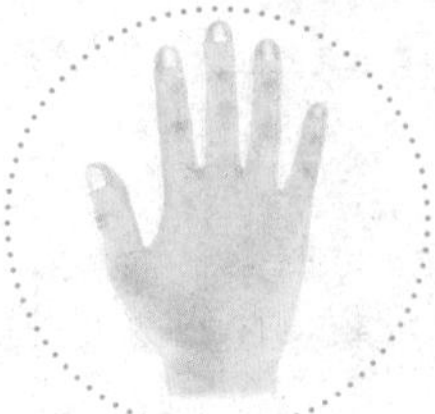

本章看点

揭秘呼吸系统：1线

1线起于手掌尺侧，从小指掌指褶纹下1.5~2厘米处，以弧形、抛物状延伸到食指与中指指缝之间下方，这条线应该以深长、明晰、颜色红润、向下的分支少为正常。

1线又称感情线、远端横曲线、小指根下横曲线、天线，主要代表呼吸系统功能的强弱。观察1线的长度和走向，可以分析出自主神经对消化系统功能的影响；观察1线上从中指到无名指这一段，可以分析出呼吸系统功能的强弱。

● 1线的主要病理变化：

1. 1线过长，已经到达食指的第三关节腔下缘，表明可能患有胃肠神经官能症，即胃肠自主神经功能紊乱；

2. 1线长，流入食指与中指缝内，且2线下垂向乾位，提示自幼患有胃病，吸收消化功能很弱；

3. 1线分成两支，一支延伸到食指的第三指关节腔下缘，另一支进入食指与中指指缝内，提示胃的功能薄弱，消化吸收不良；

4. 在手掌的小鱼际处，1线始端有较大的岛形纹，多提示听神经异常；

5. 1线尾端出现较小的岛形纹或大量零乱的羽毛状纹线，提示患有咽炎或鼻炎；

6. 1线在无名指下发生畸断，提示肝的能力较差，或早年曾经患过严重的疾病，引起肝脏的免疫功能下降；

7. 1线在无名指下方被两条竖线切断，提示血压不稳定，其血压偏高或偏低，还要结合交感神经区和副交感神经区查看。若在竖线的两旁有脂肪隆起，多患高脂血症；

8. 1线在无名指下部有延伸向2线的叶状岛形纹，提示患有乳腺增生；

9. 1线在无名指下有较小的岛形纹，提示视神经方面发生异常变化；

10. 1线在无名指到中指这段有多而杂乱的分支或有多条6线切过，可能患有慢性支气管炎或支气管扩张；

11. 1线在无名指到中指这段出现“□”形纹，提示肺部已经产生钙化点；

12. 1线呈锁链状，提示自幼呼吸功能薄弱；

13. 1线延伸至无名指和中指下，并下垂成弧形，提示可能患有低血压和胃下垂；

14. 1线在中指下方发生断裂现象，而且断裂口较大者，揭示易患循环系统或呼吸系统疾病。

标准的 1 线

1 线起于手掌尺侧，从小指掌指褶纹下 1.5 ~ 2 厘米处，以弧形、抛物状延伸到食指与中指指缝之间下方。1 线主要代表呼吸系统功能的强弱

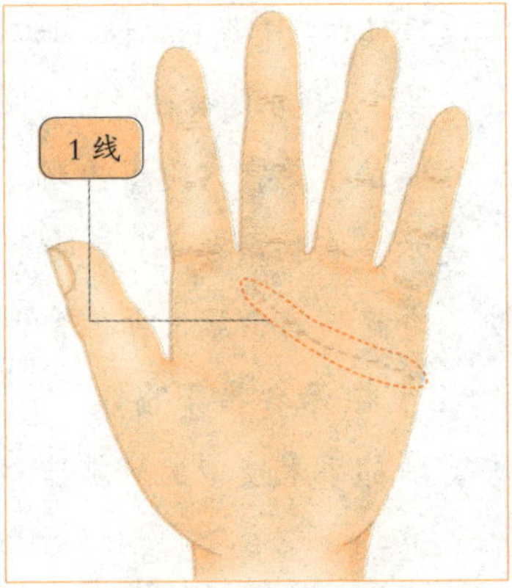

1 线畸断

1 线在无名指下发生畸断，提示肝的能力较差，或早年曾经患过严重的疾病，引起肝脏的免疫功能下降

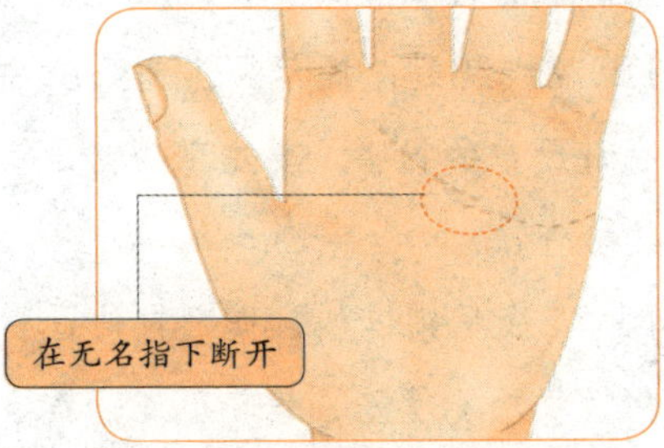

1 线呈锁链状

1 线呈链锁状，提示自幼呼吸功能薄弱

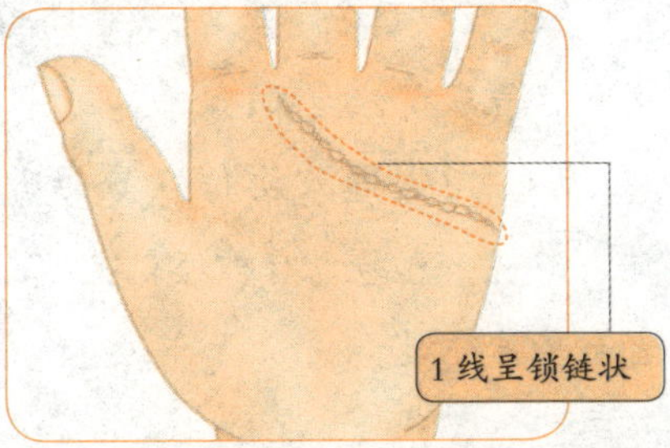

1 线过长

1 线过长，到达食指的第三关节腔下缘，表明可能患有胃肠自主神经功能紊乱

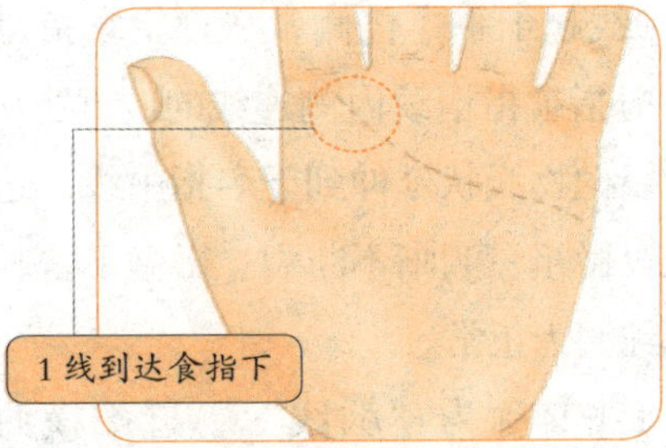

1 线被切断

1 线在无名指下方被两条竖线切断，提示血压不稳定

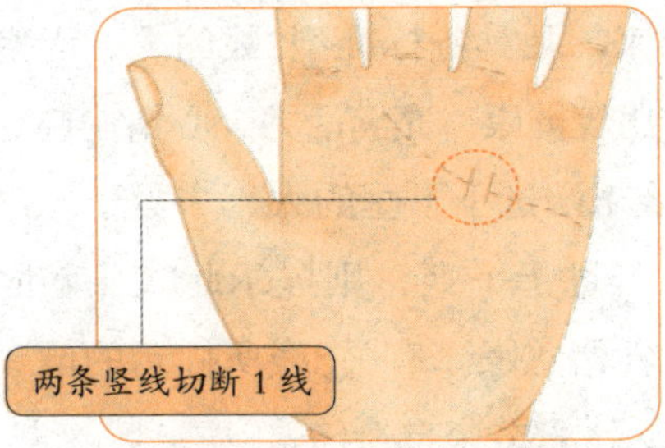

1 线分成两支

1 线分成两支，一支延伸到食指的第三指关节腔下缘，另一支流入食指与中指指缝内，提示胃的功能薄弱，消化吸收不良

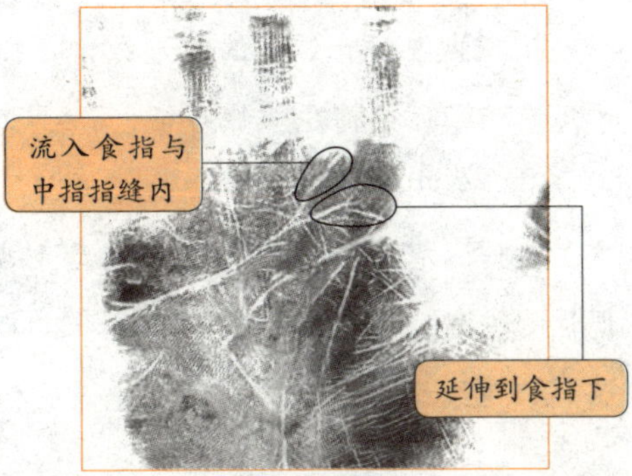

反映心脑、神经系统健康：2线

2线起于手掌桡侧，从食指掌指褶纹与拇指掌指褶纹内侧连线的1／2处开始，以抛物线状延伸到无名指中线，这条线以微粗、明晰不断裂、微微下垂、颜色红润为正常。

2线又称为“脑线”、近端横曲线、小鱼际抛物线、智慧线、人线。此线所提示的疾病，主要是神经、精神方面及心脑血管系统功能的变化。此外，智力高低，甚至外伤都可从这条线上反映出来。凡具备标准型2线的人，大多身体比较健康，充满活力，心情愉快。而2线末端过于下垂的人，多见于思想家；若过于平直，则提示此人头脑固执、性格急躁。有关2线所提示的健康状况，大部分来自遗传。

●2线的主要病理变化：

1．2线与3线始端并连过长，而且呈链状，提示自幼消化吸收功能较差，后天要特别注重对脾胃的调理和保养；

2．2线中部有较大的岛形纹，多提示患有眩晕症或梅尼埃综合征；

3．2线中断，或在手心处分开2、3支，多提示有心脏病，常见于先天性风湿性心脏病；

4．2线过于平直，则提示此人头脑固执、急躁，易患头痛；

5．2线过长，下垂到乾位，而且线上有零乱纹理时，提示患有神经官能症；

6．2线位于劳宫穴附近出现“□”形纹，提示多有脑震荡史，或有过全麻手术史、脊髓疾病、腰椎骨折等病；

7．2线在无名指下出现“□”形纹，多为腹部手术遗留的肠粘连和腹部外伤的标记；

8．2线上有明显“十”字纹，提示此人心律不齐，须预防隐性冠心病；

9．2线上有明显“米”字纹，则多提示患有血管性头痛或心绞痛；

10．2线断裂，提示易头痛或脑细胞曾有过严重的损害，要注意心脑血管疾病的检查；

11．2线呈锁链状，提示自幼胃肠的消化吸收功能就差，营养不良，易导致记忆力减退；

12．2线尾端出现“☆”形纹，提示易患脑卒中；

13．2线过分下垂与3线尾端相连，提示容易患精神抑郁；

14．2线进入坎位，易幻听、幻觉、幻视，容易患有神经官能症，严重者会精神分裂。

标准的2线

2线起于手掌桡侧，从食指掌指褶纹与拇指掌指褶纹内侧连线的1/2处开始，以抛物状延伸到无名指中线，主要提示心脑的健康状况

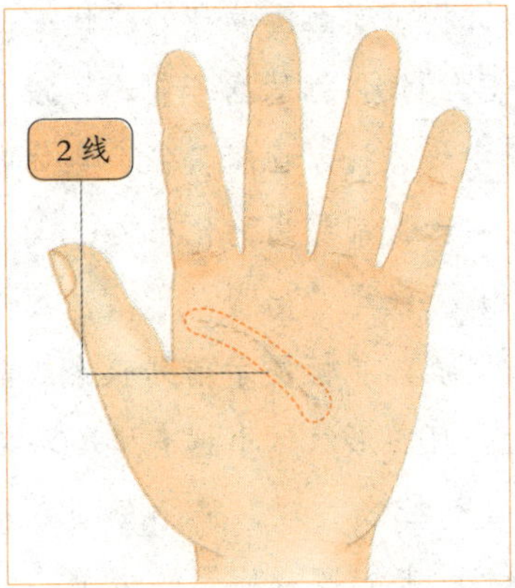

2线过长

2线过长，下垂到乾位，而且线上有零乱纹理时，提示患有神经官能症

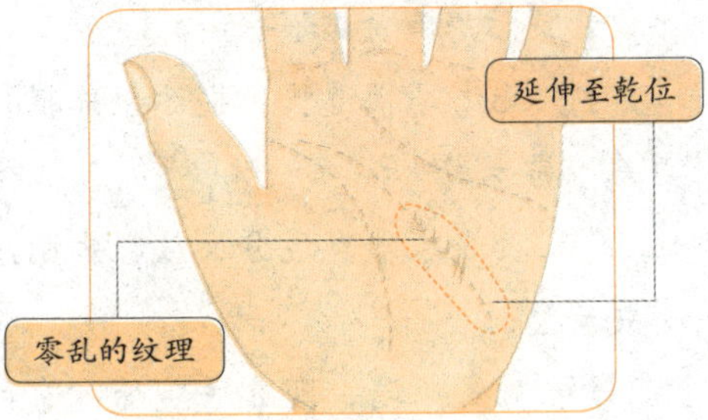

2线呈锁链状

2线呈锁链状，提示自幼胃肠的消化吸收功能差，营养不良，易导致记忆力减退

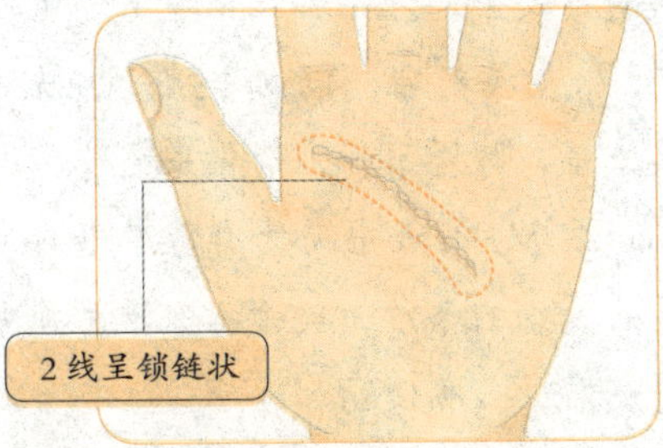

2线与3线并连过长

2线与3线始端并连过长，而且呈锁链状，提示自幼消化吸收功能较差，要特别注重对脾胃的调理和保养

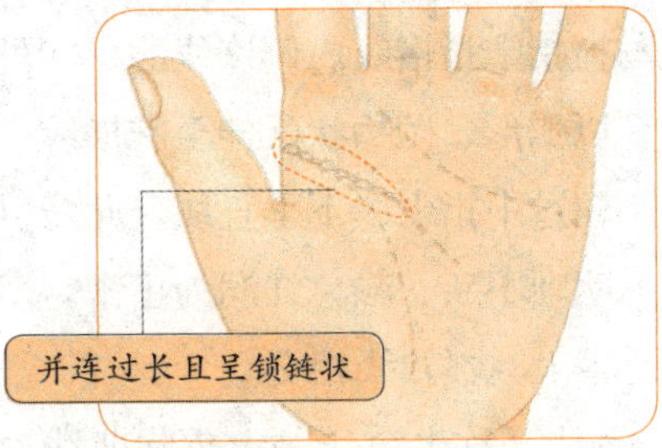

2线断裂

2线断裂，提示易头痛，或脑细胞曾有过严重的损害，要注意心脑血管疾病的检查

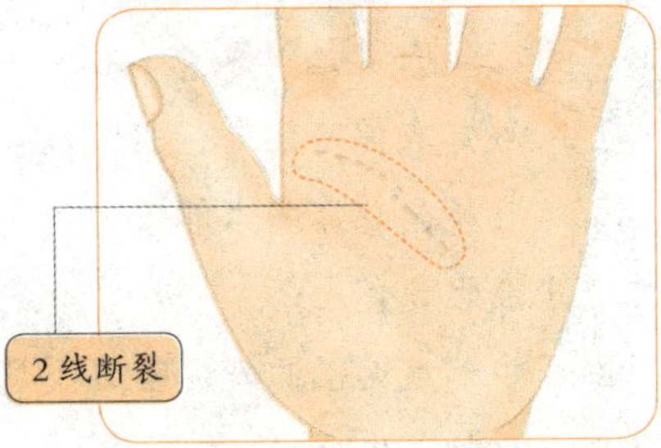

2线分支

2线在手心处分开2、3支，提示有心脏病，常见于先天性风湿性心脏病

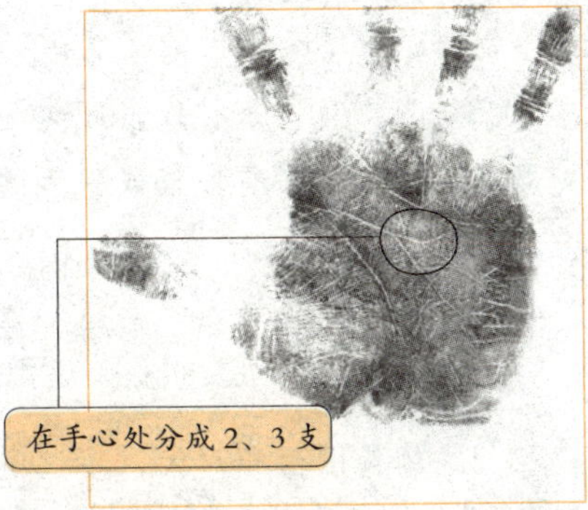

体现生命力盛衰：3线

3线起于手掌桡侧，从食指掌指褶纹与拇指掌指褶纹内侧连线的1/2处开始，以弧形、抛物状延伸至腕横纹，弧度不超过中指中线下垂直线。此线以微粗、明晰不断、颜色红润为正常。多数人手掌上3线与2线相交。

3线又称生命线、大鱼际曲线、大鱼际抛物线、地线、本身线，主要反映人的体质、精力、能力、健康状况及身体疾病的产生与变化。

3线的主要病理变化：

1．3线起点偏高的人，胆气比较刚硬，肝木旺盛，身体基本健康，其病为肝木克土或胆囊炎症；

2．3线起点偏低的人，精力不足，脾虚弱，胃肠消化吸收功能较差；

3．3线在起点处有断裂，提示幼年曾有过较严重的疾病，甚至危及生命，比如肺炎、猩红热、伤寒等；

4．3线在肝区部位出现较大且细长的岛形纹时，提示有肝大的症状；

5．3线内侧有一条护线，此类患者多为肠道功能失调，有便秘或腹泻的表象；

6．3线尾端出现“伞”形纹，提示患有腰腿痛；

7．3线的包围面积过大，超过中指中线，提示有血压偏高的病状；

8．3线包围的面积较小，没有达到中指中线，提示血压偏低，身体较差，不论男女，都易患消化不良；

9．3线尾端出现岛形纹，女性提示子宫肌瘤，男性提示前列腺炎或前列腺肥大，且岛形纹越小越有病理意义；

10．3线过短，提示免疫力差，易患慢性消耗性疾病而影响生命；

11．3线尾端出现“米”字纹，提示易患心绞痛；

12．3线在肾区断裂或出现“米”字纹，提示患有肾结石；

13．3线呈锁链状，提示机体抵抗力差，易生病；

14．3线末端出现分叉纹，提示患有关节炎；

15．3线尾端，即靠手腕处，有如流苏状，要预防老年病；

16．3线起端，即靠手掌虎口处，偏向食指端，其人为酸性体质，易疲劳，虽先天生命力强，但要注意心脑血管疾病的发生；

17．3线起端，偏向手腕处，提示抵抗力差，脾胃不好，消化系统较弱；

18．双手3线中央处有像草书样明续暗断变细的条纹，提示患有乏力症并易患突发性心肌梗死。

标准的 3 线

3 线起于手掌桡侧，从食指掌指褶纹与拇指掌指褶纹内侧连线的 1/2 处开始，以弧形、抛物状延伸至腕横纹，此线主要反映人的体质、精力、能力、健康状况及身体疾病状况

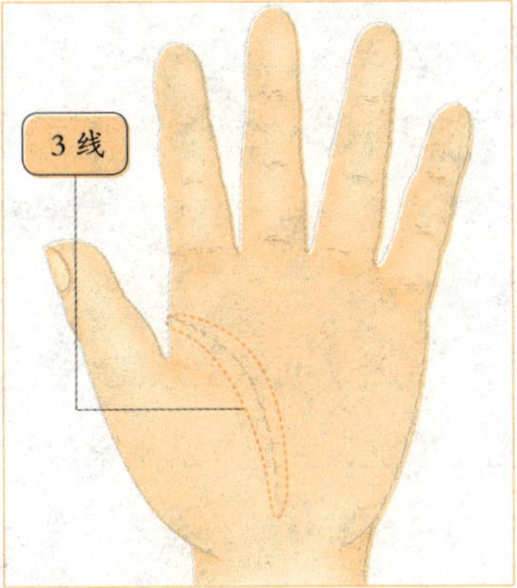

3 线内侧的护线

3 线内侧有一条护线，提示患有肠道功能失调，有便秘或腹泻的病症

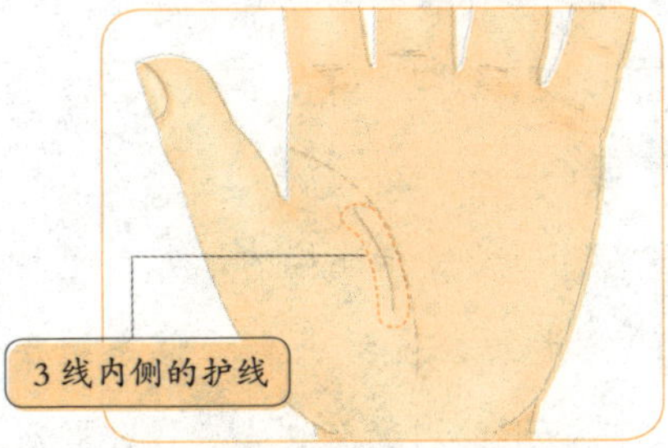

3 线呈锁链状

3 线呈锁链状，提示机体抵抗力差，易生病

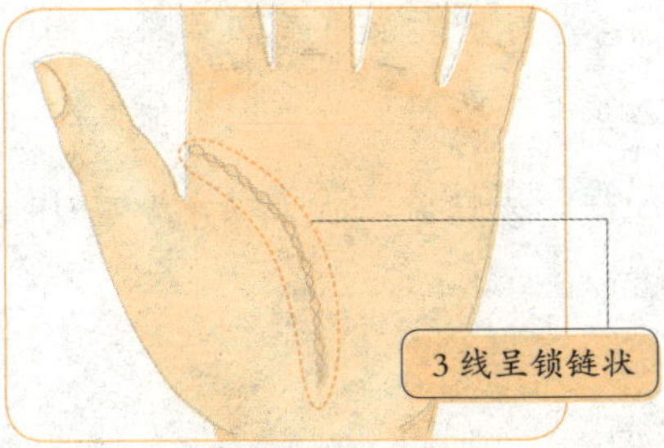

3 线始端断裂

3 线在起点处断裂，提示幼年曾有过较严重的疾病，甚至危及生命

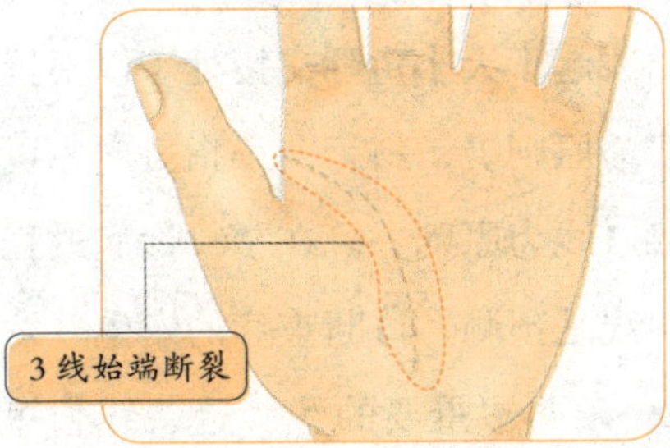

3 线过短

3 线过短，提示免疫力差，易患慢性消耗性疾病而影响生命

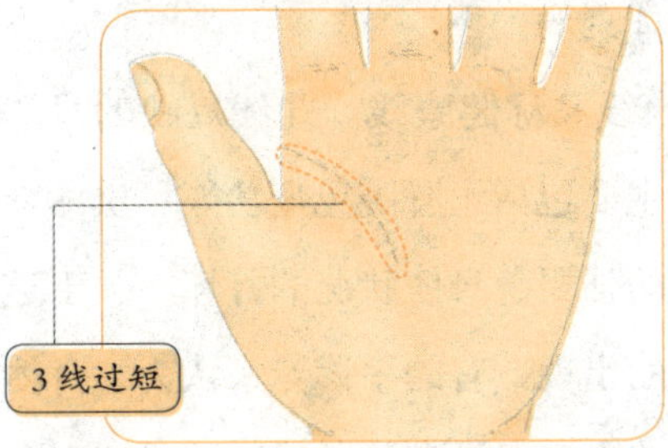

3 线末端分叉

3 线末端出现分叉纹，提示患有关节炎

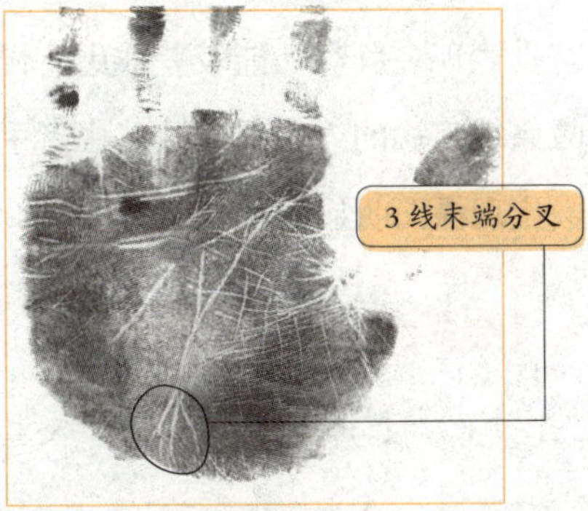

预示抵抗力强弱：4线

4线起于大小鱼际交接处（以不接触3线为原则），斜行向小指方向（以不接触1线为原则）。在掌纹诊病过程中，4线是预测、诊断重病的发生、发展的一条非常重要的线。这条线长短不一，一般手上没有这条线比较好。如果有这条线，则以清晰有力，平直为最佳，表示身体健康；如果这条线没有气力，又呈断断续续的状态，表示身体衰弱。

4线又称健康线。此线反映的身体情况主要包括：肝脏免疫功能、机体抵抗力的强弱、身体状况的好坏。关于这条线的出现，有的手诊专家认为，身体健康的人一般没有这条线，这条线大多见于脑力劳动者或身体弱的人。而且在身体健康变差的时候，4线会随着身体变差而加深，直到健康恢复，线才又变浅。这表明，有健康线身体并不健康，特别表现在肝肾功能较差或患有慢性呼吸系统疾病的人，通常这些患者手掌上会出现深而明显的4线。

4线的主要病理变化：

1．出现深长的4线，且线上出现岛形纹，多提示肝的健康状况较差；

2．4线深长，配合潜血线形成倒“八”字纹，提示有内出血倾向；

3．4线深长切过1线，提示疾病偏重于呼吸系统；

4．4线过长切过3线，提示疾病偏重于免疫系统，且有危及生命的可能；

5．4线断断续续，表示消化功能衰退，若此线成片断形或梯形时，其病理意义更大；

6．4线为波形，表示肝脏或胆囊功能较衰弱，有时也表示患有风湿症；

7．如果4线粗大并形成弓形，表示体力衰弱；

8．4线与3线相连接的地方，出现较大的岛形纹，表示患有呼吸系统疾病，如果岛形纹内部有细小杂线，同时岛形纹松弛，提示呼吸器官或喉咙有发炎的症状；

9．4线与2线交叉点出现星号纹，表示会有产厄或不育。如果星形纹呈现薄黑色，女性在生产时可能发生强烈神经症；男性有这种手纹，表示可能患不育症。

标准的4线

4线起于大小鱼际交接处，向小指方向延伸，且不接触1线和3线。此线主要反映肝脏免疫功能、机体抵抗力的强弱和身体状况的好坏

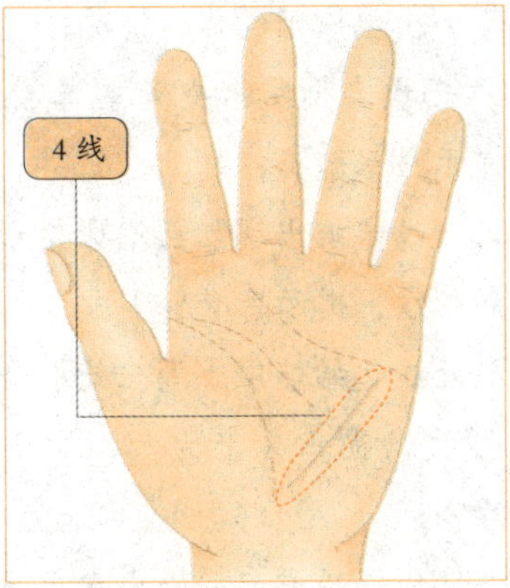

4线与潜血线形成倒“八”字纹

4线深长，配合潜血线形成倒“八”字纹，提示有内出血倾向

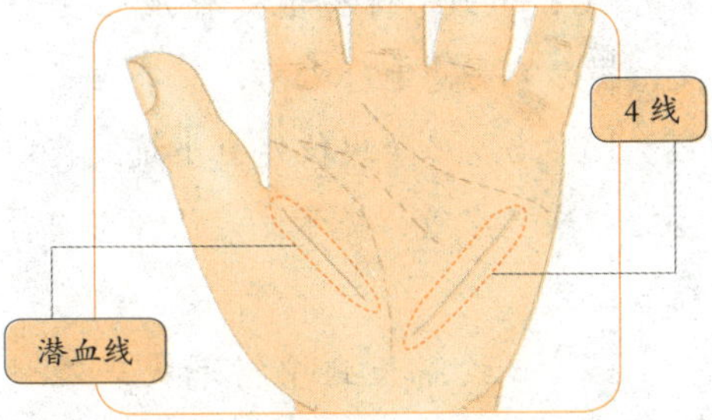

4线切过3线

4线过长切过3线，提示易患免疫系统疾病，且有危及生命的可能

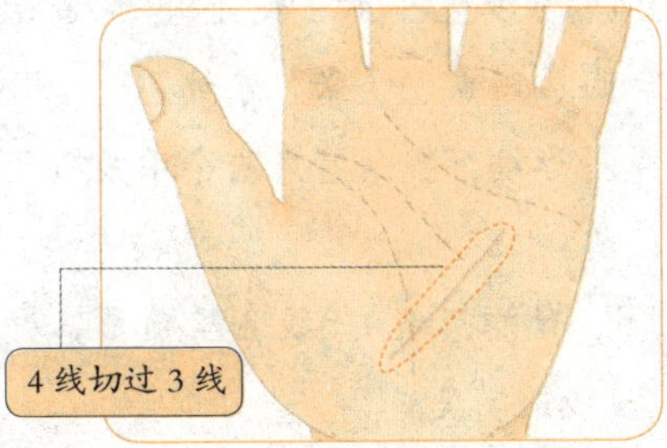

4线上的岛形纹

出现深长的4线，且线上出现岛形纹，多提示肝的健康状况较差

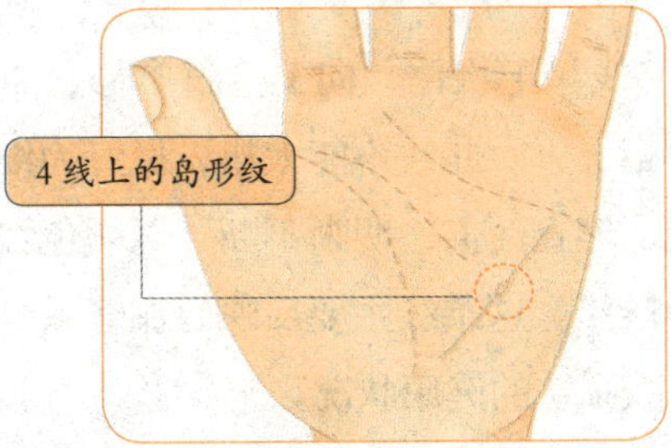

4线切过1线

4线深长切过1线，提示易患呼吸系统疾病

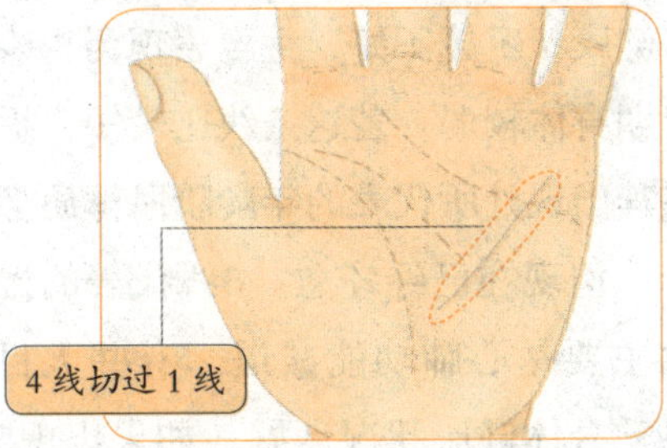

4线呈梯形状

4线断断续续，呈梯形状，提示消化功能衰退

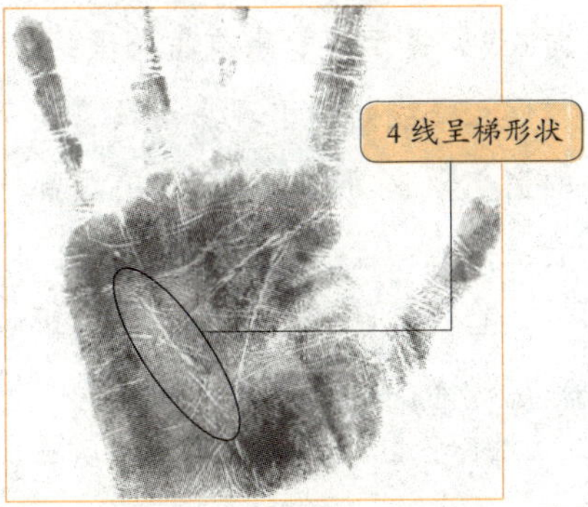

预见中老年心脑血管疾病：5线

5线起于坎位，向上通过掌心，直达中指下方。此线不能太粗，最好为细而浅，笔直而上，明晰不断，以颜色红润为最佳。这条线主要反映心血管系统和呼吸系统的健康状况。

5线又称玉柱线。在古代手相中认为，手掌有5线的人，大多可以做大官，因此叫做“玉柱”。但现在手诊专家经过研究发现，手掌出现这条线并非健康之兆，而且此线越长（连到中指下）健康状况越不好，主要表现为青少年时期身体较弱。若这条线比较短，提示在其出现处所代表的年龄阶段体质会下降，但现在已经痊愈。5线代表的慢性病主要是心肺功能减退。有些人目前感觉身体健康状况良好，如果出现5线，表示中老年易患有心脑血管方面的疾病。

5线的主要病理变化：

1．无名指下有2条平行的5线延伸向1线，提示可能患有高血压；

2．5线始端出现岛形纹，提示胃肠的消化吸收功能差，常会有腹部胀气的症状；

3．5线始端出现圆滑小岛形纹时，易患痔疮；

4．5线的尾端若有大量的干扰线，提示常会出现胸闷气短的情况；

5．5线与1线相交处有零乱的分支，提示易患肺炎；

6．5线末端出现如羽毛球拍形状的长竖岛形纹，提示患有胃下垂；

7．5线起始端位于地丘处有竖形的小岛形纹，提示久坐的人，容易患便秘、痔疮；

8．5线低矮或起始端出现鱼尾纹，提示体质较差，易患便秘；

9．5线在明堂处终止，且顶端有竖长岛形纹，提示患有胃下垂；

10．5线走到离位处分成三个分支，提示容易患有肺心病；

11．5线起端坎位处有小坑或有明显的“米”字纹，提示此人已经患有肾结石；

12．5线深长到中指下代表慢性病，主要是心肺功能减退，中晚年有心脑血管方面的疾病；

13．5线与3线相交，提示有患高血压的可能；

14．5线上方和1线上出现岛形纹、色晦、斑点、“米”字纹、“十”字纹或星形纹，提示易患脑卒中或心肌梗死；

15．肾病患者的5线会呈畸形，并且伴有2线的畸变。

标准的5线

5线起于坎位，向上通过掌心，直达中指下方，主要反映心血管系统和呼吸系统的健康状况

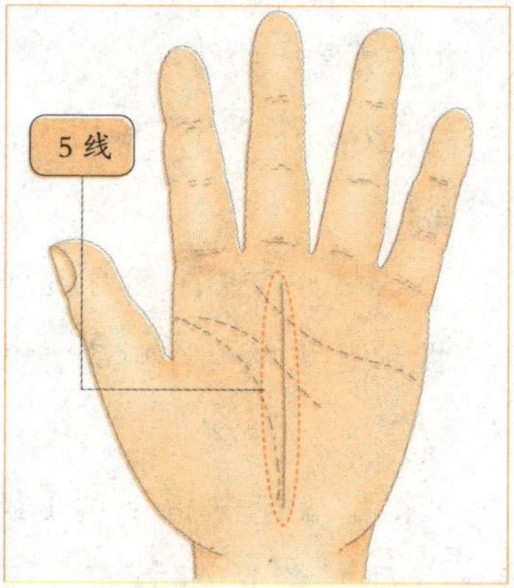

5线始端的岛形纹

5线始端出现岛形纹，提示胃肠的消化吸收功能差，常有腹部胀气的症状

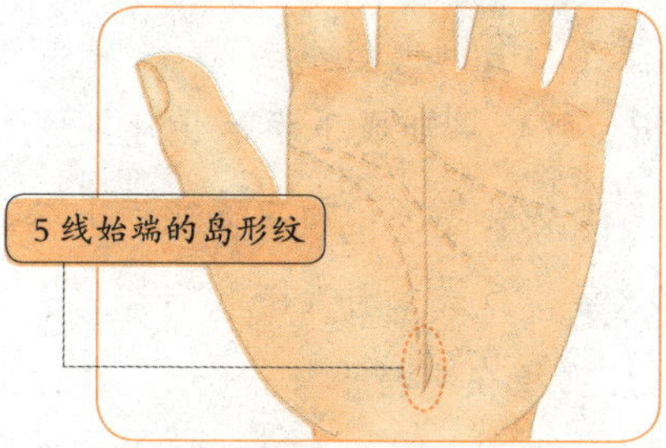

5线在离位分支

5线走到离位处分成三个分支，提示容易患有肺心病

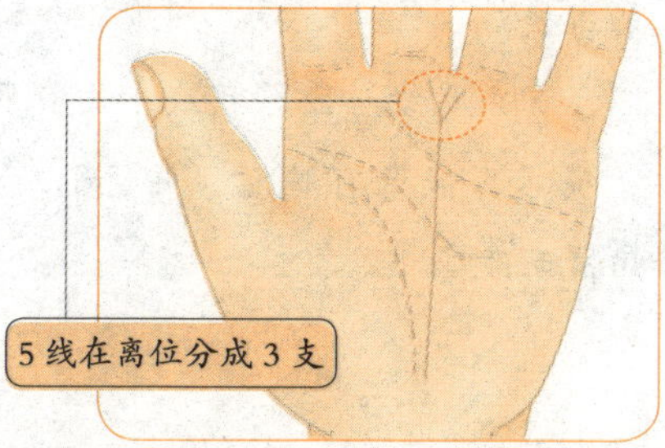

无名指下两条平行5线

无名指下有两条平行的5线延伸向1线，提示可能患有高血压

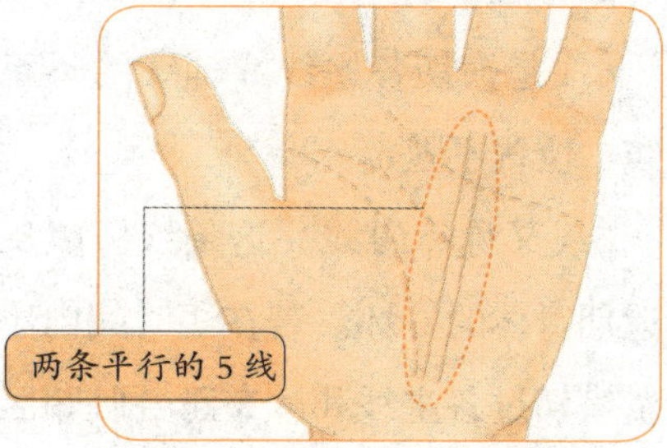

5线末端的岛形纹

5线末端出现如羽毛球拍形状的长竖岛形纹，提示患有胃下垂

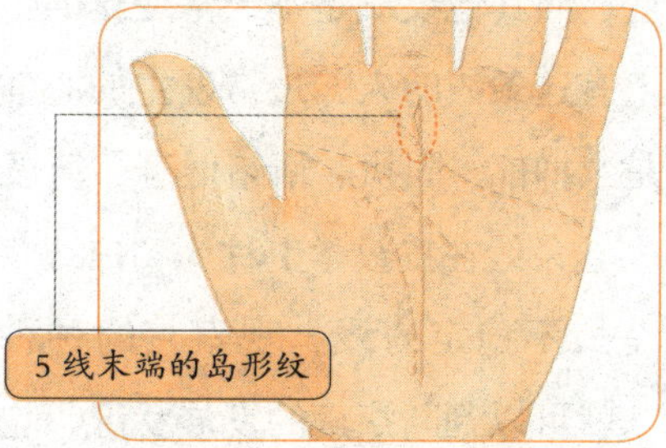

5线延伸到中指下方

5线深长到中指下代表患有慢性病，主要是心肺功能减退，中晚年易患心脑血管疾病

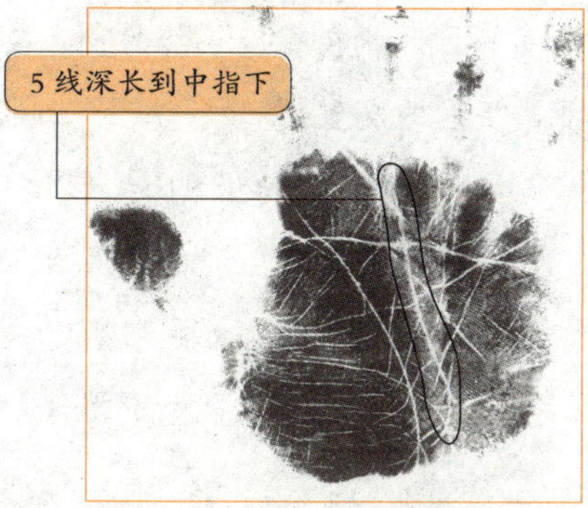

反映近期身体健康状况：6线

6线是横切各主线或辅线的不正常纹线，位置不固定。

6线又称障碍线。这条线可以反映出近期身体的好坏。若在短时间内出现大量横切过各主线和散布于各脏腑区域的6线，提示人的精神和思想都达到了极其疲劳的状态，若不及时调整身心，还会影响到内脏的功能。6线不同于其他线的是，它在短时间内就会发生很大改变，而其他纹线是不经常变化的。手掌上有这条线的人，最常发生的心理问题是：抑郁、固执、情绪低落、消极。

这条线在皮纹学上称为“白线”，它是最不稳定的线，观察它的种种变化，就可以判断疾病的发展状况，也可以观察治疗的情况。

6线的主要病理变化：

1．深长的6线切过3线，提示体内潜伏着严重的疾病，例如癌症或心脑血管疾病等，因此在相应年龄时期，要预防此类疾病的发生；

2．出现2~3厘米长的6线切过1、2、3线，提示患有慢性消耗性疾病；

3．手上突然出现大量细小、浅短的6线，提示近期常有饮食不规律、熬夜或工作压力较大的情况；

4．有较多6线横切3线的人，体质大多较差；

5．6线横切3线，且月丘上有方形纹，提示肾虚或有呼吸系统方面的疾病；

6．无名指与中指下的1线上有方形纹，且有多条6线穿过，或伴有“井”字纹、三角纹，提示患有慢性支气管炎；

7．女性若掌部各主线有浅细的6线穿过，且掌色红，尤其是乾位颜色鲜红，提示患有更年期综合征；

8．肿瘤早期或手术后化疗期间的患者，6线会增多；而重症或未手术、放化疗者，6线会消失；

9．1线在中指下方被6线切过，提示有血压不稳的症状。若1线小指下方有K形纹,表示为低血压，若1线小指下方有K形纹且切过6线，表示为高血压；

10．有一条平直的6线从1线下出发，穿过2线，侵入3线，向拇指关节腔延伸，这条6线呈断续状或上面有岛形纹，提示可能患有肿瘤，并且6线会随着病情而改变。

标准的6线

6线是横切各主线或辅线的不正常纹线，位置不固定，主要反映近期身体的状况

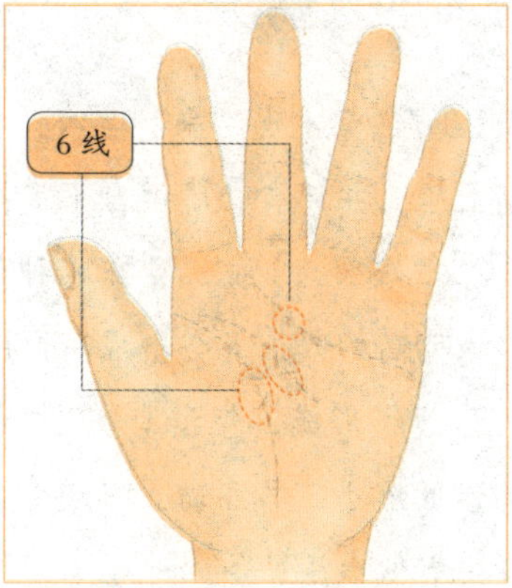

6线切过1、2、3线

2～3厘米长的6线切过1、2、3线，提示患有慢性消耗性疾病

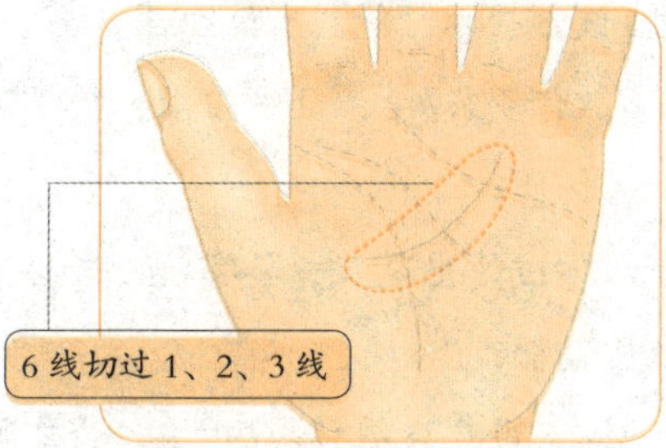

6线经过1、2、3线延伸向拇指下

一条平直的6线从1线下出发，穿过2线，侵入3线，向拇指关节腔延伸，且此线呈断续状，提示可能患有肿瘤

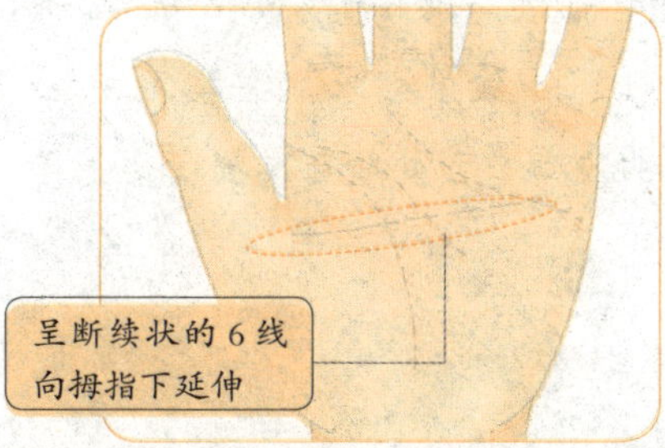

6线切过3线

深长的6线切过3线，提示相应年龄时期，可能发生重大疾病

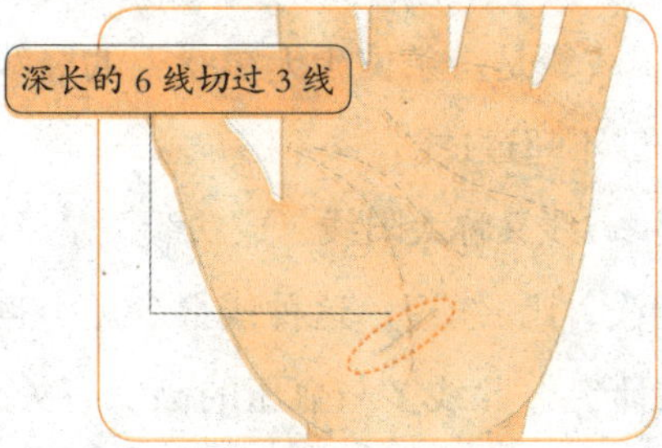

多条6线切过1线

无名指与中指下的1线上有多条6线穿过，提示患有慢性支气管炎

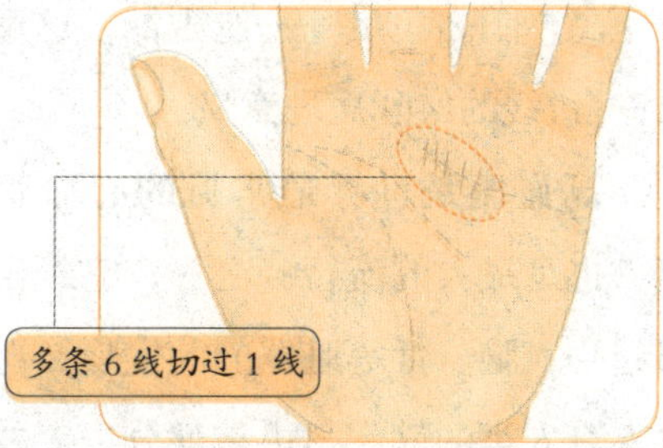

出现大量6线

突然出现大量细小、浅短的6线，提示近期经常饮食不规律、熬夜或工作压力较大

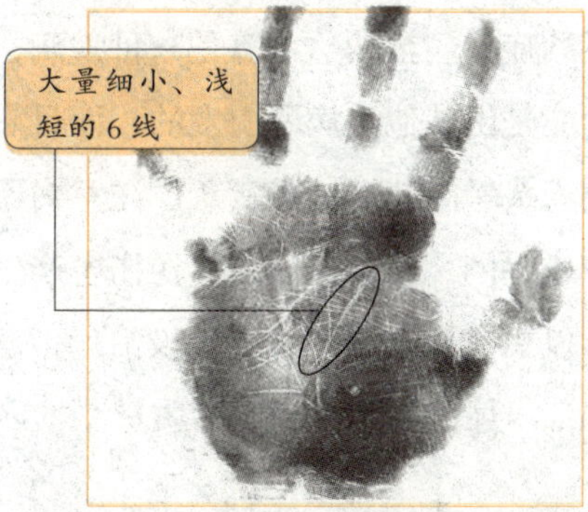

查看血压是否稳定：7线

7线是一条位于无名指下的竖线，一般不超过1线。

7线又称太阳线、成功线，是5线的副线，比5线短，这种线很少见。据观察研究，此线多与血压的高低有关。7线之所以被称为“太阳线”，命相学认为“太阳”者，贵人也，出现7线，是命中有贵人庇佑，贵人虽然和血压没有任何关系，可是“太阳”乃诸阳之首，中医的阴阳学说论认为：阳之太盛——血压高，阳之不足——血压低，这反而很符合7线的实际病理意义。

高血压是世界最常见的心血管疾病，也是最大的流行病之一，它经常会引起心、脑、肾等脏器的并发症，严重危害着人类的健康。由于部分患者并无明显的症状，因此通过手诊诊断方法，提前发现高血压，对早期预防、及时治疗有极其重要的意义。

低血压是由于血压偏低而引起的一系列症状。虽然这不算是一种疾病，但可能是由其他疾病所引发的，而且它会使人头晕眼花、精神疲惫、注意力不集中或昏倒、休克，导致其他伤害产生。所以患有低血压也必须积极治疗，从而保证身体健康，提高生活质量。

7线的主要病理变化：

1. 7线旁出现“米”字纹，提示患有高血压，并伴有心肌供血不足；

2. 7线穿过1线，且交感神经区扩大，血脂高的人，多会出现高血压；

3. 7线形成，但没有切过1线，交感神经区缩小，各脂肪丘平坦的人，提示多患有低血压；

4. 有明显的7线，且线旁有血脂丘隆起，提示患有高血压且伴有血脂高；

5. 在无名指下，有两条平行的7线穿过1线，提示可能患有高血压；

6. 有多条7线，且线较短，提示可能血压偏低；

7. 7线处出现“井”字纹，同样提示血压偏低；

8. 出现几条细而弱的7线，或中间有岛形纹，表示眼睛近视；

9. 有一条或多条7线，且线较长，提示容易患有颈椎增生病；

10. 7线有干扰线切过，形成如“丰”字纹，提示易患慢性支气管炎；

11. 7线呈“米”字纹，且2线与3线的夹角掌面处鼓起，提示易患有脂肪肝。

标准的 7 线

7 线是一条位于无名指下的竖线，一般不超过 1 线。此线主要反映血压的高低

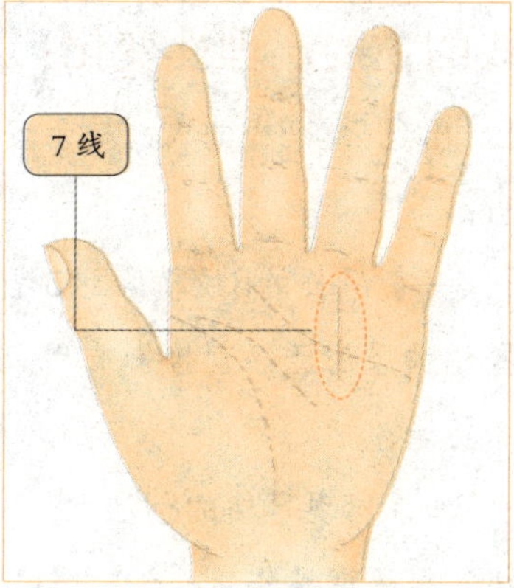

7 线穿过 1 线

7 线穿过 1 线，交感神经区扩大，提示会出现高血压

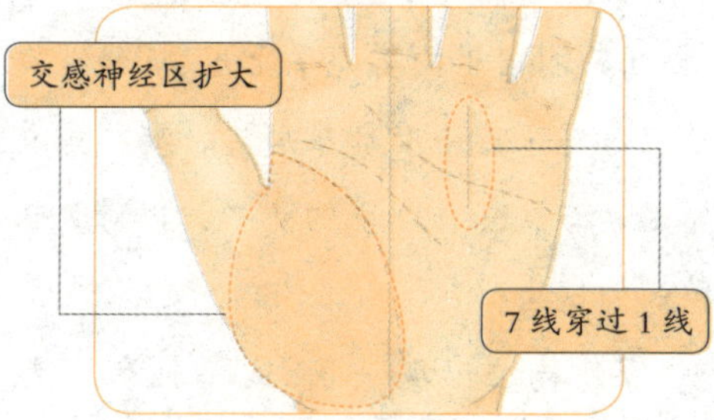

出现一条或多条 7 线

有一条或多条 7 线，且线较长，提示容易患颈椎增生病

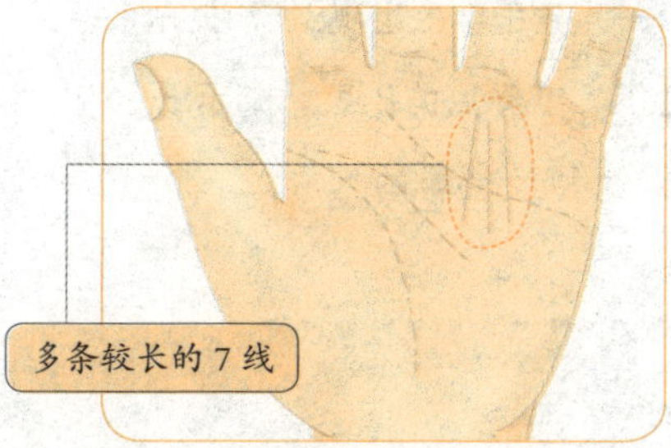

7 线旁有“米”字纹

7 线旁出现“米”字纹，提示患有高血压，并伴有心肌供血不足

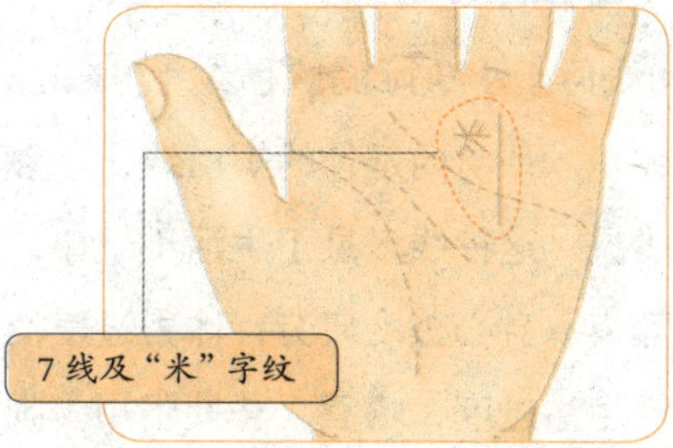

7 线未切过 1 线

7 线没有切过 1 线，且交感神经区缩小，提示多患有低血压

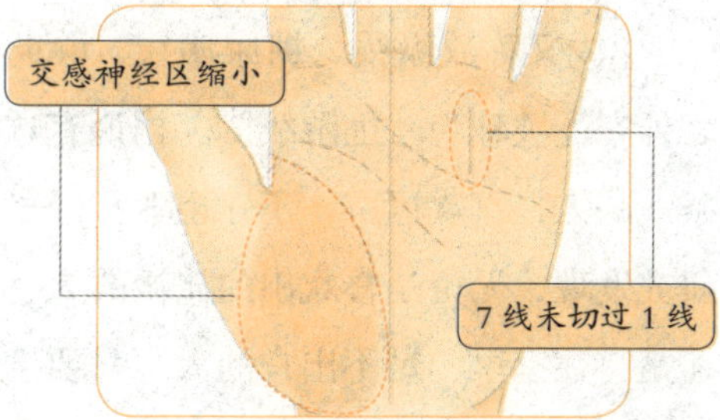

7 线与干扰线形成“丰”字纹

7 线有干扰线切过，形成如“丰”字纹，提示易患慢性支气管炎

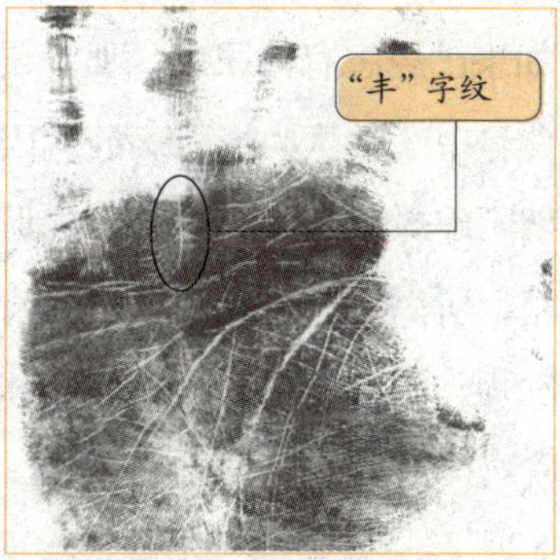

提示生活不规律：8线

8线位于小鱼际的腕横纹上1～2厘米处，是一条向内延伸的短横线，一般人很少见。这种线多见于生活不规律，长期熬夜，身心极度疲劳，体力过度消耗或性生活过度，嗜酒，长期服用安眠药、麻醉品的人。生活不规律，不注意饮食控制，将会产生一些可怕的后果，比如会患上糖尿病、高血压、高血脂等疾病。而这些病症易引起视力减退、肾脏功能损害、动脉硬化等一系列问题。

8线又称放纵线、糖尿病线，除此之外它还被称为"远游线"。据说有这条线的人，喜欢远游，不守祖业。经过研究发现，无论是喜欢出门旅游的人，还是待在家里、足不出户的人，只要生活规律被打乱，特别是经常熬夜，手上就会出现8线。还有一种人也会出现这条线，那就是糖尿病遗传者，而且8线的出现在糖尿病的遗传规律上还有隔代的特点。

如果已经患有糖尿病，那一定要注意饮食。中医学认为糖尿病的病因是身体长期阴虚燥热，导致内分泌失调，影响血糖，所以应避免食用会引起身体燥热的食物，而且还要戒食高脂肪和高糖分的食物。

8线的主要病理性变化：

1．出现三条8线的人，提示容易患糖尿病；

2．一条深长的8线横穿过3线肾区时，提示糖尿病已经直接影响到了肾脏的代谢功能；

3．如果出现弯曲的8线，提示生活不规律，需要调整作息；

4．8线过直，表示爱吃肉，易肥胖；

5．8线上有多条细、小、断断续续的纹络，提示容易神经衰弱、失眠多梦；

6．刚出生的婴儿手上出现8线，提示应考虑家族中有糖尿病史，要加强外界因素与饮食、环境的防护，以避免糖尿病的发生；

7．乾位出现一条8线，且有13线形成，提示患有糖尿病；

8．稍肥胖的人手掌上有一条笔直的8线，是营养过剩的信号，要预防脂肪肝；

9．儿童手掌上出现8线，提示多梦；

10．有杂乱的8线，提示易失眠、多梦，是神经衰弱的信号。

标准的8线

8线位于小鱼际的腕横纹上1～2厘米处，是一条向内延伸的短横线，主要见于生活不规律或嗜酒，长期服用安眠药、麻醉品的人。此外8线还可反映糖尿病的发生

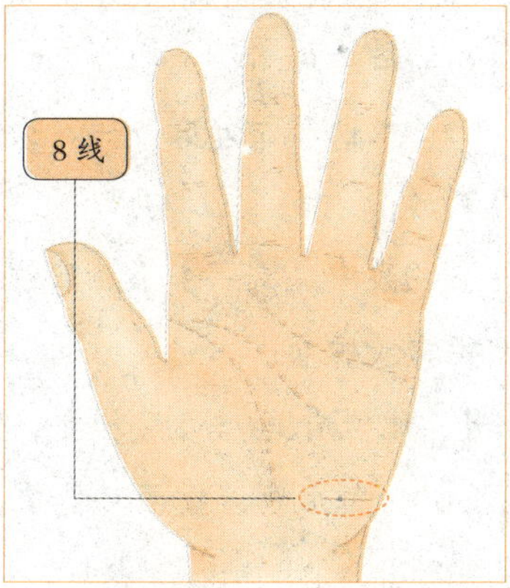

8线穿过肾区

一条深长的8线横穿过3线肾区时，提示糖尿病已经影响到了肾脏的代谢功能

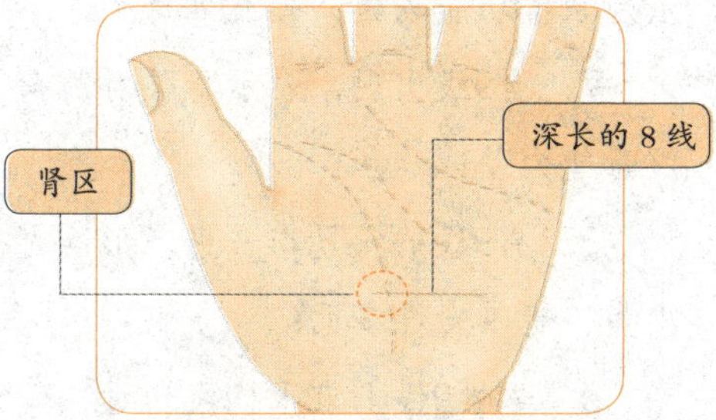

乾位的8线

乾位出现一条8线，且有13线形成，提示患有糖尿病

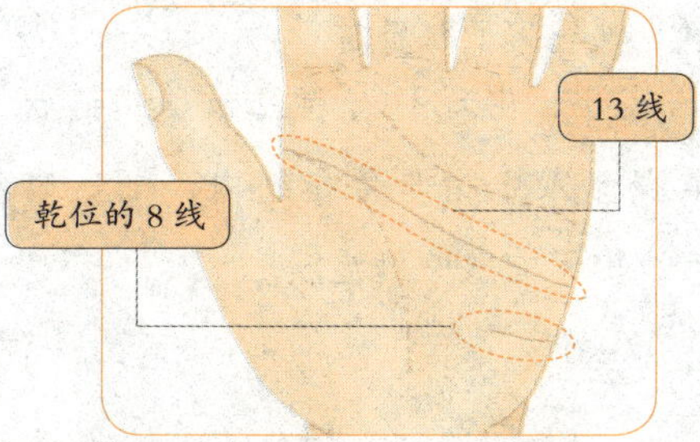

三条8线

出现三条8线，提示容易患糖尿病

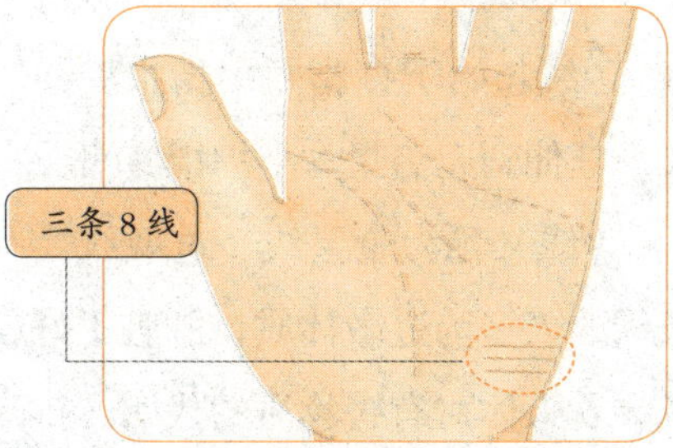

弯曲的8线

出现弯曲的8线，提示生活不规律，需要调整作息

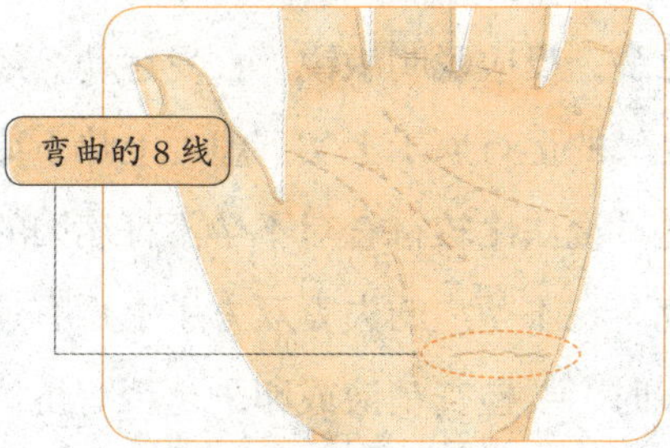

8线杂乱

出现杂乱的8线，提示易失眠、多梦，是神经衰弱的信号

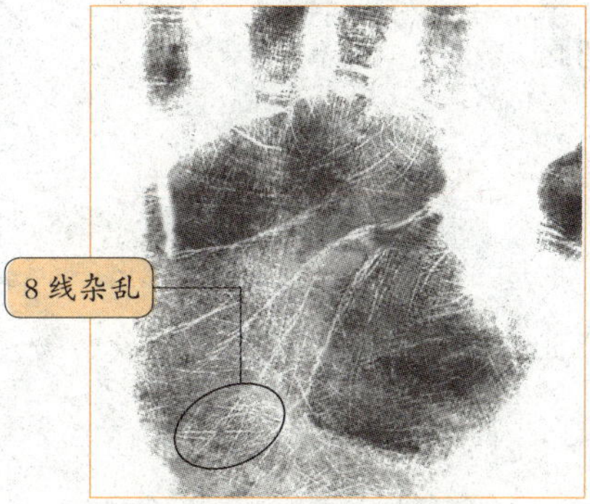

显示过敏体质：9线

9线起始于食指与中指指缝间，以弧形延伸到无名指与小指指缝间。

9线又称为金星线、过敏线。有这条线的人多为过敏体质，肝脏不好，它意味着人体对有害物质的代谢、排除能力下降。近几年，有这条线的人增多，说明由于药品或空气污染严重，过敏体质的人增多了。

关于9线，中国命相学中认为：此线出现在离位，离为火，其人性格焦虑急躁，反应聪明敏锐，喜爱运动。经络之气的运行属于上实下虚，上热下凉。这种说法比较符合对不孕不育病因的研究。在不孕症的夫妻双方手上均有这条线时，要检查精液或卵子是否有抗体产生而引起了不孕症。根据五行星丘的理论来说，9线出现于太阳丘和土星丘，如果太阳丘的9线多，其人好动，有爆发力，领导能力较强；如果土星丘上9线多，其人好静，有耐性，做事能坚持到底。

◉9线的主要病理变化：

1．有多条深而长的9线出现，提示肝脏免疫功能低下，导致反复过敏。手上有9线的人，应找到导致身体过敏的物质，然后远离它；

2．9线间断而分成多层，提示易患神经衰弱；

3．9线中央有一个小岛形纹，代表患有甲亢或肿瘤；

4．坤位有9线与1线相交，而且坎位3线有三角形纹，提示可能有心肾不交的病症；

5．肝病患者，手上如果出现9线，应考虑有病变的可能；

6．女性出现寸断的9线，提示泌尿生殖系统功能较弱，有不孕的可能；

7．有9线出现，表示肝脏对酒精的解毒能力差；

8．有9线的人夏季易患多形性光疹皮炎，青年女性多见；

9．男性9线上有干扰线切过，又有8线，坤区又出现岛形纹，提示易患阳痿；

10．9线向下弩张交于1线，提示易患肺结核病；

11．出现9线，且1线呈锁链状，尾端流入中指与食指缝内，咽区暗红色，提示有咳嗽的症状。

标准的9线

9线起始于食指与中指指缝间，以弧形延伸到无名指与小指指缝间。有这条线的人多为过敏体质，肝脏不好，对有害物质的代谢、排除能力下降

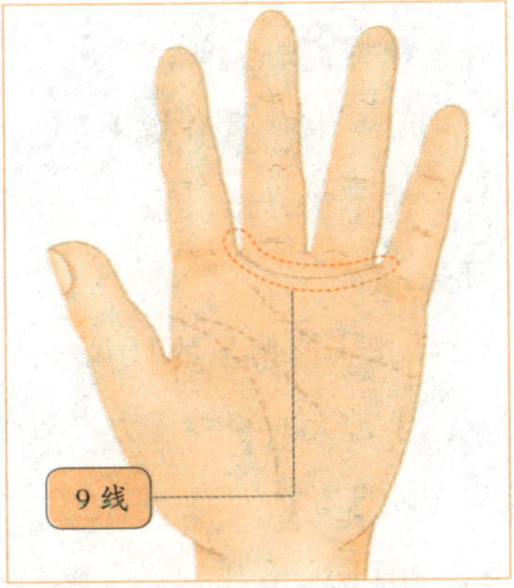

9线中央的岛形纹

9线中央有一个小岛形纹，代表患有甲亢或肿瘤

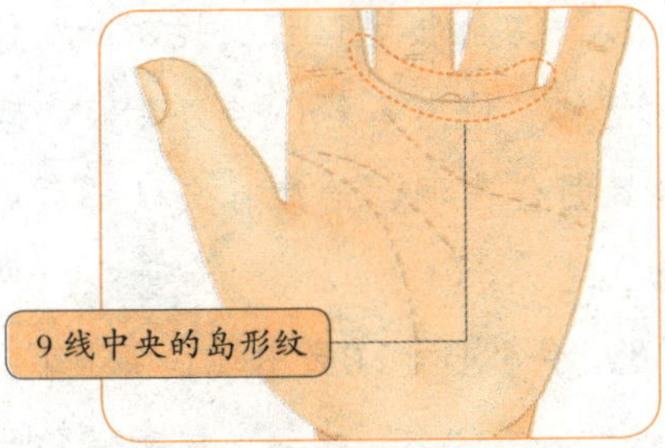

9线与1线相交

9线向下弩张交于1线，提示易患肺结核病

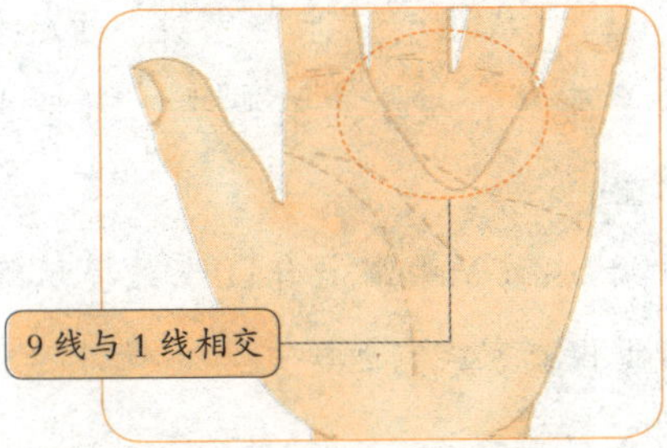

9线间断且分层

9线间断而分成多层，提示易患神经衰弱

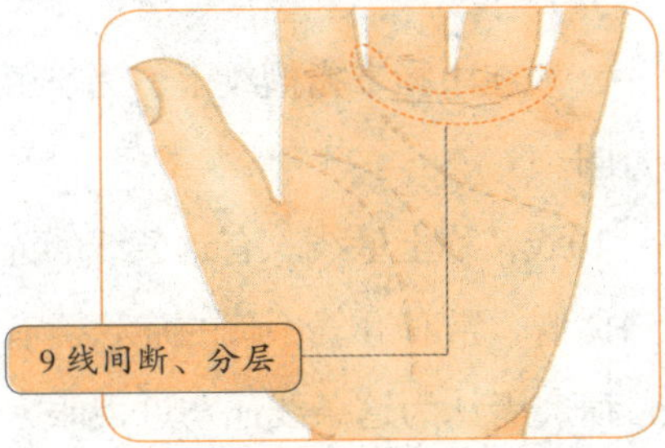

寸断的9线

女性出现寸断的9线，提示泌尿生殖系统功能较弱，可能会不孕

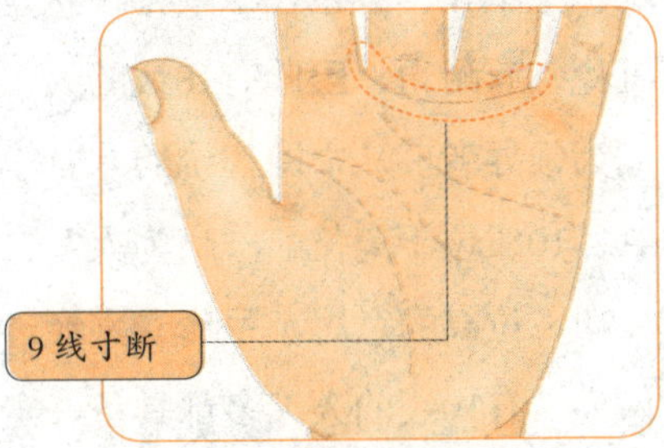

出现多条9线

有多条深而长的9线出现，提示肝脏免疫功能低下，易导致反复过敏

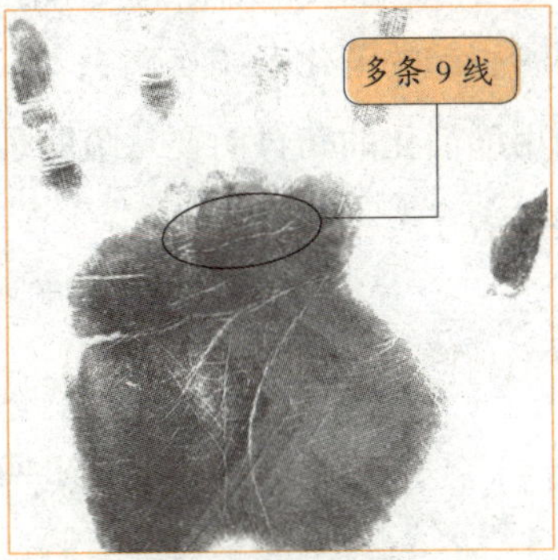

反映精神状况：10线

10线在中指掌指褶纹下，为一弧形半月圆。

10线又称土星线。有这条线的人多性格孤僻，常有肝气不疏的症状。有的手诊研究者认为这条线还与近视眼家族史有关。

另外，关于10线还有一个有趣的现象，就是很多成功者手上都会出现这条线。西洋的手相学中认为，此线出现在土星丘，且包住了中指，这意味着沉稳、有耐力，因此有10线的人，更易成为领导者。从中国传统的八卦学说来看，10线位于离位，“离为火”，含有成功、位高的意思。手诊专家经过研究认为，有10线的人大多都具备一定的实力和才能，但是如果这些人怀才不遇，那么就可能会出现心理问题，如：嫉妒、固执、自闭、孤独，乃至精神分裂。由于心理的原因，这种人就会出现消化功能紊乱的症状。所以针对这种原因所引起的消化系统疾病患者，不能只选用助消化的药，而要从疏肝理气入手进行治疗。

10线的主要病理变化：

1．手掌上出现深刻而且明显的10线，提示常年有精神压力导致心理紧张，有精神抑郁的现象；

2．10线伴有无名指下1线上的岛形纹时，提示视力差，而且是由于遗传的原因；

3．手掌上有明显的10线和大量的6线，多见于过大的精神压力所致的精神紧张型失眠患者；

4．有10线出现，且1线、2线变浅，肝区扩大，肺区、支气管区、肾区隐现暗斑，自咽区起至1线尾端纹线深重杂乱、色暗，提示患有支气管哮喘病；

5．手掌上出现10线，提示肝气郁结，情结、情志不舒，若为女性则容易导致月经失调，治疗时应以疏肝理气为主；

6．手掌上有10线出现，并且1线与2线之间有“丰”字纹，提示精神严重抑郁，甚至有自杀倾向；

7．男性手掌上10线与9线同时存在，提示易患早泄；

8．10线上有“米”字纹，且3线上有岛形纹，提示患有眼病，而且非常严重；

9．小孩子手掌上有10线，提示眼睛有近视或家族有近视史。

标准的10线

10线在中指掌指褶纹下，为一弧形半月圆。这条线多提示其人性格孤僻，常有肝气不疏的症状

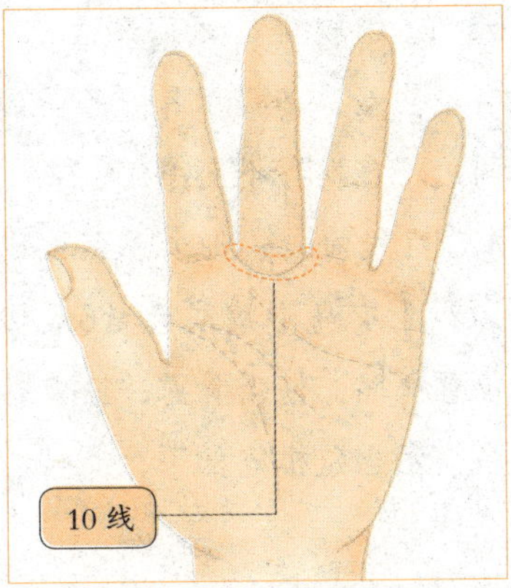

10线伴有大量6线

手掌上有明显的10线和大量的6线，这种掌纹特征多见于过大的精神压力所致的精神紧张型失眠患者

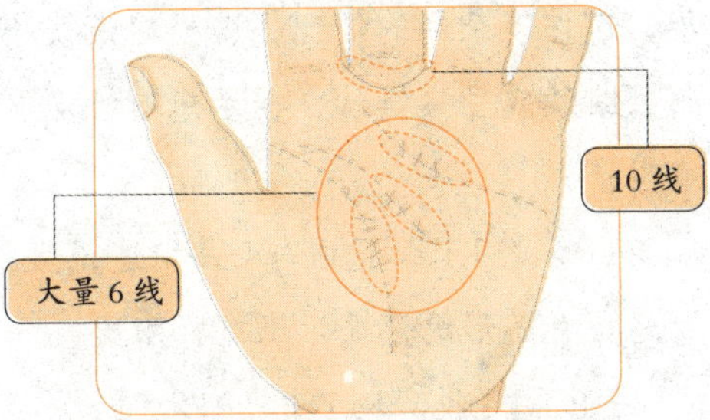

10线上的"米"字纹

10线上有"米"字纹，且3线上有岛形纹，提示患有眼病，而且非常严重

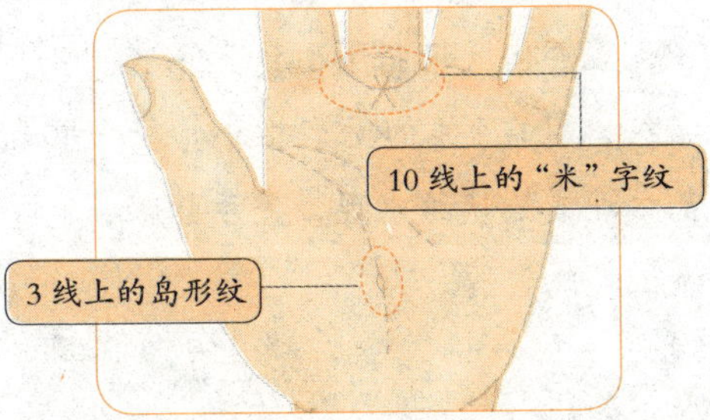

10线伴有1线上岛形纹

10线伴有无名指下1线上的岛形纹，提示视力差，而且是由于遗传的原因

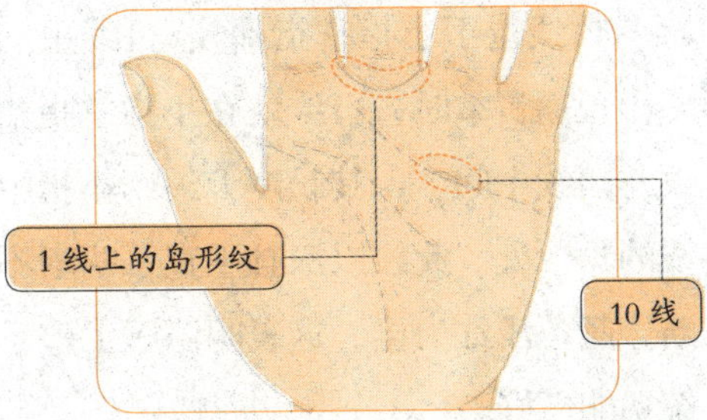

10线伴有"丰"字纹

手掌上有10线出现，并且1线与2线之间有"丰"字纹，提示精神严重抑郁，甚至有自杀倾向

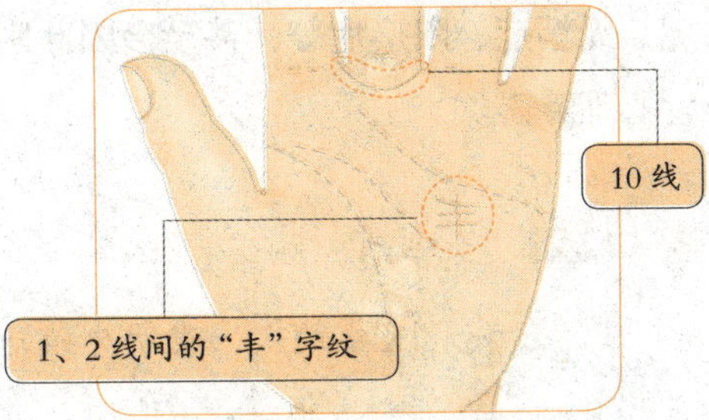

深刻明显的10线

出现深刻而明显的10线，提示常年有精神压力导致的心理紧张，有精神抑郁的现象

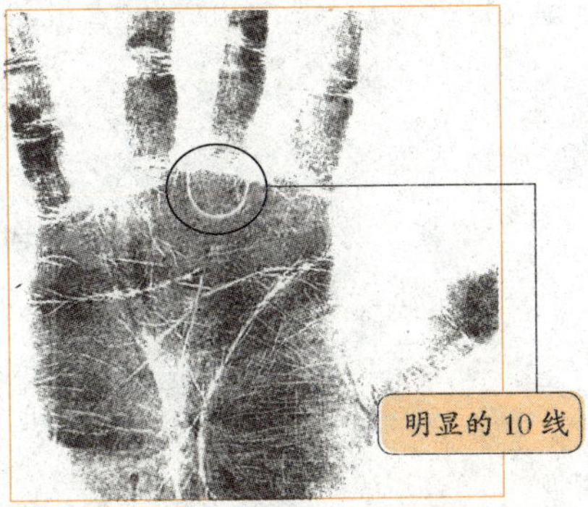

揭秘生殖、泌尿系统：11线

11线位于小指掌指褶纹与1线中间（出现通贯掌时，11线就在小指掌指褶纹与14线中间），其长度大约到小指中线的1/2处。此线以深且平直，明晰不断，颜色浅红为佳，这表明泌尿生殖系统功能良好。

11线又称性线。在我国，健康的人大多拥有两至三条11线。如果此线短，且一条或无者，女性多为不孕症、月经失调、子宫发育不良；男性多见少精症、无精症、阳痿症等，甚至会因此引发心理障碍。

◉11线的主要病理变化：

1. 双手无11线的人，表明生殖功能低下；

2. 11线尾端呈岛形纹，若为女性多易患尿路感染，男性易患前列腺增生病；

3. 11线低垂，向1线方向弯曲，提示肾虚，易疲劳，会出现耳鸣、头晕、记忆力减退、腰腿酸软等症状；

4. 11线尾端有多条分支，提示易患尿路感染；

5. 11线过长，一直延伸向无名指，表示患有肾炎或前列腺炎症，若线上出现“米”字纹或有6线出现，诊断意义更大；

6. 11线较短且颜色浅淡，只有1条或者不明显，多提示易患不孕症、月经失调、子宫发育不良等症；

7. 11线短浅、细弱、色淡或隐而不显，线上有岛形纹或大量6线切过，坤位位置低陷，筋浮骨露，肤色枯白无华，多提示生殖机能低下，女性易宫寒不孕；

8. 11线粗大深刻，提示有性早熟倾向；

9. 女性11线浅淡或短少，向1线低垂弯曲，坤位平坦甚至凹陷，苍白无华，有许多杂乱的纹理，腕横纹浅淡不明、断续或呈锁链状，提示患有性功能障碍；

10. 若11线下垂与1线相连，且3线起点有岛形纹，提示患有肾阳虚；

11. 11线弯到1线，且2线过分延长至乾位，震位凹陷，坤位、坎位同时出现“米”字纹，提示患有慢性前列腺炎引起的性功能障碍；

12. 手掌上有一条特别长的11线，直伸向无名指下，线上多有“井”字纹，且在1线的无名指小指段上有细乱纹理或链状纹出现，提示膀胱、泌尿系统功能较弱。

标准的11线

11线位于小指掌指褶纹与1线中间，其长度大约到小指中线的1/2处。此线主要反映泌尿生殖系统功能的强弱

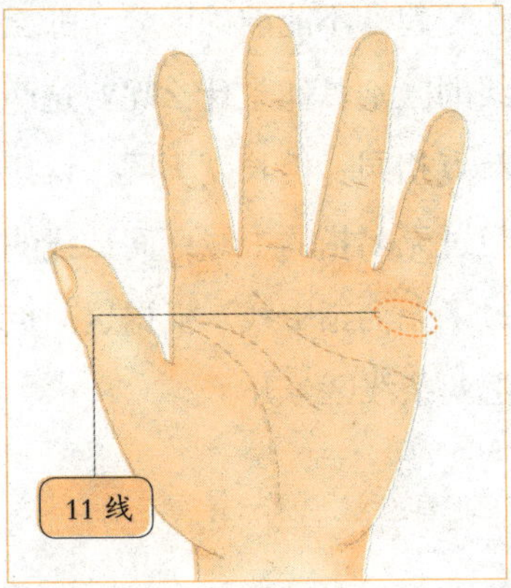

11线尾端分支

11线尾端有多条分支，提示易患尿路感染

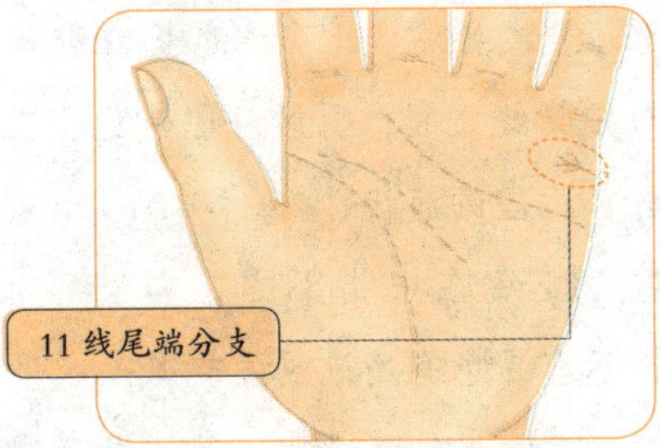

11线与1线相连

若11线下垂与1线相连，且3线起点有岛形纹，提示患有肾阳虚

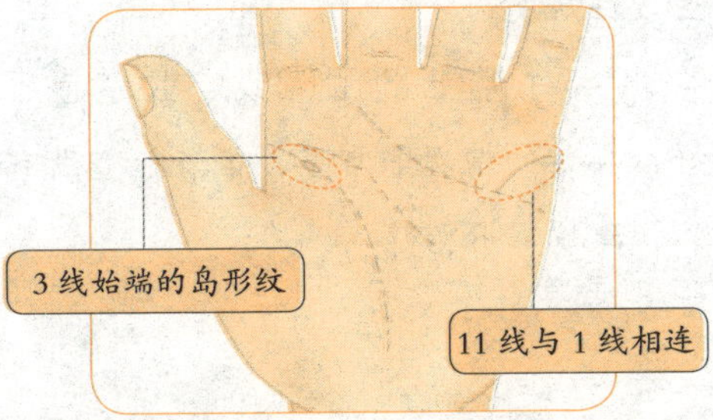

11线尾端有岛形纹

11线尾端呈岛形纹，若为女性多易患尿路感染，男性易患前列腺增生病

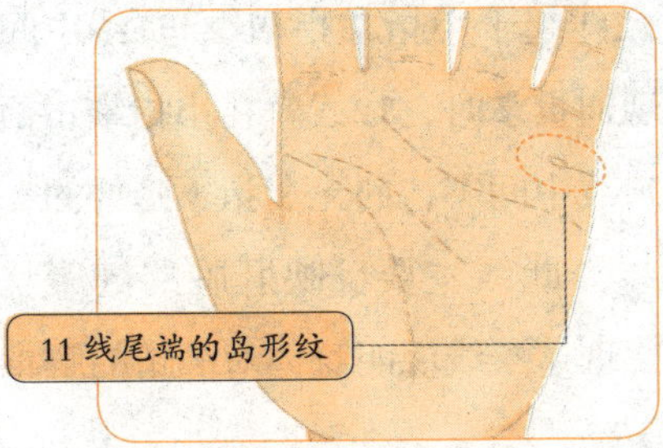

11线过长

11线过长，一直延伸向无名指，表示患有肾炎或前列腺炎症。若线上出现“米”字纹或有6线出现，病理意义更大

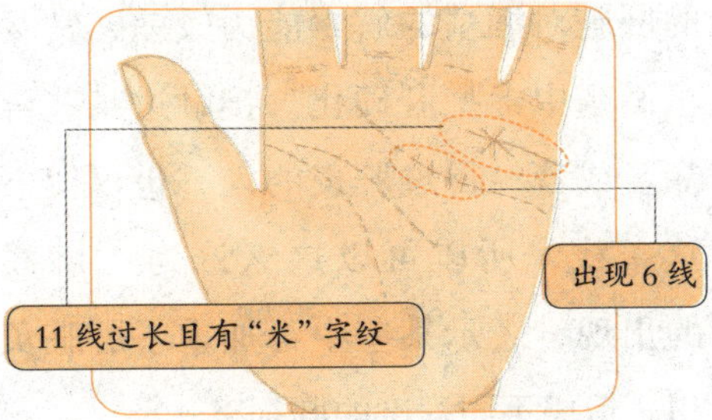

11线向1线弯曲

11线低垂，向1线方向弯曲，提示肾虚，易疲劳，会出现耳鸣、头晕、记忆力减退、腰腿酸软等症状

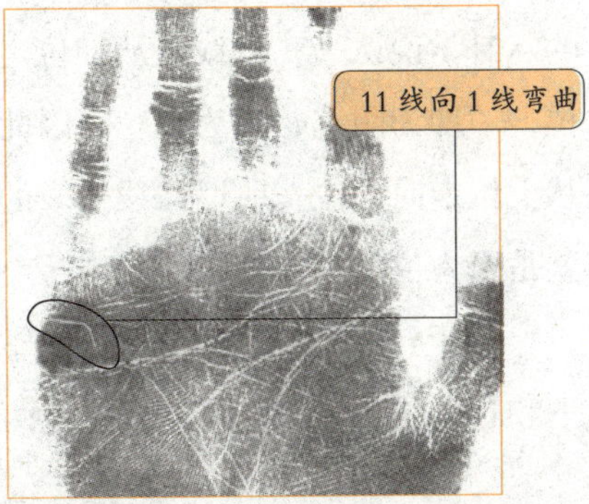

预示肝脏免疫力：12线

12线起于小指掌指褶纹与1线中间（出现通贯掌时，12线就在小指掌指褶纹与14线中间），向无名指下延伸的一条横线。此线主要反映肝脏的健康状况，出现这条线说明身体对酒精的解毒能力下降。

12线又称肝病线、酒线，日本有人认为此线与痛风症有关，手诊专家经过研究发现有此线的人多嗜酒，或不能饮酒，一饮即醉，而且这些人的肝脏对酒精的解毒能力较差，常易患酒精中毒型肝硬化。接触过某些毒品，或曾经得过肝炎的人，也可留下这条线，所以可以这么认为：12线的出现，表示某些中毒加重了肝脏负担，造成不同程度的肝损害。

在命相学说中，西方与东方的观点相似。西方命相学说认为，12线是从月丘向太阳丘延伸，月亮是阴土，而太阳是火，所以是从土位走向火位。中国的八卦学说认为，12线是从坤位走向离位，“坤为阴土，离为火”，因此也是从土位走向火位，所以12线代表的疾病就是因为“阴病致阳病”。

由于11线与12线都位于小指掌褶纹下和1线之上，因此很容易把这两条线混淆在一起，不能准确区分。那么11线与12线的区别具体是什么呢？这两条线虽然起点相同，但长度不同，11线长度不会超过无名指的中线；而12线的长度却超过了无名指中线。根据这一点，就可以把两条线区分开了。

12线的主要病理变化：

1．12线浅、断、隐约，提示肝脏解毒能力下降；

2．12线深长，提示肝脏免疫功能下降；

3．12线异常，且1线过长或流入食指与中指缝之间，胃区纹理紊乱，提示有肝郁血虚的症状；

4．12线在中指下方，与1线相交，提示容易患有痛风或关节炎；

5．12线上有障碍线切过，提示曾患过肝炎病；

6．12线上有岛形纹，提示由于过量饮酒，引起了肝损伤，或说明肝脏发生慢性病变；

7．手掌上出现12线，且掌色不好，异常的情况非常多，但若检查没有病，建议保肝治疗。

标准的 12 线

12 线起于小指掌指褶纹与 1 线中间，向无名指下横向延伸。此线主要反映肝脏的健康状况

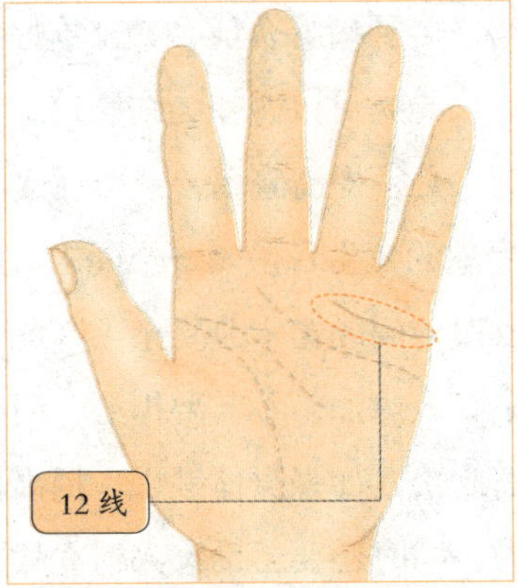

12 线深长

12 线深长，提示肝脏免疫功能下降

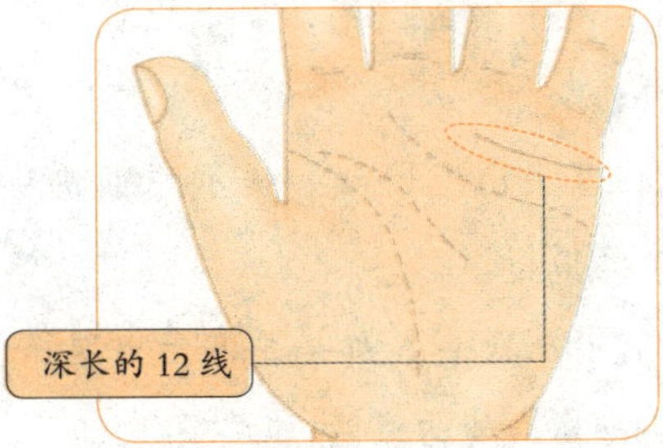

12 线上有岛形纹

12 线上有岛形纹，提示由于过量饮酒，引起了肝损伤，或说明肝脏正发生慢性病变

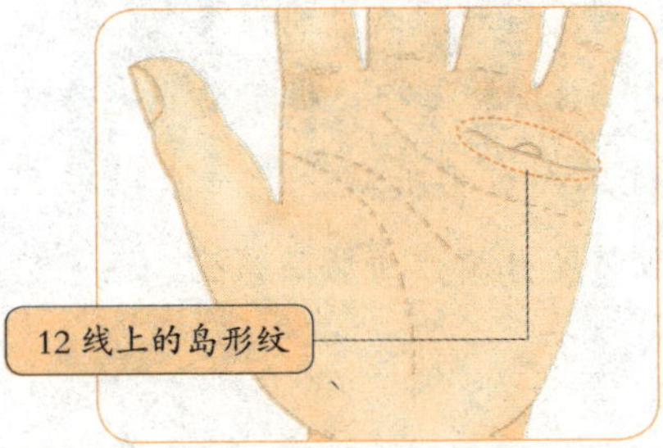

12 线浅、断、隐约

12 线浅、断、隐约，提示肝脏解毒能力下降

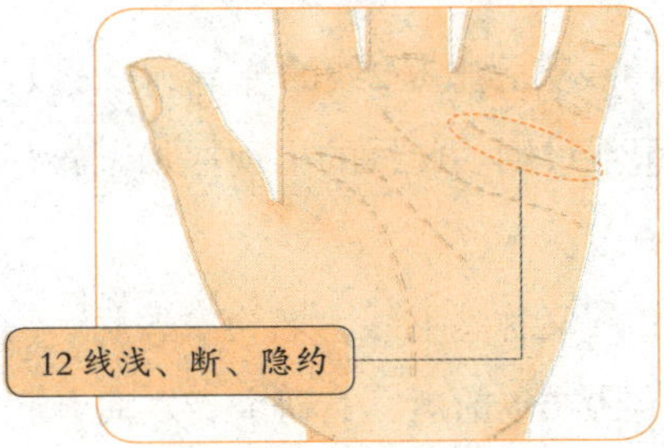

障碍线切过 12 线

12 线上有障碍线切过，提示曾患过肝炎病

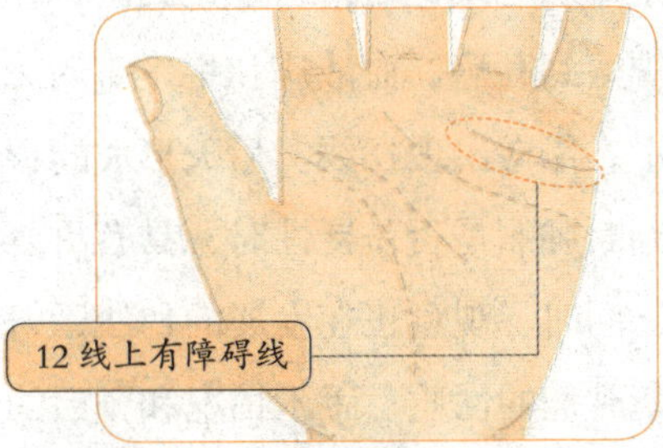

12 线与 1 线相交

12 线在中指下方，与 1 线相交，提示容易患有痛风或关节炎

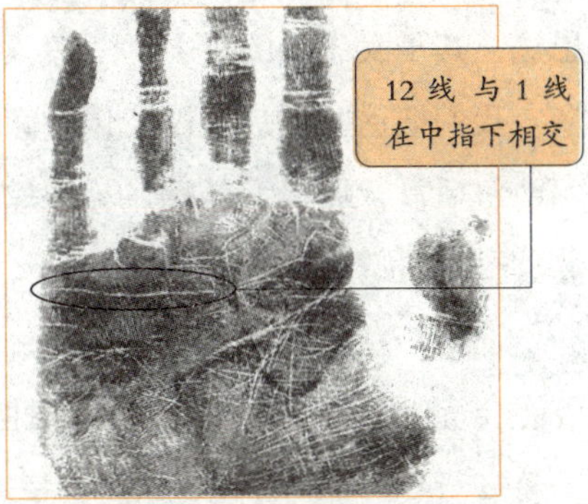

提示肿瘤隐患：13线

13线实际上是2线的变异，一直延伸到手掌尺侧。此线的出现提示家族有肿瘤史。

13线又称悉尼线，名为“悉尼”，是因为1970年前后，有研究者在澳大利亚的悉尼发现了这条特别的纹线。据他们报道，在先天风疹、白血病和先天愚型患者中，有悉尼线掌纹的人较多，而许多发育迟缓、学习不好、行为异常的孩子中，悉尼线也时常可以见到。现在临床观察到肝癌、血液病和牛皮癣的患者手上，常常出现13线。后天形成的13线在判断肿瘤是否是良性时，具有重要意义。同时，观察正在发展的13线，对于判断肿瘤的性质、手术情况和预后的身体情况有重要的帮助。

癌症是否与家族遗传有关，这是大家普遍关心的问题。目前认为，癌症不是直接遗传性疾病，但是确有少数癌症的发病有家族遗传的倾向，家族中有人患癌，其子女患癌的机会比一般人大得多。我们把这些癌症叫做遗传型家族性癌，包括食管癌、大肠癌、乳腺癌、胃癌、子宫内膜癌等。

还有一些病虽然不属于癌症，但是可能会发生癌变，而且具有遗传性，临床上叫遗传肿瘤综合征，如家族性结肠息肉症，此病可以恶变为结肠癌，所以这种病人必须提高警惕，密切观察。

癌症的发生目前是一个尚未破解的谜，其遗传问题也十分复杂。因此，如果家中有人患癌，不需要担心，而要保持心情愉快，加强身体锻炼，提高自身免疫力，同时还要帮助家人树立战胜癌症的信念。

13线的主要病理变化：

1．左手出现13线，属于肿瘤的高危人群；

2．双手出现13线，提示肿瘤遗传的概率降低；

3．肝病患者，如果手掌上出现13线，应考虑病变的可能；

4．13线呈抛物线状延伸向掌边缘，若线上有岛形纹，诊断肿瘤的意义更大；

5．若13线的起点与3线的起点空开距离，则患有肿瘤的可能性更大；

6．13线较模糊，提示易患血液方面疾病，如血小板减少、造血功能不好、血黏度升高、血脂高等症，还应预防病情恶变。

标准的 13 线

13 线是 2 线的变异，起于手掌桡侧，一直延伸到手掌尺侧。此线主要提示家族有肿瘤史

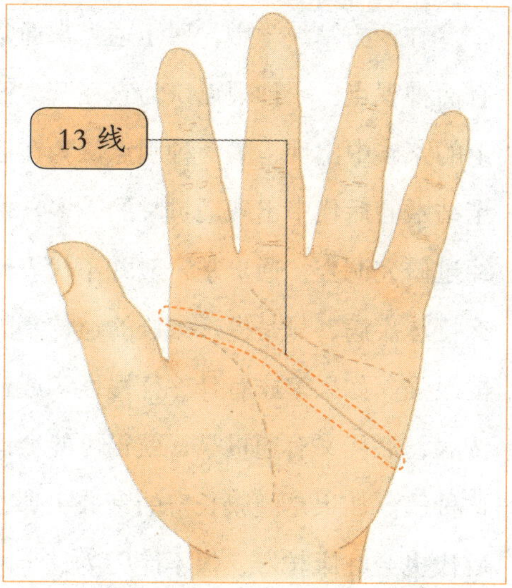

13 线上的岛形纹

13 线呈抛物线状延伸向掌边缘，且线上有岛形纹，提示患有肿瘤的可能性很大

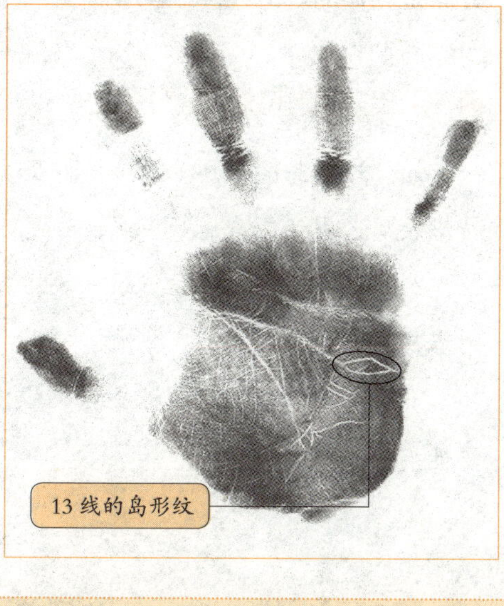

左手出现 13 线

左手出现 13 线的人属于肿瘤的高危人群。若双手同时出现 13 线，则肿瘤遗传的概率降低

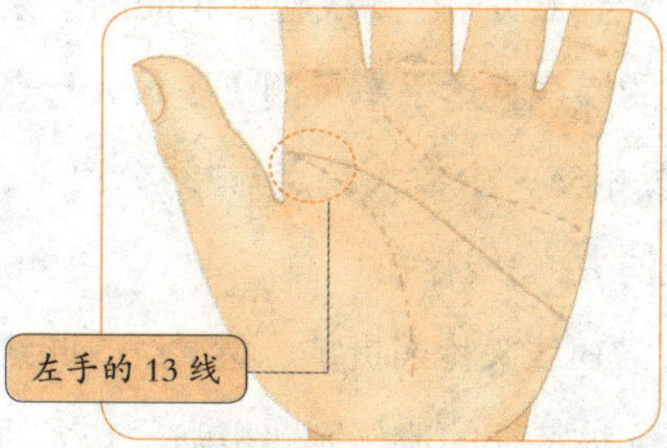

13 线起点与 3 线起点分开

13 线的起点与 3 线的起点空开距离，则患有肿瘤的可能性更大

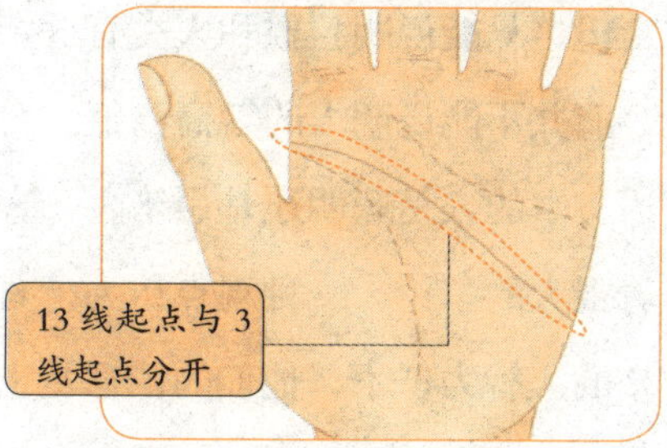

13 线模糊

13 线较模糊，提示易患血液方面疾病，还应预防病情恶变

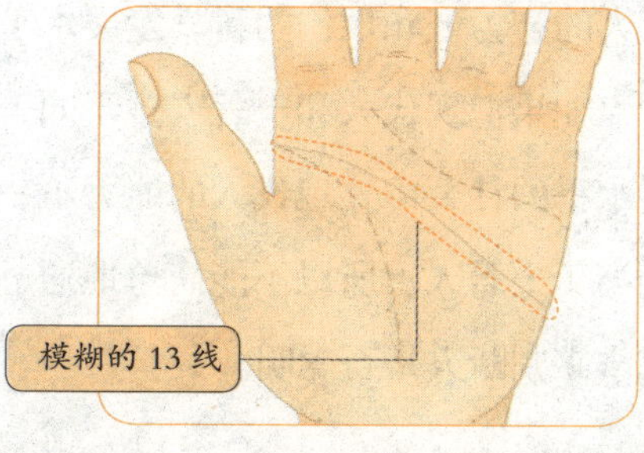

反映遗传倾向：14线

14线是指与2线起点相同的一条深粗的横线直达手掌尺侧（多数人起点与3线相交，少数人起点与3线分离），1线消失，3线存在。

14线又称通贯掌、猿猴纹，此线提示人体特征的遗传倾向极强，其人的体质、智力、寿命、疾病的发展状况，均与父母情况相似。

14线之所以被称为“猿猴纹”，是因为在猿猴的手上，发现了相似的掌纹，但这只能说明猿猴和人类有近亲关系，而并不能说明人的智商高低。对于有通贯掌的人是聪明还是愚笨，一直存在着很大的争论。一种观点认为，有通贯掌的人智力低下，他们的依据是土著人的手上多出现这种掌纹；另一种观点认为，有通贯掌的人比较聪明，因为经过调查发现，有些总统和高级管理人员的手上也出现了这种掌纹。实际上通贯掌的出现并不能判断人的智力高低。土著人的智力低和他们的科学发展水平有关，如果把现代人和土著人置于同一发展水平的社会中，现代人的能力不一定会高于土著人。所以不能简单地通过通贯掌来判断人是否聪明。

在西方掌纹学中，对于通贯掌通常有两种观点：一种观点认为它在智力低下的家族中出现，另一种观点认为在近亲结婚的后代中出现通贯掌的人多。但经过研究调查，通贯掌一般并不代表什么特殊疾病，只是提示家族的遗传基因性很强。如果家族有什么样慢性病或遗传病，后代又有通贯掌，就很可能会患这种病。如果是健康长寿的家族，那么后代也会健康长寿，但不能因为这个原因就忽视健康问题。在同一个家族中，两个都有通贯掌的人，在某一方面会有极其相似的地方，无论他们是否认识、是否隔代，只要他们存在血缘关系，就会在形体、心理、嗜好或是疾病中有一方面是相似的。

14线主要的病理变化：

1．手掌上仅有14线和3线，提示易患腰痛、胃炎、头痛等疾病；

2．有14线或14线呈链状的人，提示容易头痛；

3．出现14线的人，极易患家族遗传性疾病。

标准的 14 线

14 线是指与 2 线起点相同的一条深粗的横线直达手掌尺侧，1 线消失，3 线存在。此线主要提示人体特征的遗传倾向极强

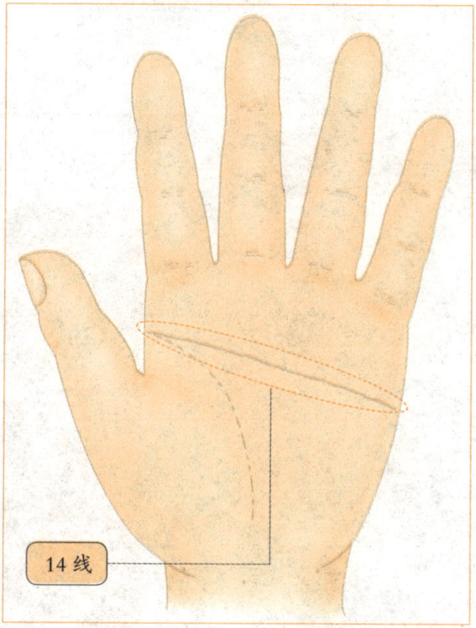

仅有 14 线和 3 线

手掌上仅有 14 线和 3 线，提示易患的疾病有腰痛、胃炎、头痛等

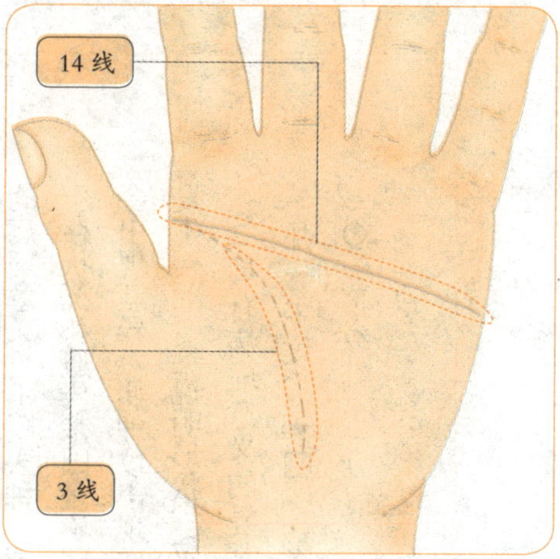

14 线呈链状

有 14 线或 14 线呈链状的人，提示容易头痛

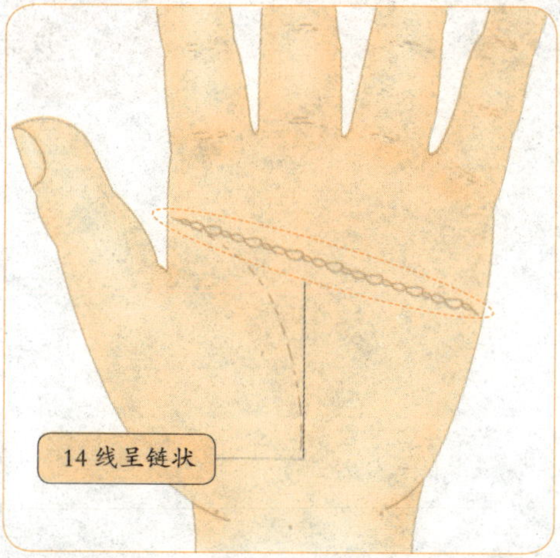

手掌上的 14 线

手掌上出现 14 线，表示身体的遗传性极强，易患遗传性疾病

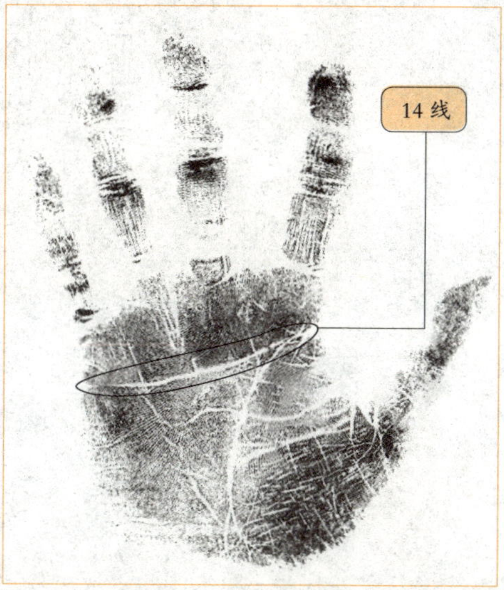

上篇 初识手诊

第四章 预示疾病的信号——病理纹

除了手线之外，手掌上还会出现一些病理纹，这些纹理通常具有一定的病理意义。不同人种、不同民族、不同国家和不同生活环境中的人，其生存状况和遗传基因是不同的。具体到个人亦然，因此手掌上的病理纹就会出现差异。病理纹出现在手掌的哪个部位，身体上相应的脏腑器官就会发生病变，这说明形状、位置不同的病理纹所代表的疾病意义也不同。

具有病理意义的异常纹主要有八种：『十』字纹、『△』形纹、『井』字纹、『口』形纹、『米』字纹、『☆』形纹、岛形纹和『○』形纹。

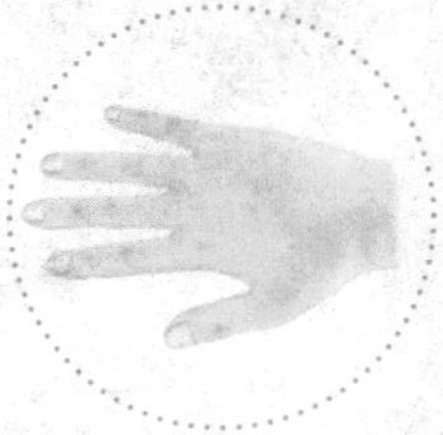

本章看点

疾病处于早期——“十”字纹

“十”字纹是由两条短线相交成“十”字形，或一长一短的线相交成不规则的叉形（“×”样或“十”样）。在临床诊断中，出现在线、纹中央的“十”字纹含义比单独出现的大，而且正“十”字纹的病理意义比斜“十”字纹要大。

“十”字纹的出现，表示某脏器功能失调，某部位发生炎症。相较于“米”字纹，“十”字纹预示的病情较轻，病程较短，而且处于疾病早期，也可能是提示病情在好转，疾病即将治愈。“十”字纹出现在手掌的不同区域，有着不同的病理意义。

◎ 不同区域中“十”字纹的意义：

1．鼻咽区出现零乱的“十”字纹，提示可能患有鼻咽炎。此病在冬、春季气温变化或受凉、潮湿、劳累等因素使身体抵抗力下降时，容易发病，要注意预防；

2．在1线上出现零乱的“十”字纹，提示患有慢性支气管炎，此病易在寒冷季节发病或加重，要加强预防；

3．巽位出现“十”字纹，提示患有胆囊炎，此时要注意保健，不然纹线慢慢会发展成“井”字纹，就形成了慢性胆囊炎；

4．震位出现“十”字纹，并伴有青暗色，提示患有急性胃炎或浅表性胃炎。急性胃炎发作时，要休息，不可进食，只可少量饮水，更不可暴饮暴食；

5．“十”字纹出现在2线劳宫穴处，提示心脏有问题，易出现心律不齐的症状，而且出现正“十”字纹的病理意义比斜“十”字纹大；

6．“十”字纹出现在3线始端，表示幼年时期曾患有咽喉病；

7．“十”字纹出现在3线末端，提示有体力减退的症状；

8．“十”字纹出现在乾位，表明易患前列腺炎症；

9．如果“十”字纹呈深红色，表示疾病正在发生，需要小心预防；

10．如果2线上出现“十”字纹，要防止有突发性疾病发生；

11．2线上有明显的“十”字纹，或2线坠势直奔月丘，末端被干扰线交成“十”字纹，均提示易患头痛；

12．“十”字纹消退，预示着疾病的减轻或痊愈。

不同形状的“十”字纹

“十”字纹是由两条短线相交成“十”字样，或一长一短的线相交成不规则的叉样。“十”字纹表示某脏器功能失调，某部位发生炎症，但病情较轻，病程较短。

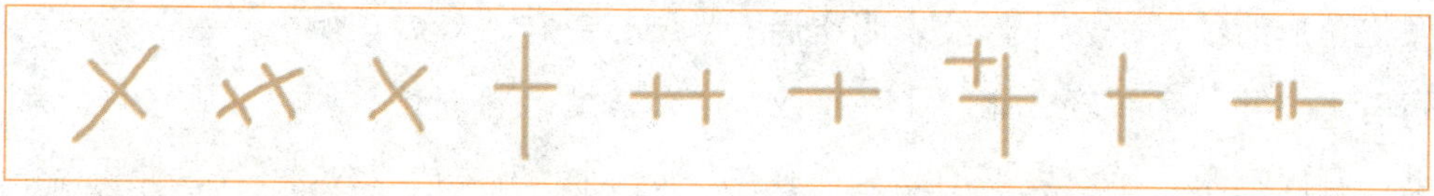

鼻咽区出现“十”字纹

鼻咽区出现零乱的“十”字纹，提示患有鼻咽炎

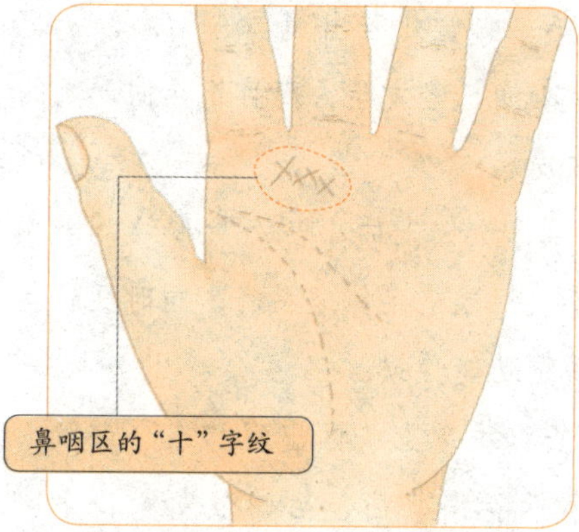

震位出现“十”字纹

震位出现“十”字纹，并伴有青暗色，提示患有急性胃炎或浅表性胃炎

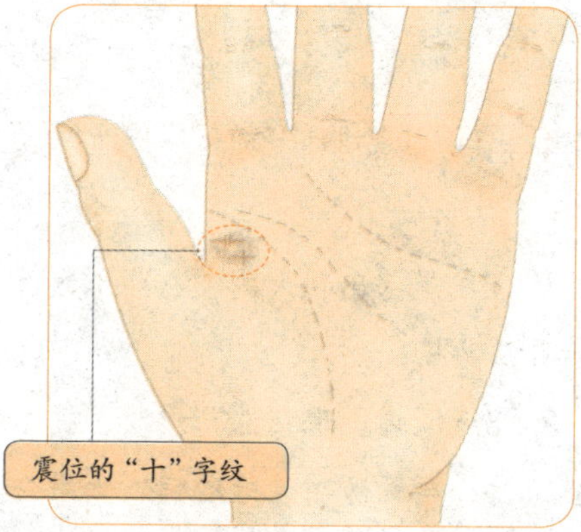

巽位出现“十”字纹

巽位出现“十”字纹，提示患有胆囊炎

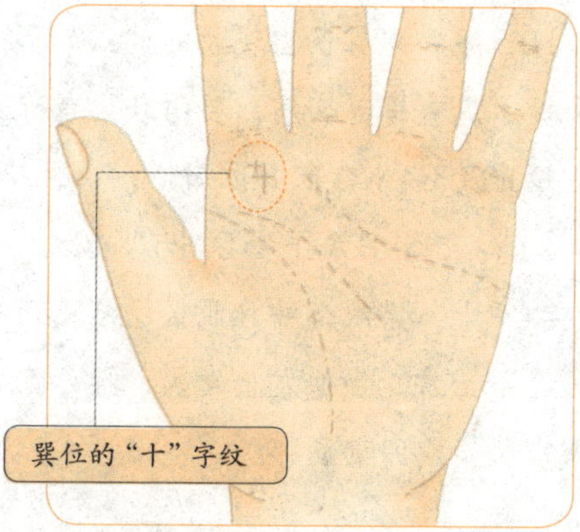

2线旁出现“十”字纹

“十”字纹出现在2线劳宫穴处，提示心脏有问题，易出现心律不齐的症状

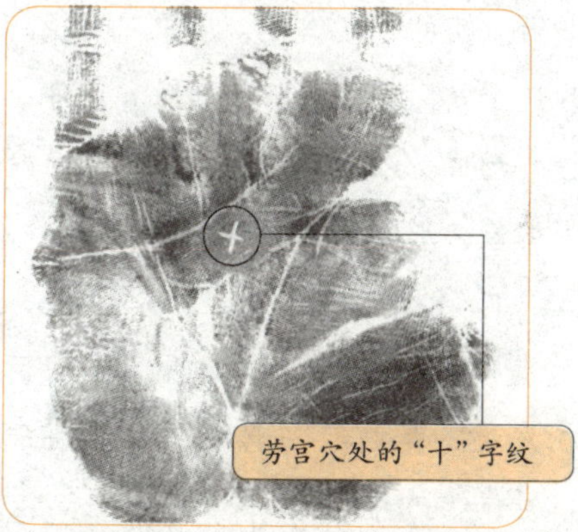

疾病进一步发展——“△”形纹

“△”形纹是由三条短线构成形状像三角形的纹。“△”形纹表明所患病情比“井”字纹轻，比“十”字纹重，有向“米”字纹发展的趋势。独立的“△”形纹比在各主要掌纹处形成的“△”形纹的意义大。横过主线的“△”形纹提示相关脏器功能存在问题。

◉ 不同区域中“△”形纹的意义：

1．2线尾部出现大的“△”形纹，提示容易头痛；

2．3线尾端出现“△”形纹，提示心肌缺血，要预防隐性冠心病。如果左右手都有这种纹，说明患病的时间较长；如果只右手有，说明是在中年后才出现心肌缺血的症状；

3．“△”形纹若出现在2线尾端，是冠心病的早期信号，应引起重视。出现这个纹，如果不加以预防和调理，慢慢会形成“米”字纹，这就意味着冠心病的最终形成；

4．1线末端出现“△”形纹，提示有心脑血管疾病的隐患，且病情正在发展，是晚年易患心脑血管疾病的信号；

5．坎位出现独立的“△”形纹，代表患有冠心病。如果“△”形纹较大，提示有心气不足，心肌缺血的症状；小而独立的“△”形纹，提示心脏有器质性的病变，如冠心病、高血压、心脏病、脑卒中后遗症及各种慢性病影响到了心脏；

6．明堂处若出现“△”形纹，说明冠心病已经发生，而且正在向严重的方向发展；

7．坎位上的小“△”形纹，表示幼年缺钙或老年体虚多病，同时反映生殖系统功能受损；

8．手掌上头区出现“△”形纹，提示患有偏头痛、后脑勺发木、手脚发麻；

9．手掌上心区出现“△”形纹，表示心脏病较重，心室肿大，会因供血不足而产生头昏头痛；

10．手掌上胃区出现大的“△”形纹，提示患有胃部疾病，要结合大鱼际和金星丘及3线来诊断具体病情；

11．女性手掌上肾区出现“△”形纹和“十”字纹，并且此区塌陷，而且月经不正常，经血发暗发黑，提示患有子宫肌瘤或卵巢囊肿。

不同形状的“△”形纹

“△”形纹是由三条短线构成形似三角形的纹。此纹所表示的病情比“十”字纹重，有进一步发展的趋势。

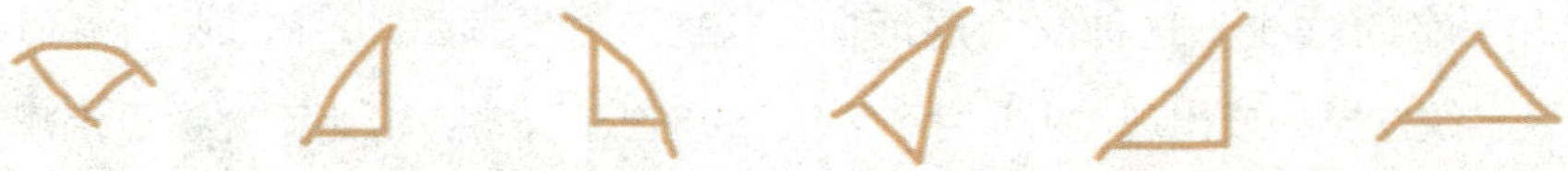

3线尾端出现“△”形纹

3线尾端出现“△”形纹，提示患有心肌缺血，要预防隐性冠心病

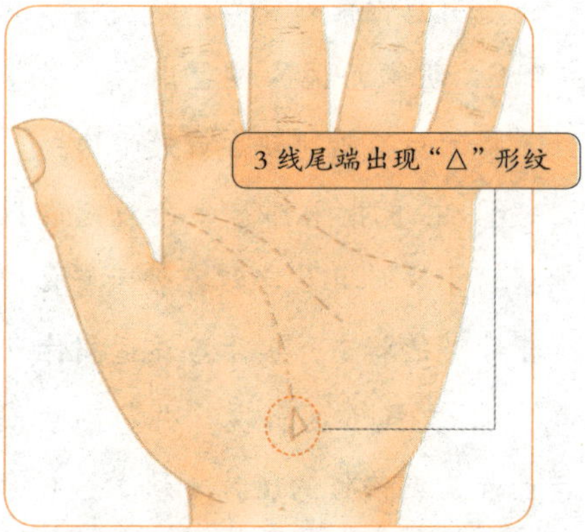

1线末端出现“△”形纹

1线末端出现“△”形纹，提示有心脑血管疾病潜伏，且病情正在发展，是晚年易患心脑血管疾病的信号

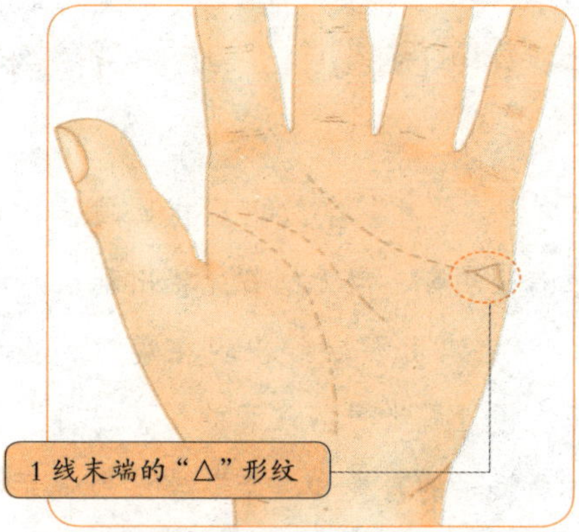

明堂处出现“△”形纹

明堂处出现“△”形纹，说明冠心病已经发生，而且病情趋于严重

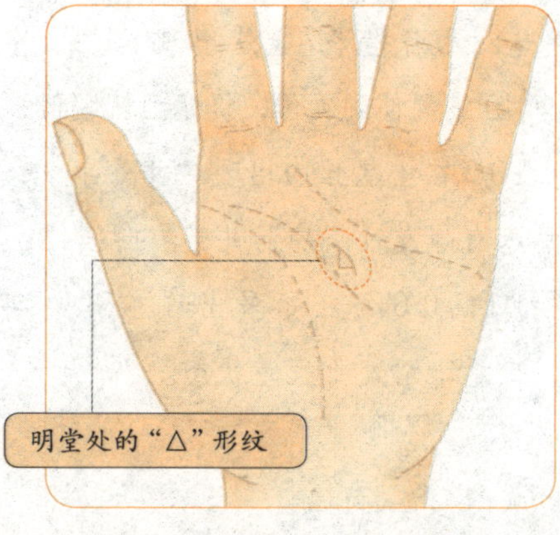

2线尾部的大“△”形纹

2线尾部出现大的“△”形纹，提示容易头痛

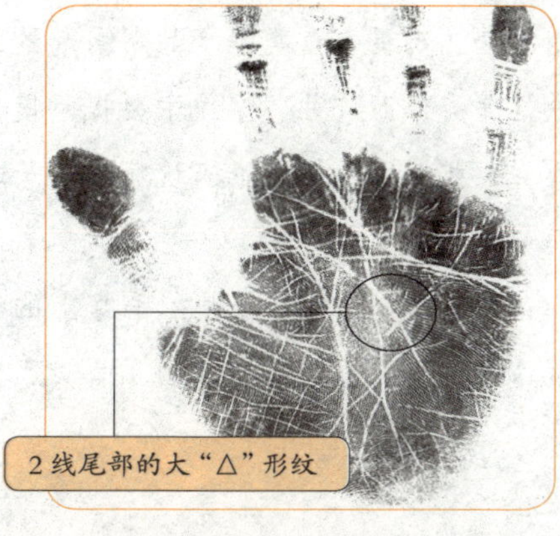

慢性疾病已形成——“井”字纹

“井”字纹是由四条短纹构成的像“井”字的纹线。这种纹会逐渐向“米”字纹发展，或出现“井”字纹和“米”字纹同时存在的状况。“井”字纹一般提示患有慢性炎症，它表明炎症时间较长，变化很缓慢，但病情还没发生实质性的变化。

◉ 不同区域中“井”字纹的意义：

1．“井”字纹出现在巽位，提示患有胆囊炎，但无结石症状出现；

2．“井”字纹出现在震位，提示患有慢性胃炎。需注意的是，“井”字纹所提示的胃炎和“十”字纹所提示的胃炎，病情是不同的。“十”字纹多提示患有急性胃炎，主要是由化学、物理因素刺激所引起的。还有部分患者是由感冒引起的急性感染性胃炎，或者是服用牛奶、鸡蛋、鱼类等食品所引起的过敏性胃炎。而“井”字纹主要提示慢性胃炎，相对于急性胃炎来说病程要长，病情也较严重；

3．“井”字纹出现在手掌上的肠区，提示患有慢性肠炎。由于胃炎、肠炎和胆囊炎的症状相似，很多人不清楚这三种病的区别，往往把所有的病症都归因于胃病，因此而耽误了治疗时间。通过观察掌纹可以帮助患者很好地区分这些病，从而使疾病得到及时治疗；

4．坤位出现“井”字纹，若为女性，提示患有泌尿感染，若为男性，则提示患有急性前列腺炎；

5．明堂心区的位置出现“井”字纹，提示患有心肌缺血或冠心病；

6．在食指根部、生命线起端以上的区域出现“井”字纹，表示身体长期处于疲劳的状态，提示应该适当休息；

7．支气管区出现“井”字纹或白色凸起，或偏红的斑片（块），提示患有支气管炎；

8．若在无名指或小指下（掌指关节处）出现“井”字纹，同时出现红色斑点，提示可能患有肺炎或肺结核；

9．无名指下7线处出现“井”字纹，且1线延伸到巽位，提示血压偏低；

10．在土星丘内出现“井”字纹，提示患有阵发性头痛，并带有时间性；

11．10线上如果出现“井”字纹，提示眼睛处于疲劳状态。

不同形状的“井”字纹

“井”字纹是由四条短纹构成的像“井”字的纹线，一般提示患有慢性炎症，它表明炎症时间长，变化缓慢，但还没发生实质性的变化。

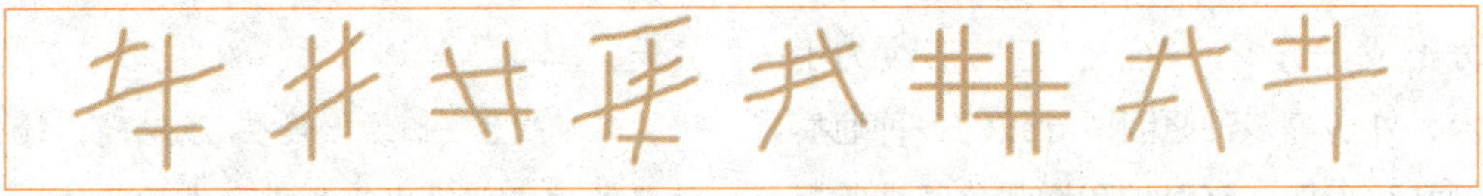

巽位出现“井”字纹

巽位出现“井”字纹，提示患有胆囊炎，但无结石症状

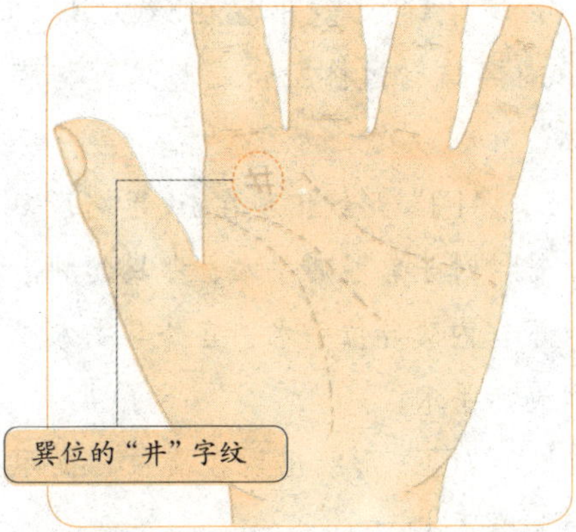

震位出现“井”字纹

“井”字纹出现在震位，提示患有慢性胃炎

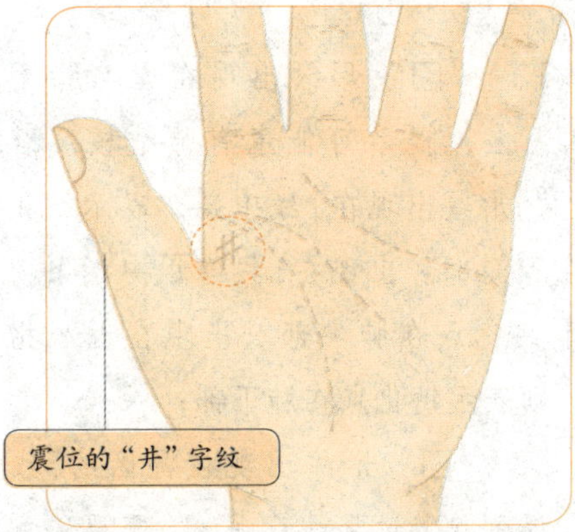

坤位出现“井”字纹

坤位出现“井”字纹，若为女性，提示患有泌尿感染，若为男性，则提示患有急性前列腺炎

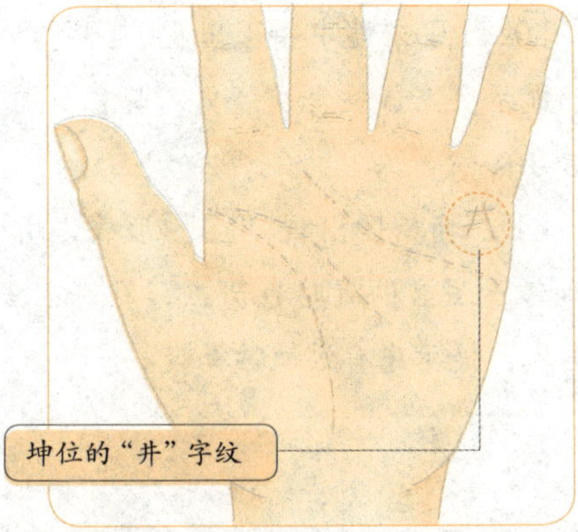

7线上出现“井”字纹

无名指下7线处出现“井”字纹，且1线延伸到巽位，提示血压偏低

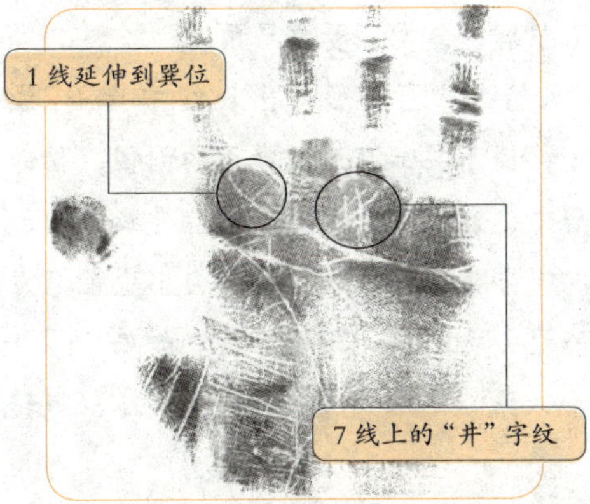

病情稳定或曾手术——“□”形纹

“□”形纹是由四条短线组成的长方形或正方形的纹。“□”形纹为手术、外伤等多种原因所导致的各种疤痕的掌纹表现，有保护和增强各区域所提示的疾病向健康良好方面发展的功能。

◉ 不同区域中“□”形纹的意义：

1. “□”形纹出现在无名指下的1线上，提示可能患有肺结核。若“□”形纹出现在1线中端，表示钙化点在肺门部。出现在1线靠近中指下，表示钙化点在肺尖部。出现在近小指下，则表示钙化点在肺下部；

2. “□”形纹出现在肾区的3线上，提示曾做过肾结石手术。需要注意的是，肾结石手术后，肾区的“□”形纹应该慢慢消退，最终消失，这说明肾结石复发的可能性很小。如果“□”形纹没有消退，反而继续加深，提示肾结石很容易复发，要及早预防；

3. “□”形纹出现在中指下2线上，提示头部有过较严重的创伤，脑部曾受到震荡。情况严重的会导致癫痫、神志异常、偏瘫等，轻者会出现记忆力减退、头痛、头晕等症状。如果“□”形纹浅淡，提示外伤对脑部的影响较小，纹理深刻，提示外伤对脑部的影响较大；

4. “□”形纹出现在2线尾端，提示曾做过腹部手术。如果手术后此纹一直不消失，反而变深，变清晰，则提示手术部位有粘连，一定要尽快采用外敷药化解粘连；

5. “□”形纹出现在3线上端，提示胸部曾有过挤压伤或曾患过胸膜结核；

6. “□”形纹出现在3线尾端，多提示曾做过子宫肌瘤手术、卵巢囊肿手术、子宫内膜异位手术、宫外孕手术或其他癌症手术；

7. “□”形纹出现在巽位，提示做过胆囊手术；

8. 除肺部结核外，长时间的咳嗽、咳痰也会在1线上出现“□”形纹；

9. 3线中部出现大的“□”形纹，提示曾做过胸部手术或有胸膜粘连；

10. 1线末端中指下出现“□”形纹，提示有家族性食道癌史，是食道癌的信号；

11. 若鼻区出现“□”形纹，并有凸起不明显的青暗色斑点，还伴有9线出现，提示患有过敏性鼻炎。

不同形状的“□”形纹

“□”形纹是由四条短线组成的长方形或正方形的纹，它主要表示曾有手术和外伤史，或病情已稳定，正在恢复健康。

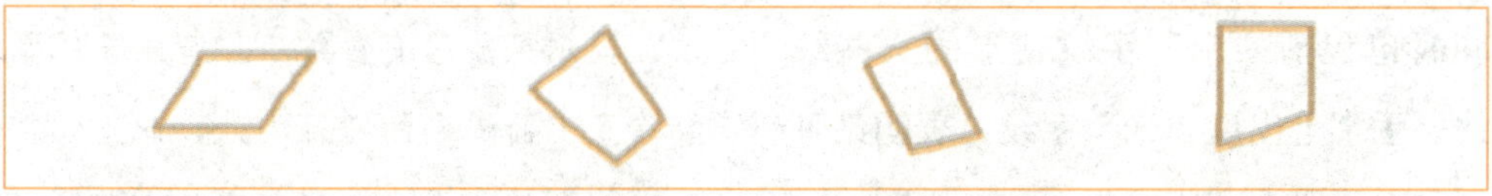

1线上出现“□”形纹

“□”形纹出现在无名指下的1线上，提示可能患有肺结核

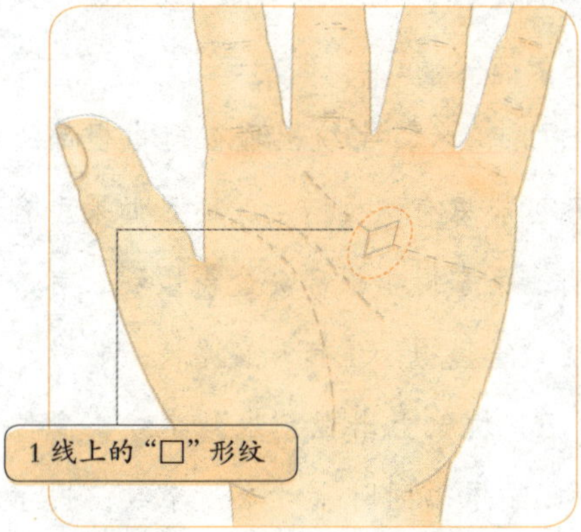

3线肾区出现“□”形纹

“□”形纹出现在3线肾区，提示曾做过肾结石手术

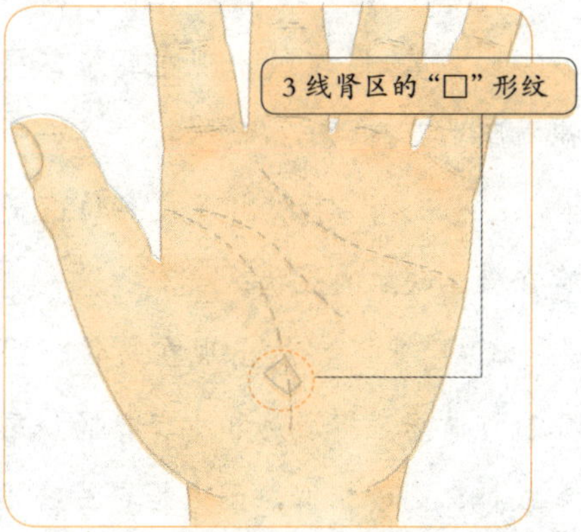

中指下2线出现“□”形纹

“□”形纹出现在中指下2线上，提示头部曾有较严重的创伤，脑部受到过震荡

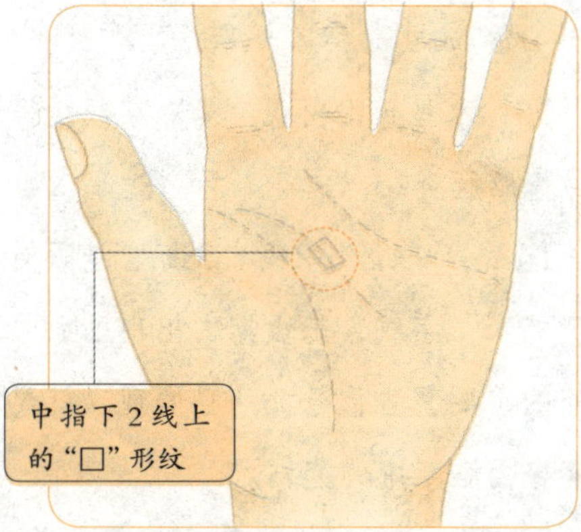

1线末端出现“□”形纹

1线末端中指下出现“□”形纹，提示有家族性食道癌史，易患食道癌

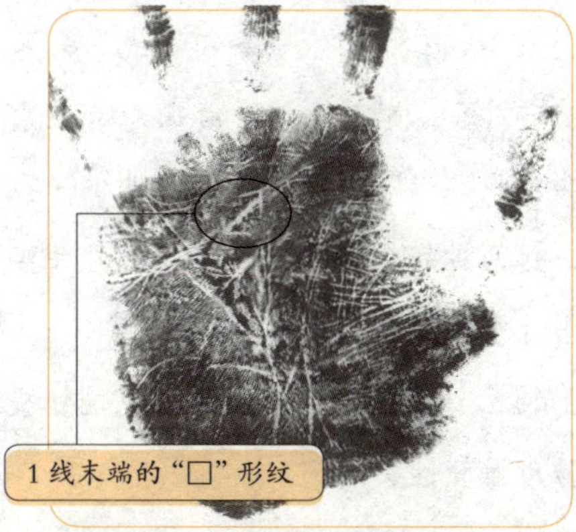

脏器气滞血淤——“米”字纹

“米”字纹多由三四条短纹组成，同时也包括“米”字纹变形的一些纹线。手掌上出现“米”字纹，表明某脏器存在气滞血淤的现象。

◉不同区域中“米”字纹的含义：

1．“米”字纹出现在巽位，提示患有胆结石；

2．“米”字纹出现在离位，提示存在心肌缺血的症状；

3．“米”字纹出现在震位，提示患有胃溃疡。胃溃疡和十二指肠溃疡的掌纹特征比较相似，无论是胃溃疡还是十二指肠溃疡，十指合拢后，指间缝隙都较宽，且1线过长延伸到巽位，震位平坦松软。它们的不同之处在于，十二指肠溃疡患者的掌面长度大于掌指的长度，且3线内侧多有一条细副线，副线上有较多6线横切。而胃溃疡患者在震位会出现“米”字纹。需要说明的一点是，这两种病症的病理纹出现在左手要比出现在右手的病理意义更大；

4．“米”字纹出现在2线尾端，提示易患血管性头痛；

5．“米”字纹出现在3线肾区或坤位，提示可能患有肾结石。肾结石的掌纹除了上面提到的特征之外，此处还常出现暗灰的小点或高低不平的小脂肪颗粒集聚的征象。少纹掌的人也不能忽视肾结石的发生，此病的发病率很高；

6．“米”字纹出现在3线内侧，提示易患心绞痛；

7．“米”字纹出现在拇指根部，提示可能患有颈椎增生，而且如果患有此病，手掌拇指根部会变得僵硬，有条锁状的隆起物，还有青筋浮起；

8．坎位上出现“米”字纹，离位上和3线末端同时有“米”字纹，提示要防止心绞痛和猝死的发生；

9．火星平原上半部，即心区，出现“米”字纹，提示可能患有急性心肌炎、心绞痛，且表明病程很长，病情较重；

10．木星丘内出现“米”字纹，提示易患脑膜炎；

11．心一区、2线、3线尾部同时出现“米”字纹，是近期内出现脑血管意外的重要警告信号，一旦发现，就要高度警惕脑卒中的突发。

不同形状的“米”字纹

“米”字纹多由三四条短纹组成，此外还包括“米”字纹的各种变形纹。这种纹主要表示某脏器存在气滞血淤的现象。

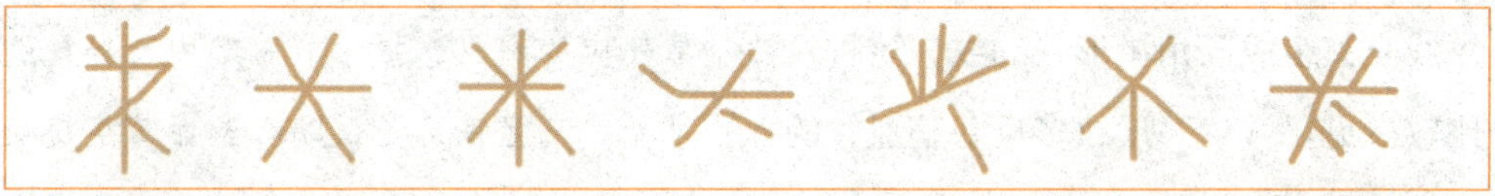

离位出现“米”字纹

“米”字纹出现在离位，提示存在心肌缺血的症状

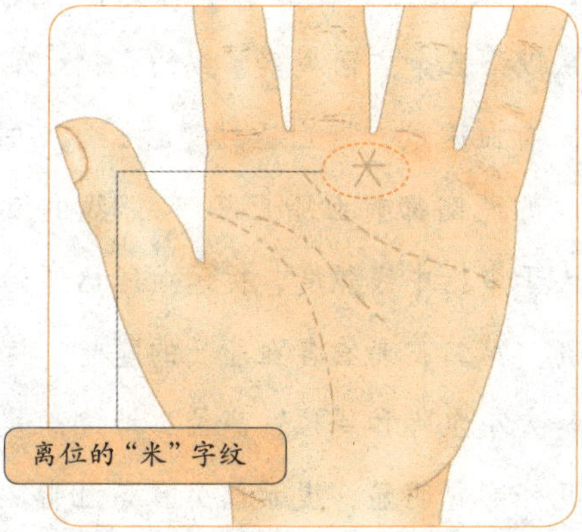

震位出现“米”字纹

“米”字纹出现在震位，提示患有胃溃疡

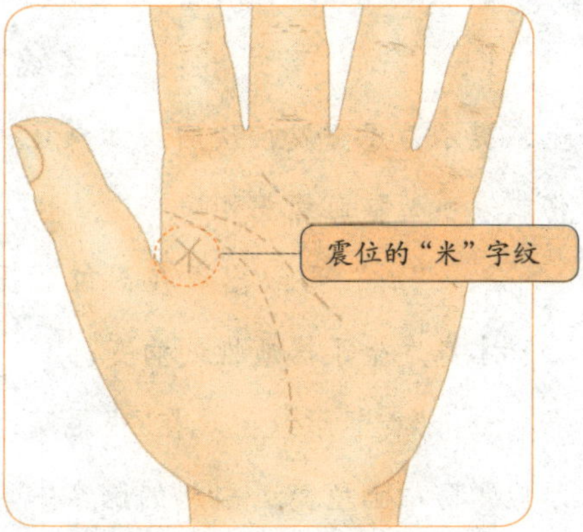

巽位出现“米”字纹

“米”字纹出现在巽位，提示患有胆结石

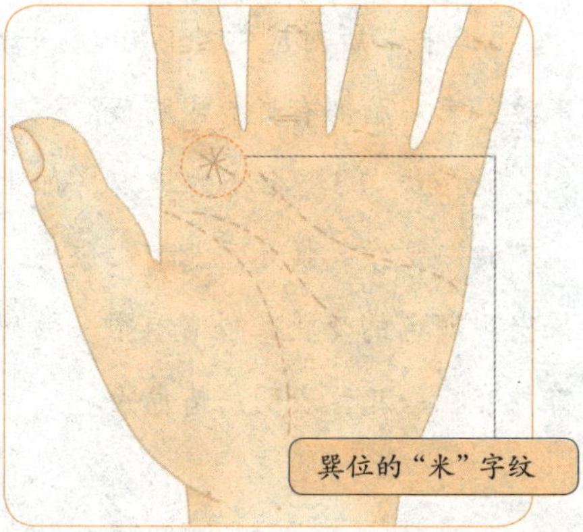

2 线尾端出现“米”字纹

“米”字纹出现在 2 线尾端，提示易患血管性头痛

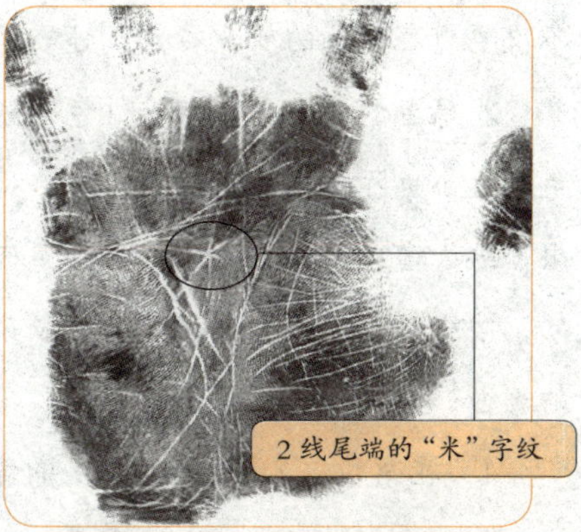

突发性疾病先兆——“☆”形纹

“☆”形纹是由多条或多条以上的纹线交叉组成五角星形状的纹，这种纹比较少见。“☆”形纹多反映脑血管的突发病。

● 不同区域中“☆”形纹的意义：

1．“☆”形纹出现在3线或2线上，提示易患突发性疾病，如癫狂、脑伤或缺血型脑血管意外病变；

2．“☆”形纹出现在离位，提示心脏本身发生了器质性的病变；

3．“☆”形纹出现在2线尾端，提示应预防心血管意外引起的脑卒中。脑卒中在突发前会有先兆症状，高血压或心脏病患者，只要在太阳穴处看到严重弯弯曲曲的静脉怒张，就表明要发生脑卒中，也可能引起偏瘫。脑卒中的诊断不仅要观察掌纹的变化特点，还要观察掌色。患者的手掌多呈点状红色或紫红色，大小鱼际会出现暗红色斑点，拇指根部纹线增多，色泽青暗，手部肌肉松软，按压凹陷无弹性，这些都是脑卒中的表征；

4．在离位、2线尾端、3线尾端出现“☆☆☆”（或是“米米米”），即三星呼应的现象，提示有脑卒中、猝死的可能。三星呼应是反映心脑血管疾病最重要的病理纹，如果发现老年人的手上有这样的病理纹，要高度警惕，及时检查，防止疾病的突然发生。需要提醒的是，如果家族中有脑卒中病史，一定要从以下三个方面观察掌纹的变化：第一，看血压纹，若血压纹穿过1线，并在线的两侧都有血脂丘隆起，3线的弧度大于中指中线弧度，提示血压已开始升高。第二，要看各血脂丘的隆起，特别是大小鱼际和巽位、离位、坤位，若这几处隆起明显，提示已患有高血脂。最后还要观察离位、2线尾端、3线尾端是否有“米”字纹或“☆”形纹。如果符合这三个方面中的任意一个，都有突发脑卒中的可能；

5．手掌所对应的头区出现“☆”形纹，表明脑部有炎症或脑萎缩；

6．2线与3线相交的地方，如果出现“☆”形纹，提示已患有心脏病，如果出现颜色的变化，或者有很多的病理符号套在一起，表明病情危险。

不同形状的“☆”形纹

“☆”形纹是由多条或多条以上的纹线交叉组成五角星形状的纹。这种纹主要反映脑血管的突发病。

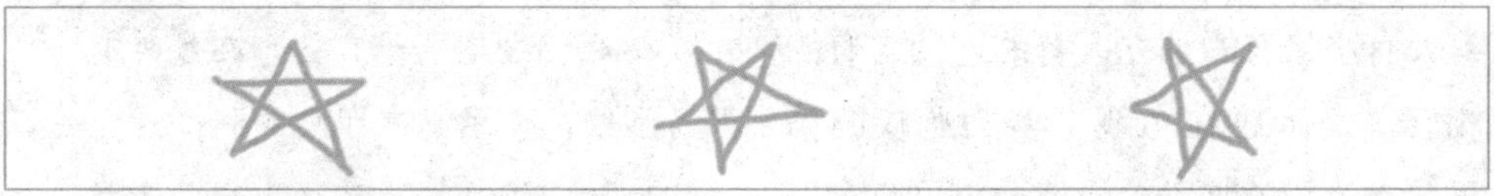

3线上出现“☆”形纹

“☆”形纹出现在3线上，提示易患突发性疾病

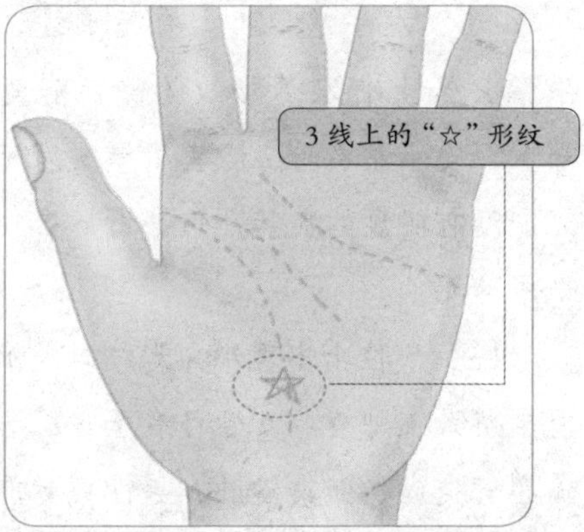

离位出现“☆”形纹

“☆”形纹出现在离位，提示心脏本身发生了器质性的病变

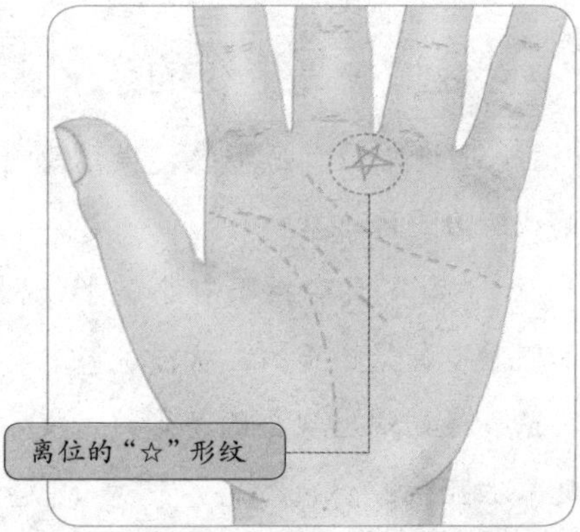

2线尾端出现“☆”形纹

“☆”形纹出现在2线尾端，提示预防心血管意外引起的脑卒中

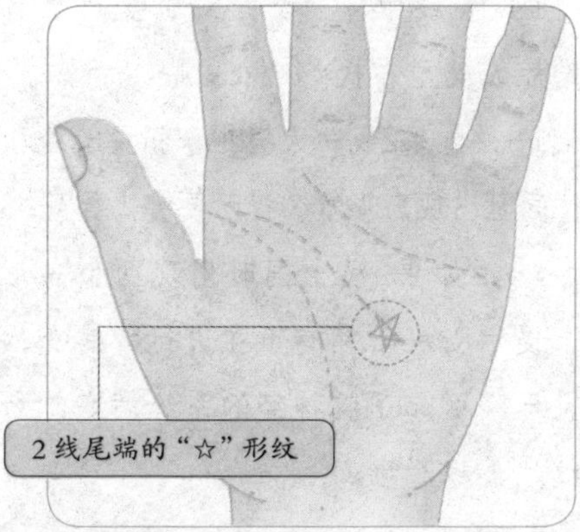

三星呼应

在离位、2线尾端和3线尾端出现“☆☆☆”，即三星呼应的现象，提示有脑卒中、猝死的可能

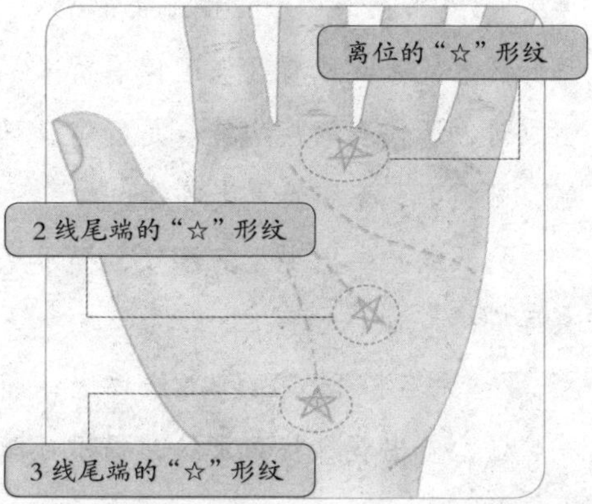

脏器出现肿瘤、囊肿——岛形纹

岛形纹的纹形像一个小岛，其范围有大有小，有的独立，有的连续，有的相套。岛形纹在主线上多为恶疾的信号，提示相关脏器功能障碍，可能有炎症肿块或肿瘤向恶性转化。而且岛形纹越小越有意义，过大的岛形纹只预示所在区域代表的脏器较虚弱。

◉不同区域中岛形纹的意义：

1. 1线始端有岛形纹，提示患有耳鸣或听力下降；

2. 1线在无名指下有小岛形纹，提示眼睛有屈光不正的症状；

3. 2线始端出现小的岛形纹，提示有眩晕的症状；

4. 2线尾端有较大的岛形纹，提示易患脱发；

5. 仅4线上出现岛形纹，提示患有肝囊肿(过度疲劳所致)。如果同时再伴有13线、12线、9线和过长的6线，且肝区纹线紊乱或胃区僵硬伴有“米”字纹时，所代表的疾病就会是肝癌、胃癌、肝损害、萎缩性胃炎等等；

6. 5线始端出现小岛形纹，提示患有痔疮；

7. 无名指下，1线与2线之间，即乳腺区，若出现叶状岛形纹，提示可能患有乳腺增生；

8. 3线尾端子宫区，在线外有小的岛形纹，提示患有卵巢囊肿；

9. 3线尾端生殖区出现岛形纹，提示患有子宫肌瘤；

10. 3线尾端前列腺区有岛形纹，提示患有前列腺肥大症；

11. 左手掌2线上有岛形纹，右手掌2线上有双菱形纹（恶性病变符号），提示左右心房心室有严重病变，可能没有明显的症状，但易引发心脏病造成猝死；

12. 坎位上出现小岛形纹，提示患有生殖系统肿瘤。女性可有子宫肌瘤、输卵管炎症、卵巢囊肿；男性可有前列腺肥大、增生、肿瘤；

13. 火星平原上半部出现岛形纹，表示可能有遗传性心脏病，而且患有动脉硬化；

14. 2线中部有岛形纹，提示患有眩晕症或美尼尔氏综合征；

15. 如果2线、大拇指掌指关节处和坎位同时出现岛形纹，提示要警惕猝死；

16. 如果2线上同时出现两个岛形纹，提示心房心室有正在进行的病变，而且已经引起了脑神经的系统病变，岛形纹越大越严重。

不同形状的岛形纹

岛形纹的纹形像一个小岛，其范围有大有小，或独立，或连续，或相套。此纹多提示某脏器有炎症肿块或肿瘤向恶性转化。

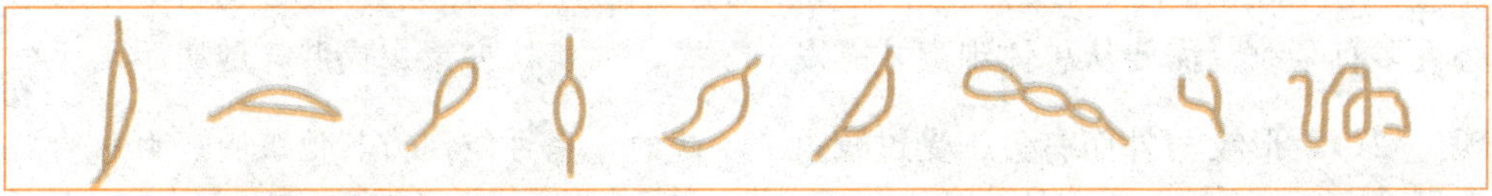

1线上出现岛形纹

无名指下的1线上有小岛形纹，提示眼睛有屈光不正的症状

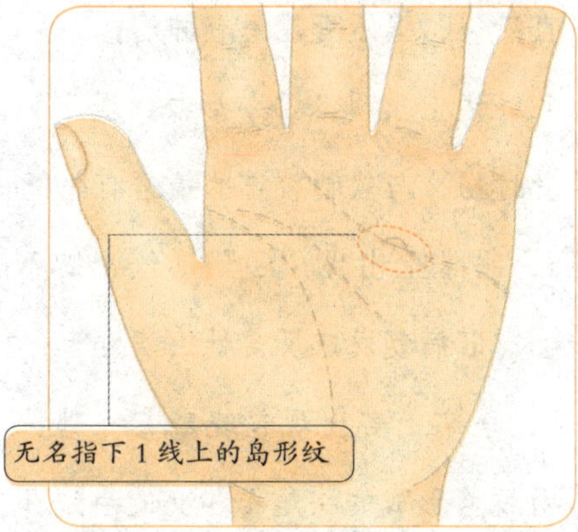

2线始端出现岛形纹

2线始端出现小的岛形纹，提示有眩晕的症状

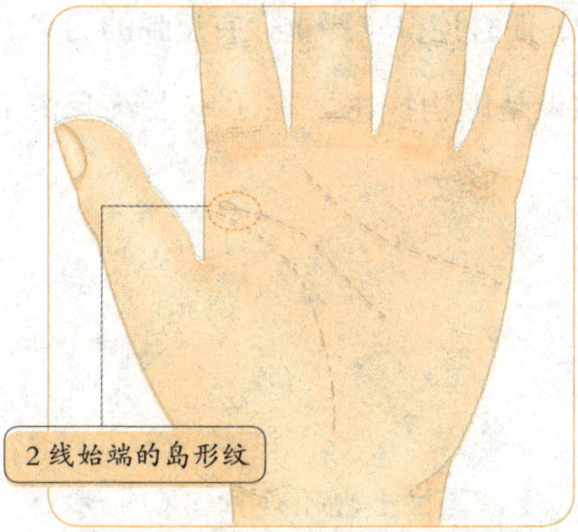

坎位出现小岛形纹

坎位上出现小岛形纹，提示患有生殖系统肿瘤

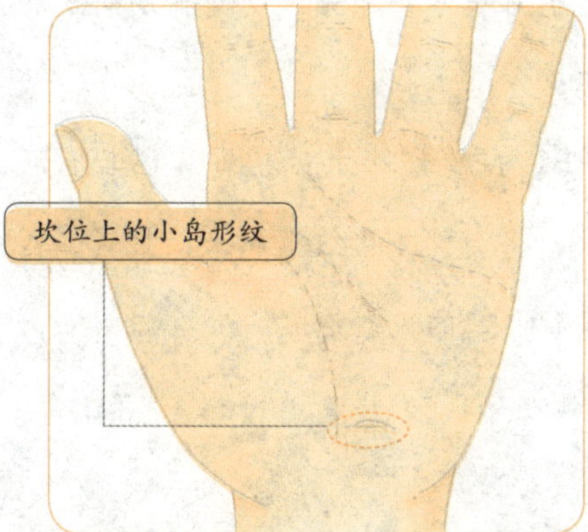

1线始端出现岛形纹

1线始端有岛形纹，提示患有耳鸣或中耳炎，听力下降

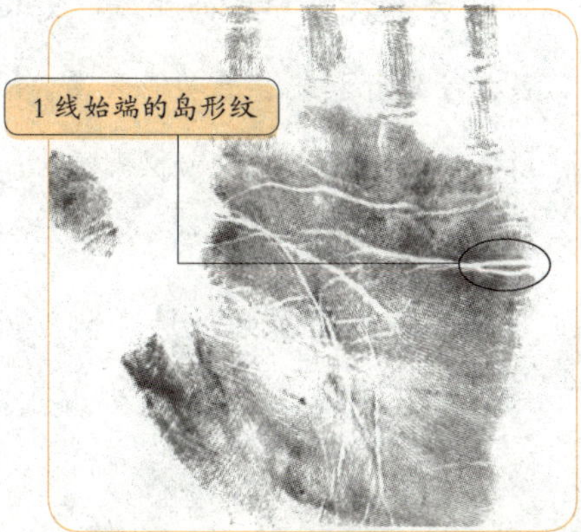

第四章 预示疾病的信号——病理纹

软物撞伤的痕迹——“○”形纹

“○”形纹形状就像圆环，而且环心大多有杂纹，需要从总体观察才能发现。“○”形纹与外伤有关，受过较重外伤后一般可在掌上留下“○”形纹。

“○”形纹在手掌上是很少见的，若出现这种纹，提示曾受到过软物撞击，而且撞得较严重，有反弹的力量。如果是硬物撞击，在手掌上就会留下“□”形纹。

不同区域中“○”形纹的意义：

1．巽位出现不规则“○”形纹，提示患有脂肪肝。这种病是因为各种内因和外因造成的脂肪在肝脏中的过量堆积。脂肪肝不仅会促进动脉粥样硬化的形成，还会诱发或加重高血压、冠心病，甚至导致肝硬化、肝功能衰竭、肝癌，所以一旦发现此病，应积极防治；

2．如果1线中部被“○”形纹盖住，提示可能患有肺病。肺病包括肺脏的各种病症，中医认为是由于外邪侵袭，或痰饮内聚，或肺气肺阴不足所引起的，也可能因为其他脏腑、血脉的病症迁延所导致，包括肺炎、肺结核、肺气肿等疾病；

3．手掌上出现“○”形纹，且2线平直断裂，提示可能患有肿瘤；

4．2线上出现“○”形纹，提示头部曾受过伤，与软物较重的撞击有关；

5．手掌上出现“○”形纹，提示可能会有旧病复发或反复性疾病发生；

6．手掌上若出现包绕着某一部位的，由纹路形成的头尾不相交的半边环形，提示其所出现区域的对应脏腑有炎性增生；

7．有时手掌上“○”形纹的出现，也可提示泌尿系统病变和疾病发展初起；

8．在胃切除术后，胃二区若有环形纹，将会被方格纹框起来，且胃二区有条状凸起的光滑疤痕。

不同形状的“○”形纹

“○”形纹的形状就像圆环，而且环心大多有杂纹。此纹多提示曾受到过软物严重撞击。

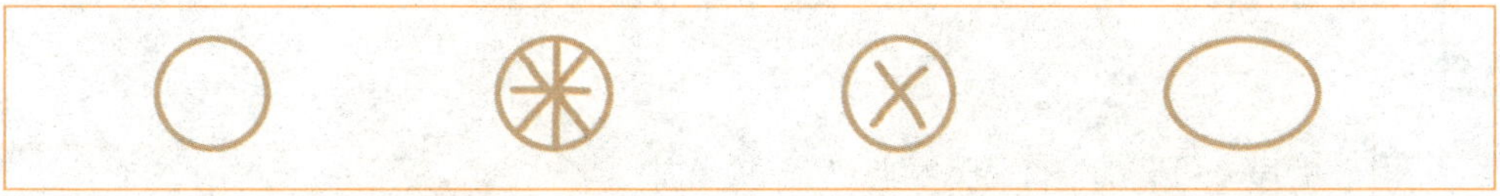

巽位出现“○”形纹

巽位出现不规则“○”形纹，提示患有脂肪肝

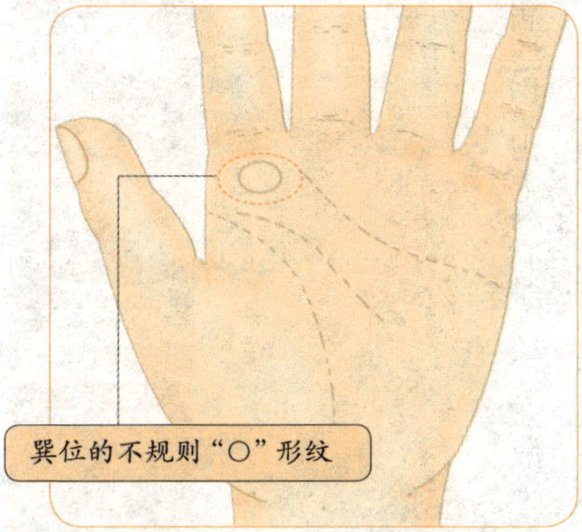

1线中部出现“○”形纹

1线中部被“○”形纹盖住，提示可能患有肺病

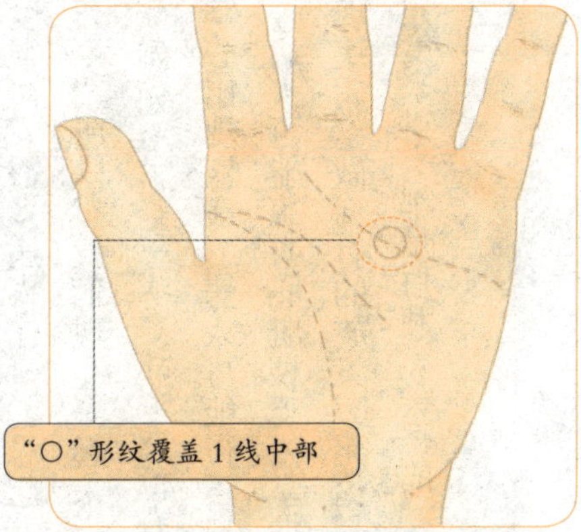

“○”形纹伴有2线断裂

手掌上出现“○”形纹，且2线平直断裂，提示可能患有肿瘤

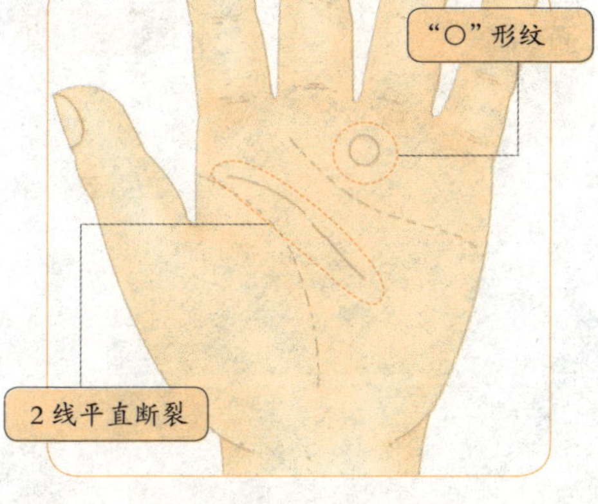

2线上出现“○”形纹

2线上出现环形纹，提示头部曾受过伤，与软物较重的撞击有关

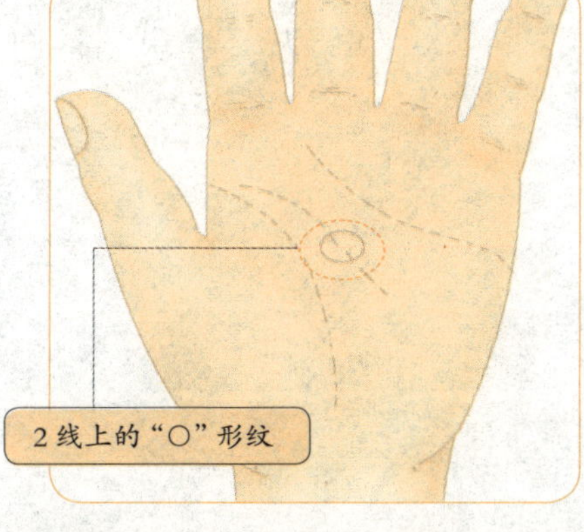

下篇 观手纹识病症

第五章 心脑血管疾病

心脑血管疾病泛指由于高脂血症、血液黏稠、动脉粥样硬化、高血压等所导致的心脏、大脑及全身组织发生缺血性或出血性疾病的通称。血管疾病包括白血病、高血压、冠心病、心绞痛等。因为心脑血管疾病发病的速度很快，很多病人在毫无思想准备的情况下，就有可能脑卒中，甚至死亡，所以，我们现在一起来学习一下有关心脑血管疾病的手纹知识。例如：手掌1线紊乱，离位有星形纹，病人可能患有低血压；手掌掌心出现13线，病人可能得了白血病；手掌1线和2线都有岛形纹出现，病人可能患有心肌梗死。掌握一些基本的手诊知识可以让你及早发现疾病，做到有的放矢，无论是从经济角度、家庭角度，还是从健康角度来讲，都是百利无一害的。

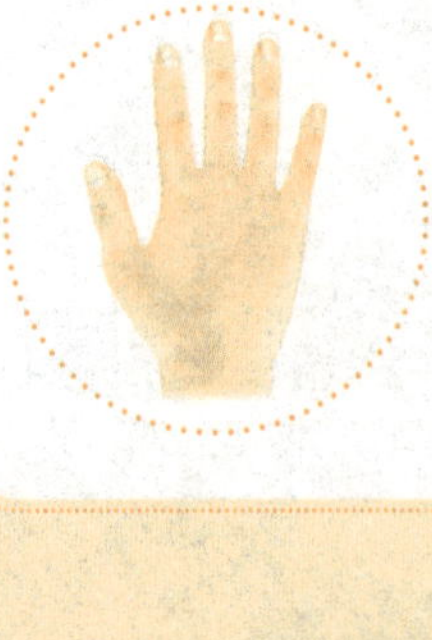

本章看点

白血病 掌心出现13线

白血病是造血系统的一种恶性疾病，其特征为白细胞及其幼稚细胞（即白血病细胞）在骨髓其他造血组织中异常增生，浸润各种组织。白血病分为急性白血病与慢性白血病两类。

症状：（1）贫血，早期即可发生贫血，表现为面色白、头晕、心悸等。（2）出血，是白血病的常见症状。出血部位可遍及全身，尤以鼻腔、口腔、牙龈、皮下、眼底常见，也可有颅内、内耳及内脏出血。（3）发热，体温在37.5～40℃或更高，时有冷感，但不打寒战，表现为弛张热、间歇热或不规则热。

病因：（1）病毒因素：RNA肿瘤病毒对鼠、猫、鸡和牛等动物的致白血病作用已经肯定；（2）化学因素：一些化学物质有致白血病的作用；（3）遗传因素：有染色体畸变的人群，白血病的发病率高于正常人。

手诊流程：（1）指甲淡白无华，掌心时或微有汗出。（2）大、小鱼际等肌肉相对丰厚处，红、白斑点相间分布，明堂中央萎黄低凹，手心温度升高，出现不规则片状红晕。眼一区有暗黑斑点。肝区色泽青暗有肿起，触之碍手，按压产生胀感。脑二区有青筋呈现。肺二区颜色淡白无华。（3）掌心出现13线，即2线延伸至手掌尺侧缘。

食疗保健：白血病患者应摄入高蛋白饮食，特别是多选用一些质量好、消化与吸收率高的植物性蛋白和豆类蛋白质，如豆腐、豆腐脑、豆腐干、腐竹、豆浆等，以补充身体对蛋白质的需要。多摄入含铁质丰富的食物，白血病的主要表现之一是贫血，所以在药物治疗的同时，鼓励病人经常食用一些富含铁的食物，如豌豆、黑豆、绿色蔬菜、大枣、红糖、黑木耳、芝麻酱等。

◆少食多餐，切忌暴饮暴食◆ 健康贴士

白血病患者，尤其在治疗过程中，消化系统往往会出现诸多反应，如恶心、呕吐、腹胀、腹泻等症状，此时可采取少食多餐的进食方法，或在三餐之外，增加一些体积小、热量高、营养丰富的食品，如糕点、面包、猕猴桃、鲜蔬汁等。

判别与诊断

色泽特征

如果手掌对应的眼区、肝区、脑区和肺区都有不同程度的颜色变化，要引起足够的重视

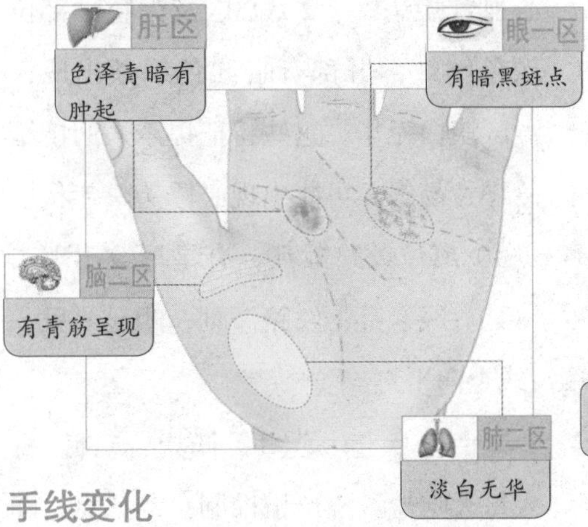

八卦星丘

大鱼际肌肉相对丰厚处，红、白斑点相间分布，明堂中央萎黄低凹，手心温度升高，出现散在不规则片状红晕

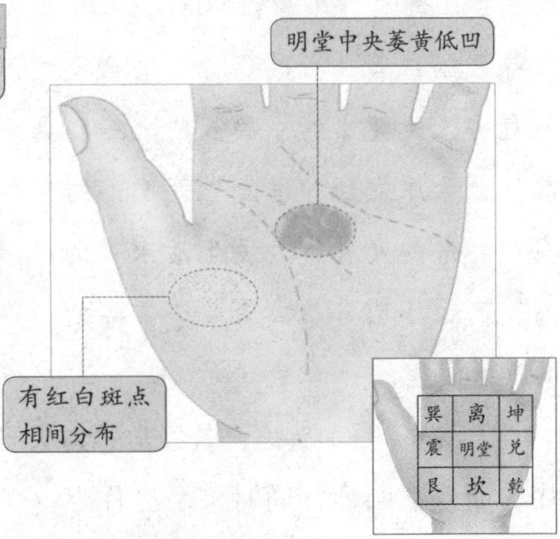

手线变化

2 线延伸到掌尺侧缘，掌心出现 13 线，这是白血病进一步加重的征兆

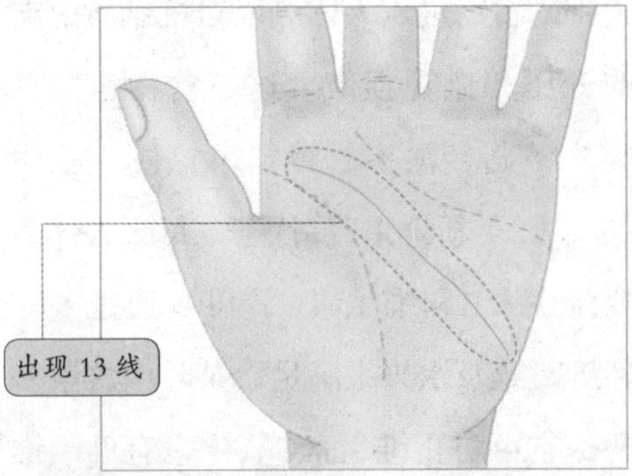

墨印手纹展示

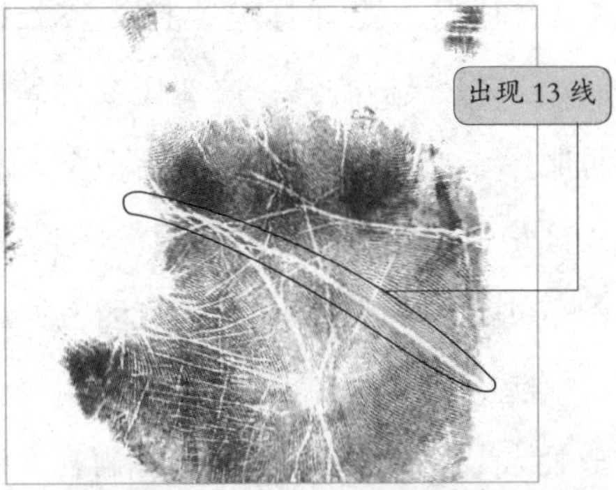

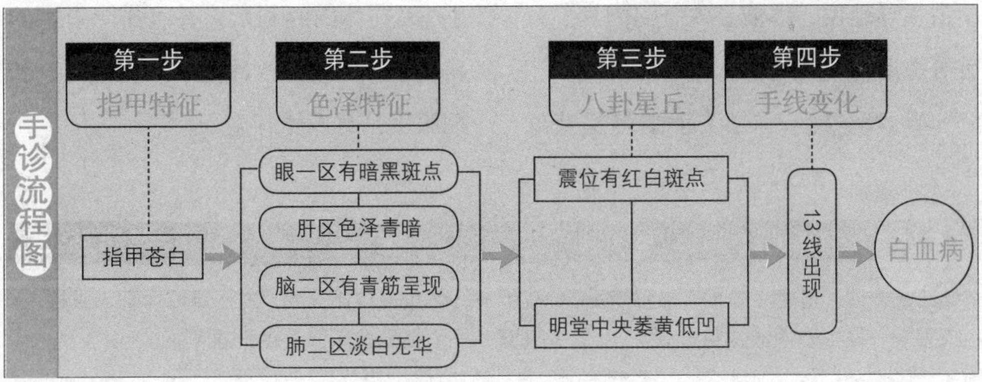

高血压 1线紊乱，离位有星形纹

高血压是一种世界性的常见疾病，世界各国的患病率高达10%～20%，并可导致脑血管、心脏、肾脏的病变，是危害人类健康的主要疾病之一。此病可分为原发性和继发性两类。随着我国经济的发展，人民生活水平的提高，高血压已日益成为一个重要的公共卫生问题。

症状：（1）头疼：若经常感到头痛，而且很剧烈，同时又恶心作呕，就可能是向恶性高血压转化的信号。（2）耳鸣：双耳耳鸣，持续较长时间。（3）气短心悸：高血压会导致心肌肥厚、心脏扩大、心功能不全，这些都是引起气短心悸的原因。（4）眩晕：可能会在突然蹲下或起立时发作。

病因：此病病因尚未十分明确，一般认为高级神经中枢功能障碍在发病中占主导地位，体液、内分泌因素、肾脏等也参与发病过程。

手诊流程：（1）手掌多呈紫红色。表明心脏及微循环失常，易发生心血管疾患。（2）心区及大鱼际部位颜色鲜红，肝部有暗红色线条出现，肾区淡白无华，这些特征提示人的情绪急躁、易怒，可能出现心悸头晕症状。（3）离位纹路散乱，有星形纹出现。（4）1线紊乱，纹路深刻，明显易见。2线走向平直。

食疗保健：（1）低盐+高钾。每人每天吃盐量应严格控制在2～5克，即约一小匙。应尽量少吃或不吃咸菜。富含钾的食物进入人体可以对抗钠所引起的升压和血管损伤，这类食物包括豆类、冬菇、黑枣、杏仁、核桃、花生等。（2）新鲜果蔬+饮茶。每天人体需要维生素B和维生素C，可以通过多吃新鲜蔬菜及水果来满足。茶叶内含茶多酚，它可防止维生素C氧化，有助于维生素C在体内的利用，并可排除有害的铬离子。因此每天冲泡4～6克茶叶，长期服用，对人体有益。

◆远离高血压的八字箴言◆ 健康贴士

低盐——盐，危害生命的"秘密杀手"。减肥——体重减少1千克，血压下降1毫米汞柱。
减压——保持心情愉快每一天。限酒——酒精是血压升高的助推剂。

判别与诊断

色泽特征

当手掌的心区颜色鲜红，肝区有暗红色线条出现，肾区淡白无华时，人的情绪急躁、易怒，会经常觉得头昏

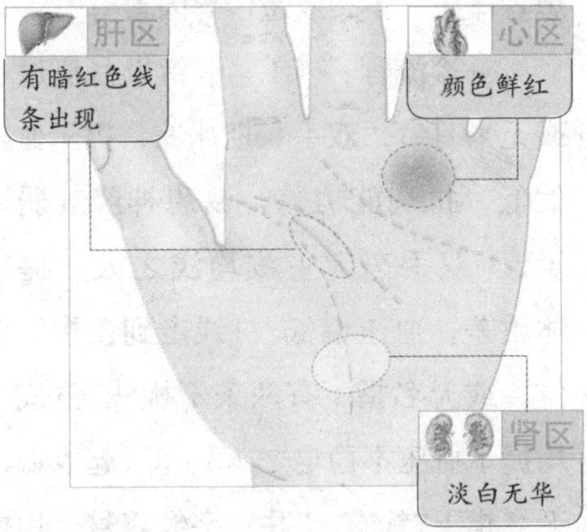

八卦星丘

离位纹路散乱，不规则，有星形纹出现，表明高血压可能导致脑卒中

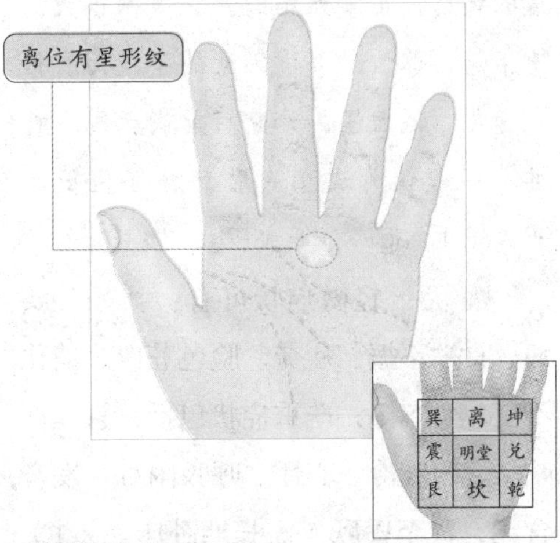

手线变化

高血压病变化最大的就是 1 线和 2 线，观察这两条线就可以判断病情，及早采取治疗措施

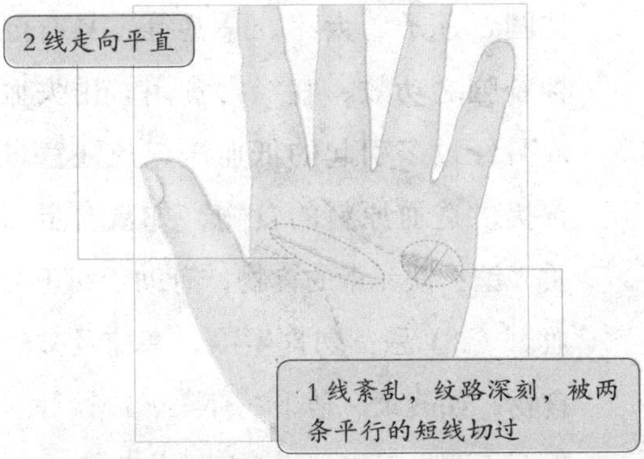

墨印手纹展示

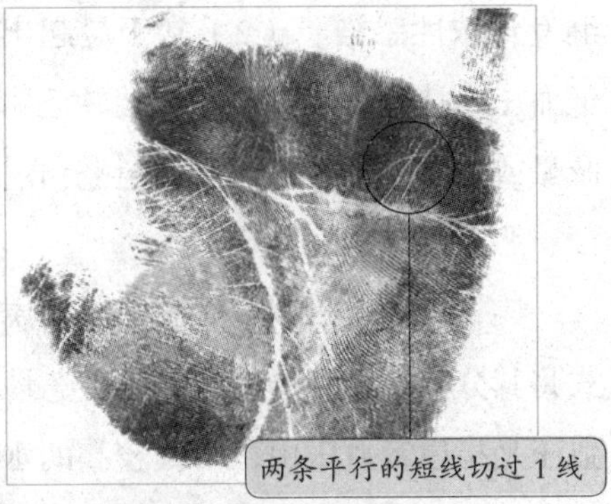

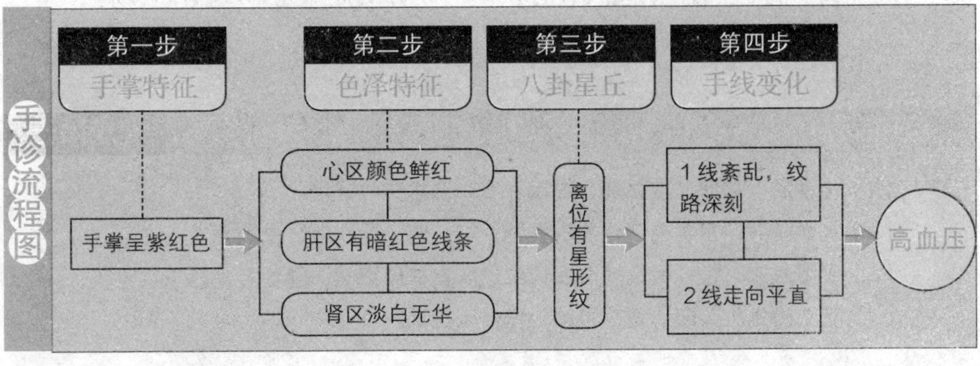

低血压 1线被干扰，无名指下有“井”字纹

低血压是指体循环动脉压力低于正常的状态。正常血压的变化范围很大，随年龄、体质、环境因素的不同而有很大变化。低血压的诊断目前尚无统一标准，一般认为成年人肱动脉血压低于90／60 mmHg即为低血压。

症状：轻微症状可有：头晕、头痛、食欲不振、疲劳、脸色苍白、消化不良、晕车等；严重症状包括：直立性眩晕、四肢冷、心悸、呼吸困难、发音含糊，甚至昏厥，需长期卧床。（1）多尿、烦渴、多饮、多食、乏力，易伴继发化脓性感染。（2）常于晨起出现低血压，站立时头昏眼花、腿软乏力、眩晕或昏厥，昏厥时伴有面色苍白、出汗、恶心、心率改变等。

病因：一般根据低血压的起病形式将其分为急性和慢性两大类，急性低血压是指患者血压由正常或较高的水平突然明显下降；慢性低血压是指血压持续低于正常范围的状态，其中多数与患者体质、年龄或遗传等因素有关。

手诊流程：（1）中指半月痕过小或无半月痕，双手长期冰凉，提示血压偏低，抗病能力差，易患神经衰弱。（2）双手三大主线均浅之人，提示体质差，血压偏低。1线走到食指下巽位，或无名指下有两条干扰线交1线，均提示血压不稳定。（3）3线起点低，无名指下7线有“井”字纹符号，均提示血压偏低。

食疗保健：（1）宜：荤素搭配。桂圆、莲子、大枣、桑葚等，具有健神补脑之功效，宜经常食用。由失血或月经过多引起的低血压，应注意进食提供造血原料的食物，如富含蛋白质、铜、铁元素的食物，有助于纠正贫血。（2）忌：勿食生冷、寒凉及破气食物，如菠菜、萝卜、芹菜、冷饮等。千万不要吃玉米等降血压食物！

◆日常生活预防◆ 健康贴士

（1）常淋浴以加速血液循环，或以冷水、温水交替洗足。

（2）加强营养，多食易消化蛋白食物，如：鸡、蛋、鱼、牛奶等。

（3）早上起床时，应缓慢地改变体位，防止血压突然下降。

（4）晚上睡觉将头部垫高，可减轻低血压症状。

判别与诊断

指甲半月痕

指甲半月痕的大小、有无在很大程度上可以判断血压的高低状况

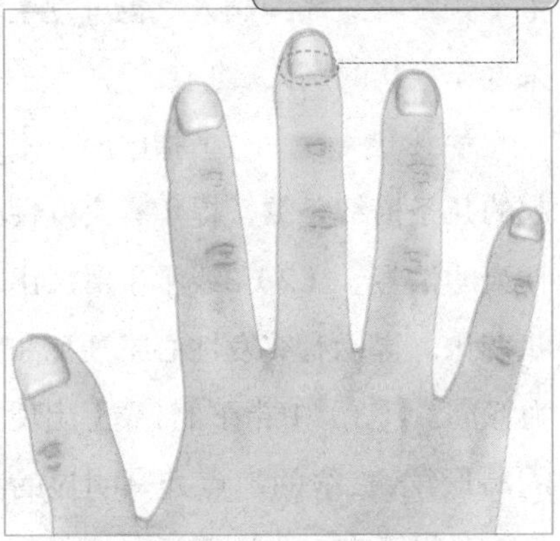

手线变化

手掌三大主线纹路很浅，且有干扰线，提示体质差，血压偏低

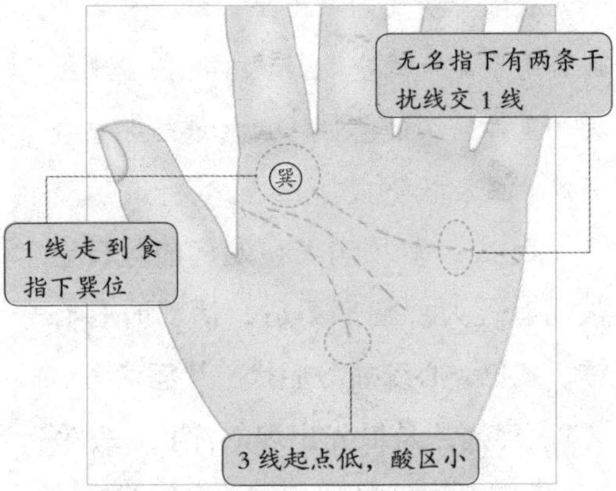

手纹变化

“井”字纹的出现，表明炎症时间长，变化慢，不发生实质性的病变

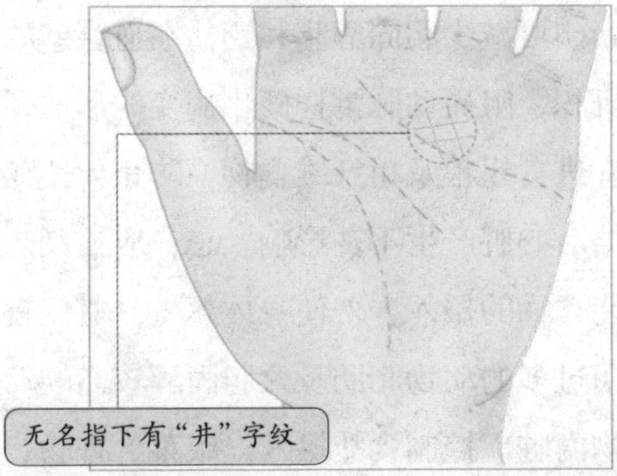

墨印手纹展示

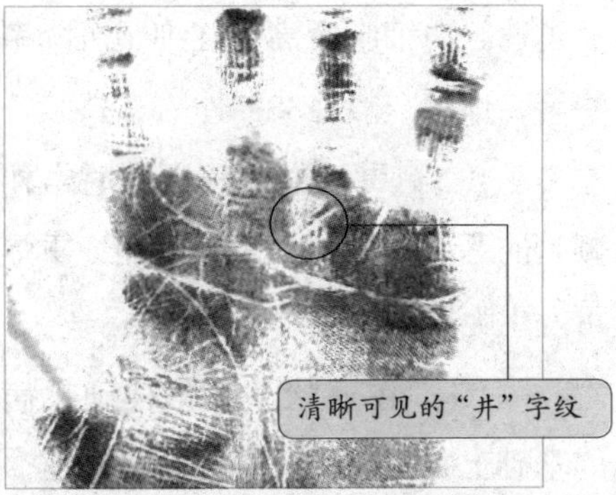

手诊流程图

第一步 指甲特征：半月痕过小或者没有 →

第二步 手线变化：1 线走到食指下巽位；无名指下有两条干扰线交 1 线；3 线起点低，酸区小 →

第三步 手纹变化：无名指下有“井”字纹 →

低血压

心肌梗死 1线和2线都有岛形纹出现

心肌梗死是指心肌的缺血性坏死。在冠状动脉病变的基础上，冠状动脉的血流急剧减少或中断，使相应的心肌出现严重而持久的急性缺血，最终导致心肌的缺血性坏死。

症状：多数病人在发病前数日至数周有乏力、胸部不适，活动时有心悸、气急、心绞痛等症状。其症状为：（1）疼痛，是最先出现的症状，疼痛部位和性质与心绞痛相同，多无明显诱因，常发生于安静时，程度较重，持续时间较长。（2）全身症状有发热、心动过速、白细胞增高和红细胞沉降率增快等，体温一般在38℃左右，持续一周左右。（3）胃肠道疼痛剧烈时常伴有频繁的恶心、呕吐和上腹胀痛，重症者可发生呃逆。

病因：在冠状动脉粥样硬化病变的基础上并发粥样斑块破裂、出血、血管腔内血栓形成、动脉内膜下出血或动脉持续性痉挛，使管腔迅速发生持久而完全的闭塞导致死亡。心肌梗死既可发生于频发心绞痛的病人，也可发生于原来并无症状的病人。

手诊流程：（1）指甲面上出现凸起的几条横线条纹，提示有突发性心肌梗死的信号。（2）3线不平滑，出现波状变化，提示有突发性心肌梗死和脑出血倾向。（3）中指下的1线上出现圆形的岛形纹，2线的起点处有明显的小岛形纹，提示有心肌梗死倾向。

食疗保健：补充维生素C和微量元素，以加强血管的弹性、韧性，微量元素碘可减少胆固醇脂和钙盐在血管壁的沉积，阻碍动脉粥样硬化病变的形成；宜进食粗粮及粗纤维食物，防止大便秘结对心脏产生不良影响。忌：应控制热能食物的摄入，勿使身体超重。避免食用过多的动物脂肪及含胆固醇较高的动物内脏。控制食盐摄入，咸菜、香肠、腌肉等最好不吃。

◆保持心情愉快，远离心肌梗死◆ 健康贴士

英国伦敦大学医学院的科学家研究发现：女性感觉越快乐，平均心率就越慢；而男性感觉越快乐，其体内皮质醇的水平就越低。人体内皮质醇水平过高，易患高血压、冠心病。心率慢一般都是心血管系统健康的表现，而纤维蛋白原水平低，则不易形成血栓。因此，经常保持愉悦心情的人更健康，患心血管病的风险更低。

判别与诊断

指甲特征

指甲面上出现有凸起的几条横线条纹，提示有突发性心肌梗死的可能

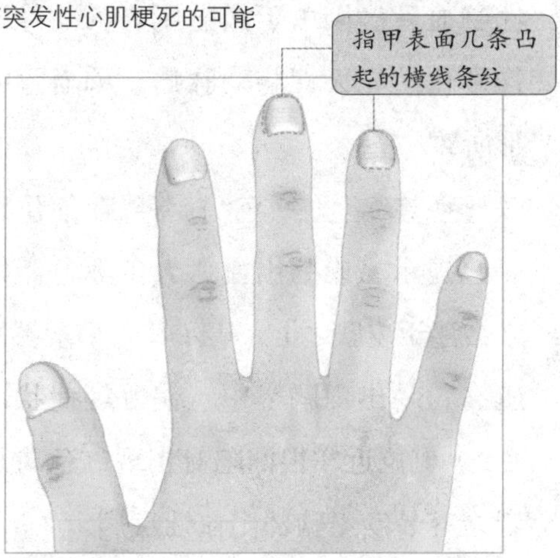

手线变化

3 线不平滑有波状起伏，为突发性心肌梗死的信号

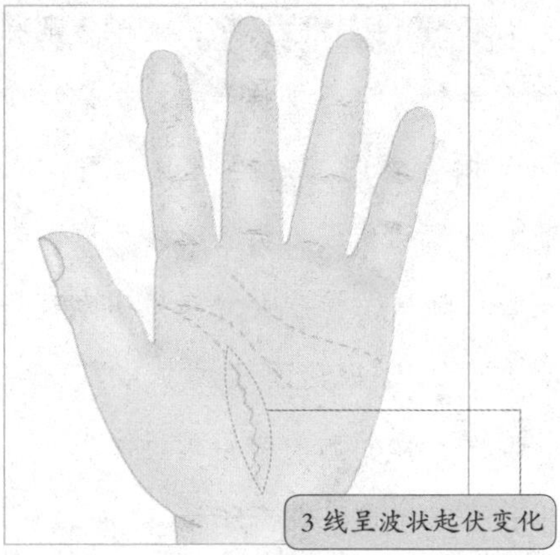

手纹变化

1 线上和 2 线的起点处出现叶状的岛形纹，提示有心肌梗死的倾向

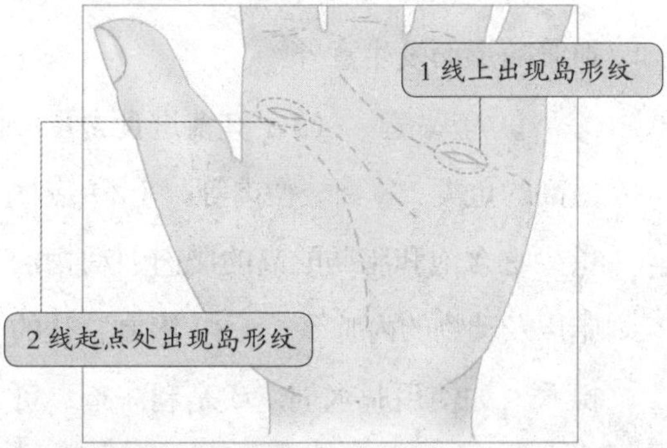

墨印手纹展示

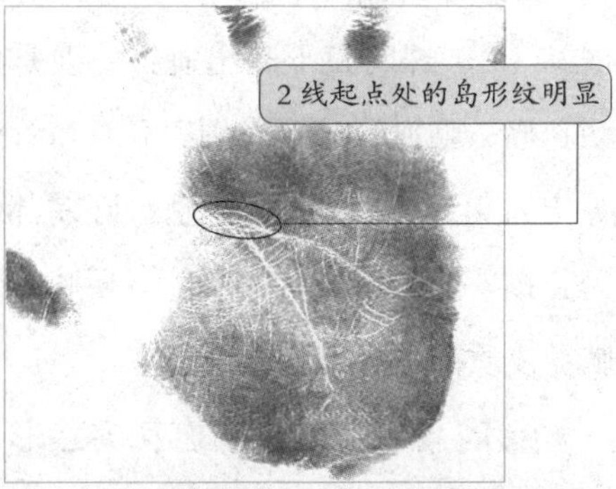

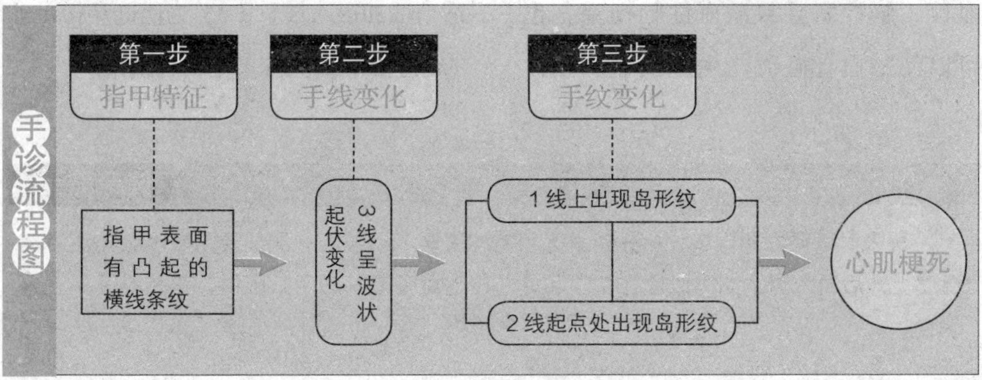

急性脑血管病 3线截断，1线有岛形纹

急性脑血管病是一种起病急骤的脑部血管循环障碍的疾病，临床上又称脑血管意外、卒中或脑卒中。据最近流行病学调查表明，急性脑血管病、心脏病、肿瘤已构成人类三大致死原因。我国许多地区急性脑血管病患病率高居世界首位，为此我国已成立诸多研究机构，对脑血管病的防治进行深入研究，以攻克这一世界性顽症。

症状：临床表现为头晕头痛、视力模糊、肢体偏瘫或不自主抖动，严重者可出现失明、眩晕、呕吐、四肢瘫痪。（1）蛛网膜下腔出血：主要是由动脉瘤、脑血管畸形或颅内异常血管网等出血引起。（2）脑出血：好发部位为壳核、丘脑、尾状核头部、桥脑、小脑、皮质下白质即脑叶、脑室。

病因：它可以使脑血管突然形成血栓，脑栓塞导致缺血性脑梗塞，也可以使脑血管破裂产生脑出血。出血性脑血管病则由于高血压、脑动脉粥样硬化、先天性脑动脉瘤、脑血管畸形所致。

手诊流程：（1）小鱼际部位发黑，提示易患脑出血。大鱼际色泽鲜红，浮于皮肤之上，表示其人平素易血压高，易出现脑卒中、偏瘫等症状。（2）乾位近掌根凹陷且出现红色斑点者，容易发生脑部出血性疾病。（3）2线和3线清晰，3线突然断截，消失不见，则是脑卒中、脑出血征兆。（4）1线有岛形纹，提示可能因脑血管瘤或脑血管畸形而发生意外。

食疗保健：（1）宜多进食含蛋白质高的鱼类、家禽、瘦肉等。（2）应尽量少吃含饱和脂肪酸高的肥肉、动物油脂以及动物的内脏等。（3）限制食盐的摄入，如使用脱水剂，或是利尿剂，可适当增加摄入量。（4）为保证获得足够的维生素，每天应多吃新鲜蔬菜。

◆日常生活需注意◆　健康贴士

醒来时不要立刻起床，应先请家人将室内变暖和。洗脸、刷牙要用温水。先让浴室温度上升后再入浴。如厕时应穿着暖和。外出时戴手套、帽子、围巾，穿大衣等，注意保暖。

判别与诊断

色泽特征

小鱼际部位发黑，提示易患脑出血。大鱼际色泽鲜红，易出现脑卒中、偏瘫

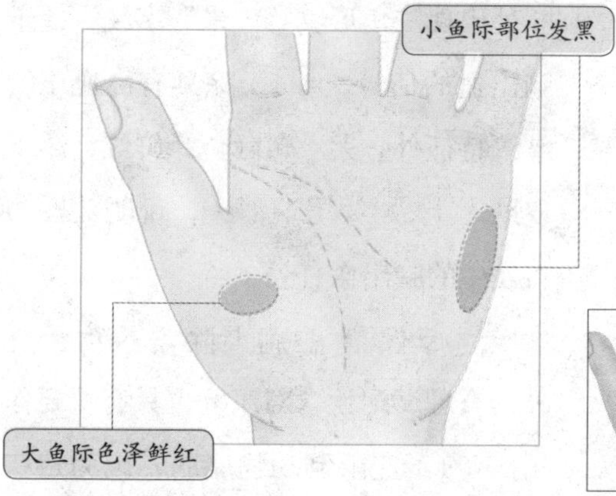

八卦星丘

乾位近掌根凹陷且有红斑点，易发生脑部出血性疾病

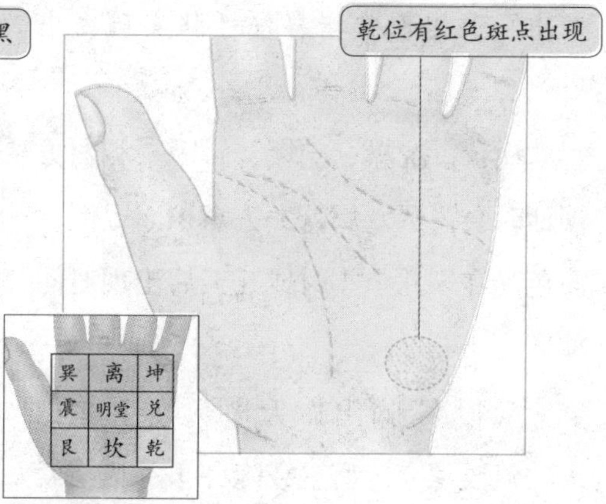

手线变化

2 线和 3 线清晰,3 线突然断截，消失不见，则是脑卒中、脑出血征兆

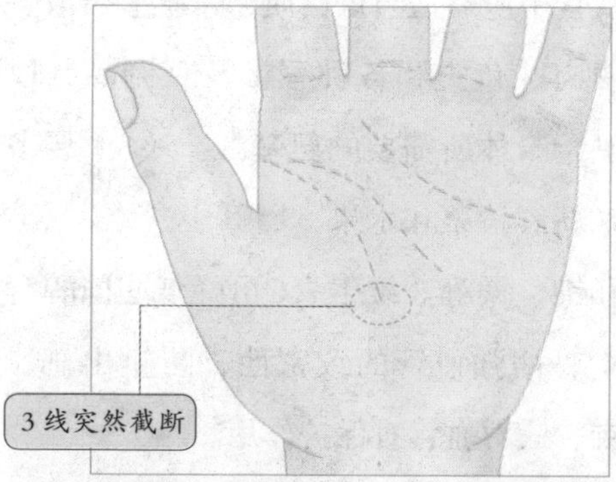

手纹变化

1 线有岛形纹，提示可能因脑血管瘤或脑血管畸形而发生意外

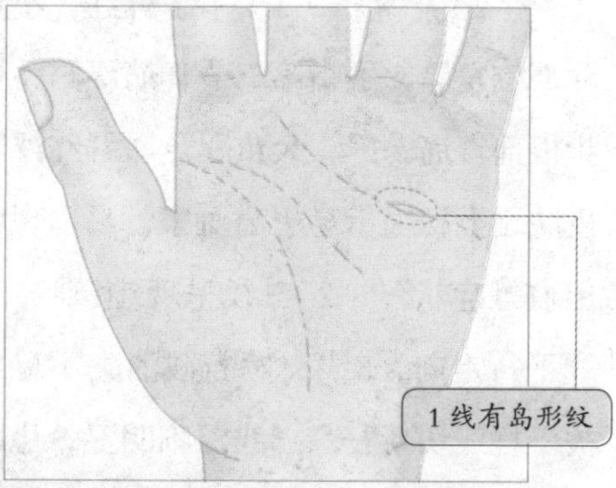

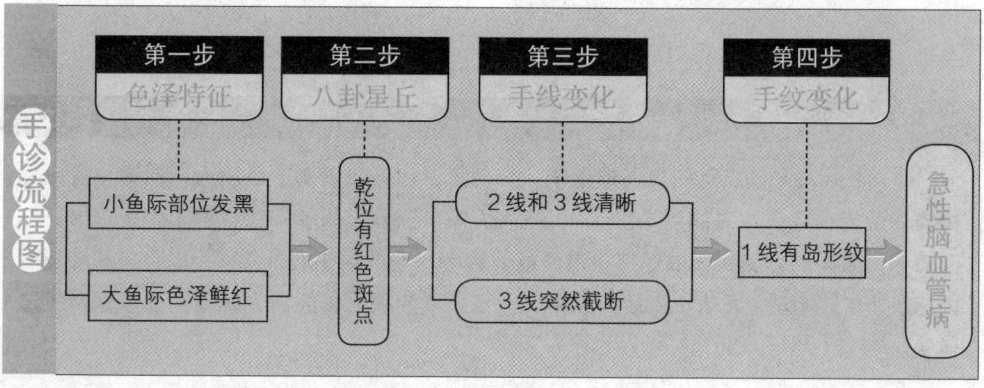

脑出血 "米"字纹截断3线

脑出血是指脑实质内血管破裂血液溢出（脑出血常指自发性脑实质内出血）。

症状：洗澡、吃饭、解手、和对方谈话时会突然发病，失去意识而昏倒，面色赤红，几个小时或几天后出现对侧偏瘫。

病因： 脑出血大多数发生在白天。气候骤变（盛夏或隆冬）、情绪紧张、工作劳累、饮酒、用力排便、性生活等可成为脑出血的诱因。

手诊流程：（1）手掌鲜红，小鱼际部位发黑。手指第二节青筋浮露，拇指根部青筋暴露。大鱼际色泽鲜红浮于皮肤之上，提示易患高血压，易出现脑出血等症状。（2）1线呈现锁链状，2线平行走向，3线突然断截消失不见或被干扰线切断。2、3线深刻明显，患脑出血的可能性大。（3）3线截断，在截断处出现三角形纹、"米"字纹，提示脑出血的信号。（4）除具有高血压的掌纹特征外，大小鱼际色泽鲜红，浮于皮肤之上，3线尾端消失，说明头昏与将发生的脑出血有关。

食疗保健： 病人除需药物治疗外，合理调配饮食对康复也具有重要作用。（1）应限制动物脂肪，因为这些食物中所含饱和脂肪酸可使血中胆固醇浓度明显升高，促进动脉硬化。（2）饮食中应有适当蛋白质，常吃些蛋清、瘦肉、鱼类和各种豆类及豆制品，以供给身体所需要的氨基酸。（3）要多吃新鲜蔬菜和水果，因其中含维生素C和钾、镁等。维生素C可降低胆固醇含量，增强血管的致密性，防止出血，钾、镁对血管有保护作用。

◆突发脑出血的急救措施◆　健康贴士

（1）病人家属应克制自己的感情，切勿大声叫喊或随意搬运病人，周围环境应保持安静避光，减少声音的刺激。（2）将病人领口解开，用纱布包住病人舌头拉出，及时清除口腔内的分泌物，以保持气道通畅。用冷水毛巾敷在病人前额，以止血和降低颅内压。（3）搬运病人动作要轻。途中仍需不断清除病人口腔内分泌物，注意保持气道通畅。

判别与诊断

色泽特征

手掌鲜红，小鱼际部位发黑。拇指根部青筋暴露。大鱼际色泽鲜红，浮于皮肤之上，表示易患高血压，易出现脑出血等症状

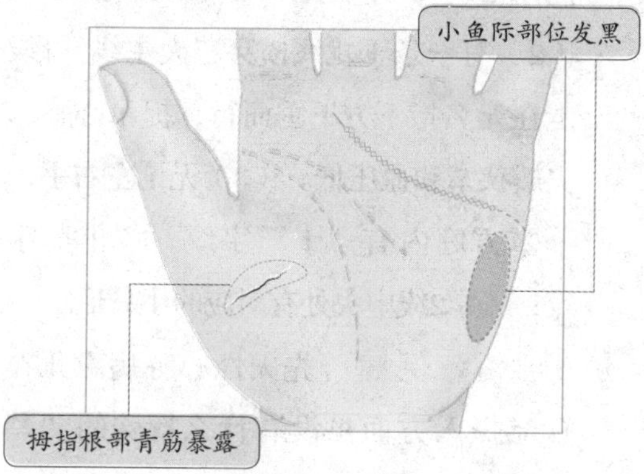

手线变化

1 线呈现锁链状，2 线平行走向，3 线突然断截消失不见或被干扰线切断，患脑出血的可能性大

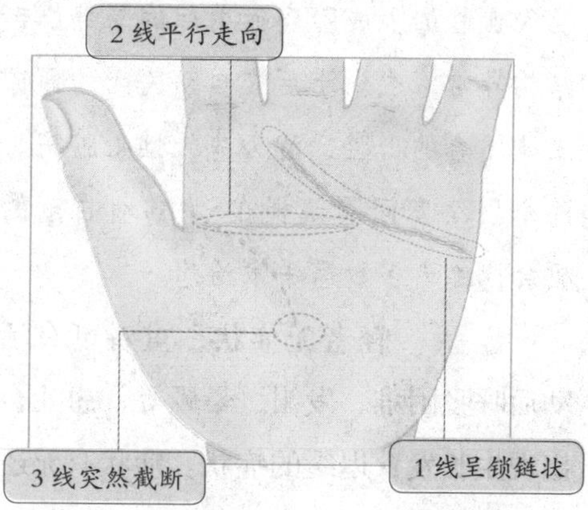

手纹变化

3 线截断，在截断的部位出现三角形纹或"米"字纹，是脑出血的征兆

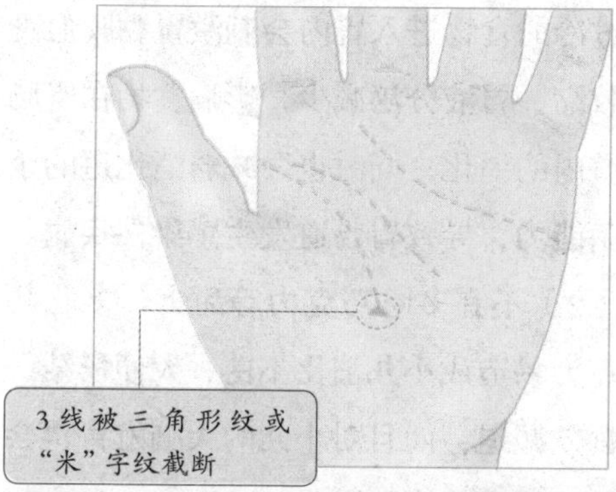

墨印手纹展示

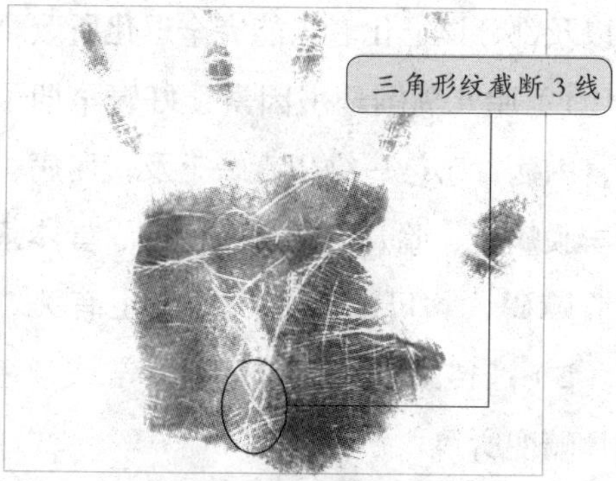

手诊流程图

第一步 色泽特征	第二步 手线变化	第三步 手纹变化	
小鱼际部位发黑 拇指根部青筋暴露	1 线呈锁链状 2 线平行走向 3 线突然截断	三角形纹截断 3 线	脑出血

先天性心脏病 方庭内有“十”字纹

在怀孕初期2～3个月内，由于心脏及大血管的形成障碍而引起的局部解剖结构异常，或出生后应自动关闭的通道未能闭合的心脏，称为先天性心脏病。除个别小室间隔缺损在5岁前有自愈的机会，绝大多数需手术治疗。

症状：轻者无症状，重者可有活动后呼吸困难、发绀、晕厥等，患儿会出现生长发育迟缓的症状。症状有无还与疾病类型和有无并发症有关。

病因：由于胎儿心脏在发育过程中受到干扰，使部分发育停顿或缺陷，以及部分该退化者未能完全退化所致。（1）胎儿周围环境因素：妊娠早期子宫内病毒感染、维生素缺乏及代谢病、羊膜病变、胎儿周围机械压迫、母体营养障碍，均可能与本病的发生有关。（2）遗传因素：由于基因异常或染色体畸变所致。

手诊流程：（1）十指指甲以大拇指最为明显，月白上方有弓形白色带，提示心律不齐、先天性心脏病信号。（2）有一条干扰线横穿三大主线，1线走在无名指下方下垂而行，提示心脏二尖瓣狭窄和血压低。（3）无论左右手，一掌方庭内有“十”字纹、“丰”字纹；一掌2线中央处有对应的小岛形纹。

食疗保健：先天性心脏病患儿在食品摄入方面虽没有什么特殊的“禁忌”，但适当控制某些食品的摄入，对于手术后患儿的康复还是十分重要的。（1）不宜多吃罐装饮料和冷饮。过冷的食物进入胃内会刺激胃黏膜血管收缩、胃液分泌减少，影响食物在胃肠道内的消化；同时也会减弱消化道的杀菌能力，导致胃肠道发生感染性疾病。（2）不宜多吃巧克力等甜食。多吃巧克力易造成小儿消化不良、大便秘结、食欲减退，而且对小儿的大脑发育也会带来一定的不良影响。

◆先天性心脏病护理方法◆　健康贴士

尽量让孩子保持安静，避免过分哭闹，保证充足的睡眠。孩子生活要有规律，动静结合，严格禁止跑跳和剧烈运动。保持大便通畅，若大便干燥、排便困难，过分用力会增加腹压，加重心脏的负担，甚至会产生严重后果。

定期去医院检查，严格遵照医嘱服药，尤其是强心、利尿药，由于其药理特性，必须绝对控制剂量，按时、按疗程服用，以确保疗效。

判别与诊断

指甲特征

十指指甲以大拇指最为明显，月白上方有弓形白色带，提示患有心律不齐、先天性心脏病

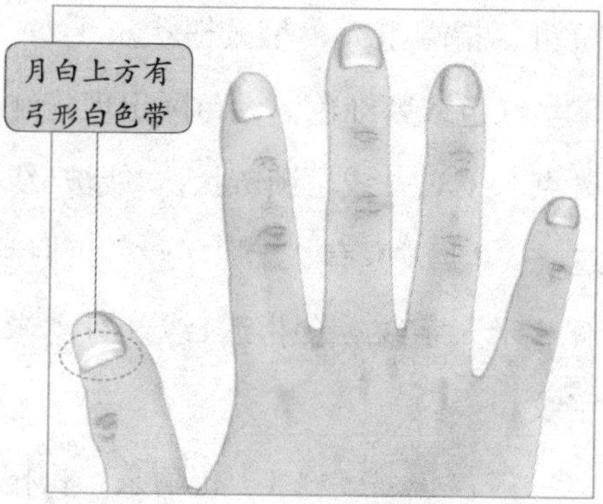

手线变化

有一条干扰线横穿三大主线，1线走在无名指下方下垂而行，提示心脏二尖瓣狭窄和血压低

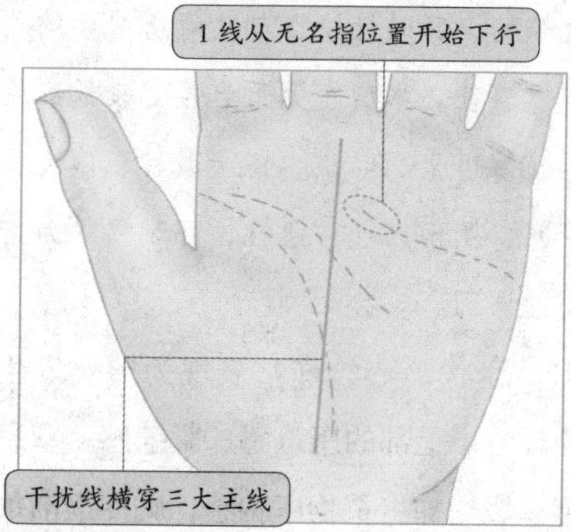

手纹变化

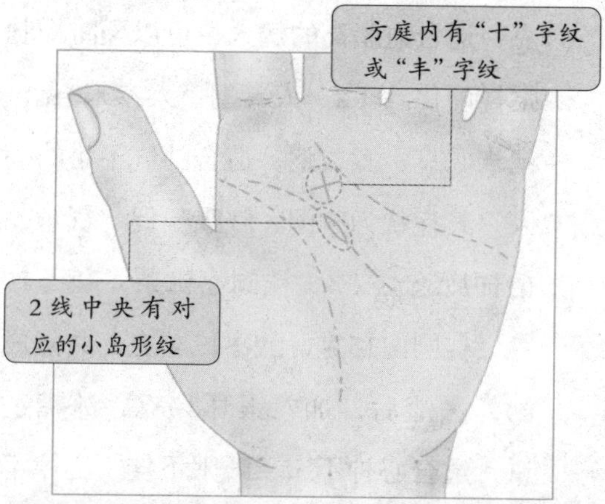

墨印手纹展示

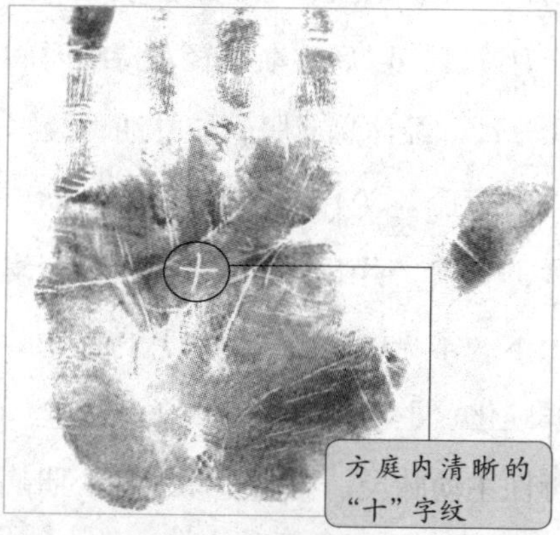

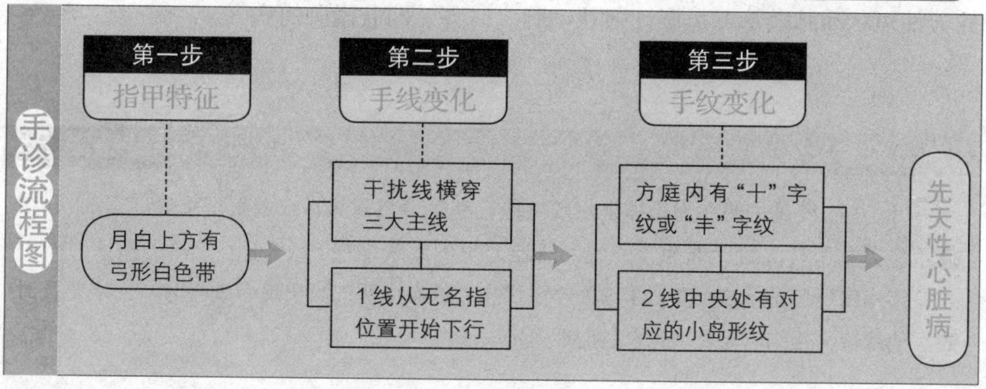

心绞痛 2线尾端出现“米”字纹

心绞痛是冠状动脉供血不足，心肌急剧的、暂时性缺血与缺氧所引起的临床综合征。本病多见于男性，多数病人在40岁以上。劳累、情绪激动、饱食、受寒、阴雨天气、急性循环衰竭等为常见的诱因。

症状：心绞痛常表现为突然发生的胸骨中上部的压迫感、紧缩感、窒息感、烧灼痛、重物压胸感，胸疼逐渐加重，数分钟达高潮，并可放射至左肩内侧、颈部、下颌、上中腹部或双肩，并伴有冷汗，以后逐渐减轻，持续时间为几分钟，经休息或服硝酸甘油可缓解。

病因：（1）劳累、情绪激动、饱食、受寒、阴雨天气、急性循环衰竭等为本病常见的诱因。（2）冠状动脉粥样硬化、主动脉瓣狭窄或关闭不全、梅毒性主动脉炎、肥厚型原发性心肌病、先天性冠状动脉畸形、风湿性冠状动脉炎等可引起本病。

手诊流程：（1）手型方正，手指短粗，指端粗大，呈鼓槌状。（2）手掌呈红色或紫红色，大鱼际出现暗红色斑点。（3）1线呈锁链状，3线被6线切过。（4）天庭有“十”字纹。2线尾端有“米”字纹。食指近1线处有“米”字纹。

食疗保健：（1）杞菊茶：枸杞10克，菊花3克，生山楂片15克，决明15克，适合血脂高的病人，可以预防动脉粥样硬化。（2）人参粥：人参末3克，粳米60克，煮成粥，适合肺气不足的病人，其症状为胸闷、呼吸喘促、气短、精神疲乏。（3）桂圆枣仁茶：茯苓10克，桂圆肉15克，酸枣仁30克，共煮成汤，去渣后，加入银耳30克，冰糖适量，适合心神不宁、睡眠不佳、心律不齐、四肢微肿的病人。

健康贴士

◆真假心绞痛的辨别◆

（1）心绞痛主要在胸骨体上段或中段，有时横贯前胸，或放射至手臂。（2）心绞痛不像刀扎那样尖锐，而通常表现为压迫、发闷或紧缩感。（3）心绞痛的持续时间不长，疼痛出现后常逐步加重，3~5秒停止疼痛。专家提醒，当出现心绞痛时，一定要及时到医院就诊，否则可能发展为急性心肌梗死。

判别与诊断

手型特征

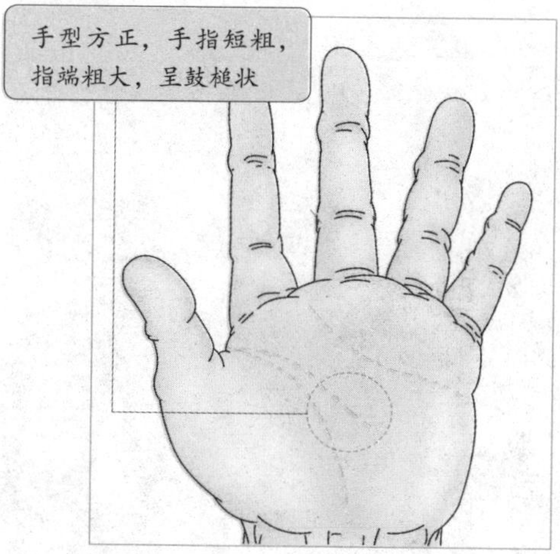

色泽特征

如果你有心绞痛，不妨看看手掌的大鱼际，有可能会发现一些暗红色的斑点

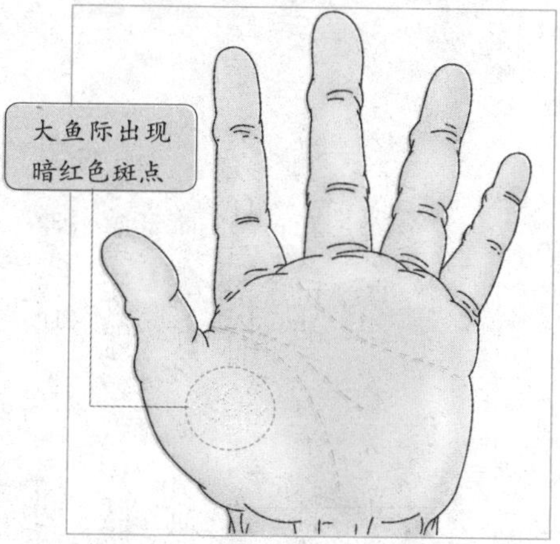

手线变化

6线切过3线，预示体内潜伏有严重的疾病，比如心脑血管疾病

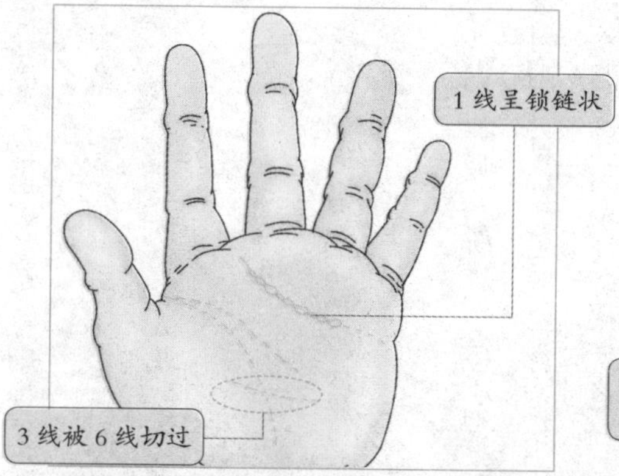

手纹变化

食指近1线处有“米”字纹，天庭有“十”字纹，2线尾端有“米”字纹，提示由于血管急剧扩张引发心绞痛

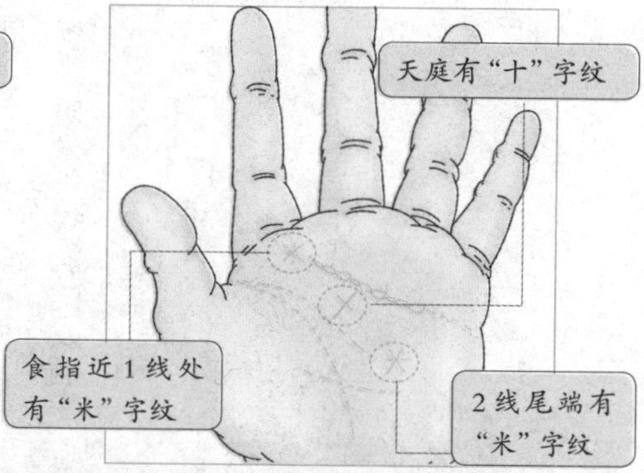

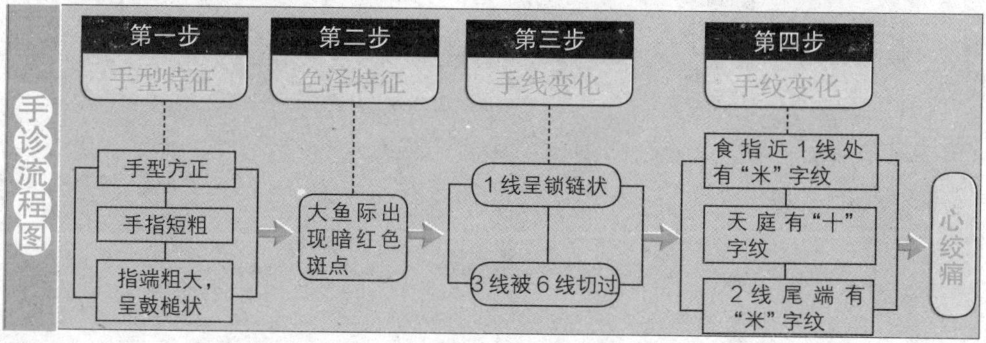

第六章 呼吸系统疾病

根据我国1992年的死因调查结果显示，呼吸系统疾病（不包括肺癌）在城市的死亡率占第3位，而在农村则占首位。更应重视的是由于大气污染、吸烟、人口老龄化，使国内外的慢性阻塞性肺病、支气管哮喘、肺癌、肺部弥散性间质纤维化，以及肺部感染等疾病的发病率、死亡率有增无减。这说明呼吸系统疾病对人类健康的危害日益严重。

本章节主要教你如何判断呼吸系统疾病的手诊知识，例如：手掌1线有羽毛状细纹，病人可能患有慢性支气管炎；手掌3线有胚芽毛状纹，病人可能患有流行性感冒；手掌1线、5线有岛形纹，病人可能患有肺癌，要引起高度重视。

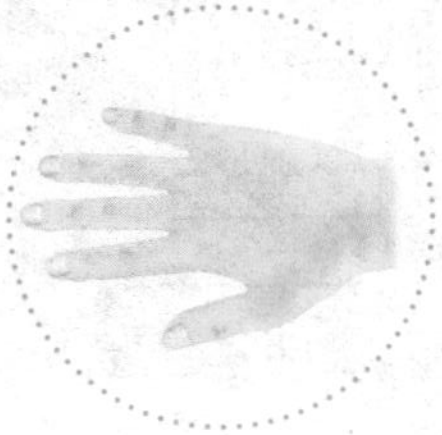

本章看点

肺结核 三大主线开端紊乱，且有障碍线切过

结核病是由Koch杆菌引起的一种慢性传染病。其传染途径主要是由口、鼻经呼吸道侵入，故多以肺部直接感染常见。正常人靠先天性免疫可抑制结核菌繁殖，获得免疫能力。如果机体免疫力低下或侵入的细菌量多，毒性强，则可形成结核病灶，导致肺结核。

症状：典型肺结核起病缓慢，病程较长，有低热、乏力、食欲不振、咳嗽和少量咯血。但多数病人病兆轻微，常无明显症状。（1）全身症状：全身毒性症状表现为午后低热、乏力、体重减轻、盗汗等。（2）呼吸系统：一般有干咳或只有少量黏液。伴继发感染时，痰呈液性或脓性，可能有不同程度的咯血。

病因：结核病是由结核杆菌引起的一种呼吸道传染病。多数患者是通过呼吸道感染的。结核杆菌在阴暗潮湿的环境中可以存活几个月。当患有活动期肺结核的病人吐痰后，结核菌就可随干了的痰迹飞散到四周，随时都可以感染健康人。

手诊流程：（1）手部整体色泽晦暗，或有灰色与白色斑点相间分布。（2）感染初期局部颜色绯红，随病情进展逐渐变暗变淡，至病灶愈合，肺一区大面积表现为灰色。肺二区光泽暗淡，有固定的青色斑点。（3）1线、2线、3线开端紊乱，中间有障碍线切过。

食疗保健：（1）银耳鸽蛋羹：先将银耳用清水浸泡20分钟后揉碎，加水400克，用大火煮沸后加入冰糖炖烂；用文火将鸽蛋蒸3分钟，再放入炖烂的银耳羹中。该汤适用于肺结核干咳。（2）胡萝卜蜂蜜汤：将胡萝卜洗净切片，加水350克，煮沸20分钟，去渣取汁，加入蜂蜜、明矾，搅匀，再煮沸片刻即成。该汤适用于咳嗽痰白、肺结核咳血等症。

◆ 结核病人的心理护理很重要 ◆ 健康贴士

本病发生明显病理改变以后，病人会产生消极、多疑、恐惧、悲观等心理状态，使病情加重，形成病理、生理之间的恶性循环，因此，我们要在七分养上下工夫，做好病人的心理护理。

（1）根据每个病人的性格特征进行心理护理。

（2）根据长期的住院病人的心理特征进行心理护理。

（3）根据心理学的特点去接近病人。

（4）根据心理特征做好出院指导。

判别与诊断

色泽特征

手部整体色泽晦暗，或有灰色与白色斑点相间分布，这是肺部病变的明显表现

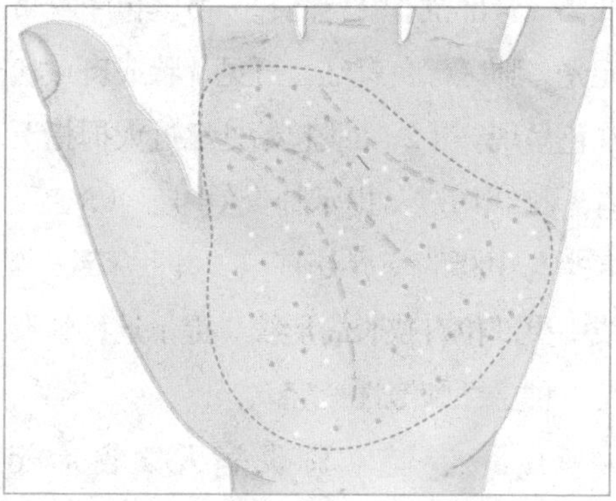

反射区特征

肺区的色泽变化反映出人体内的肺部病变情况，应该立刻采取治疗措施

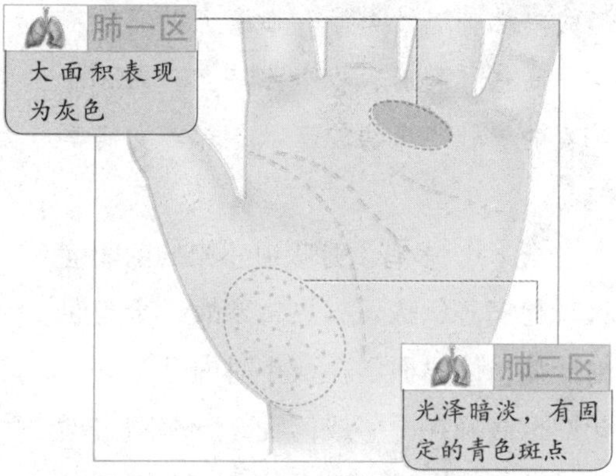

手线变化

1 线、2 线、3 线开端紊乱，而且有障碍线切过，提示肺结核病进一步恶化

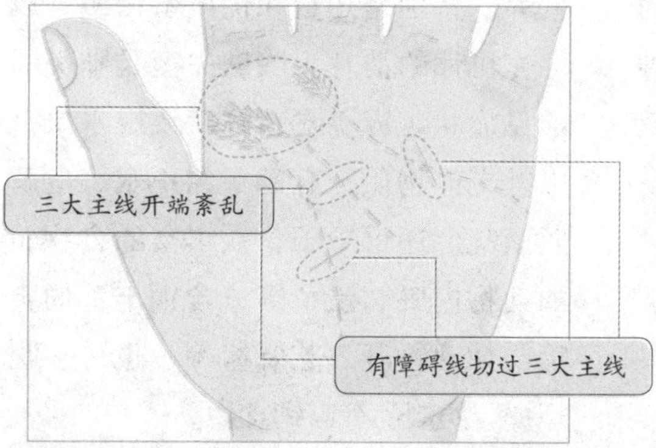

墨印手纹展示

三大主线开端杂乱，有障碍线切过三大主线

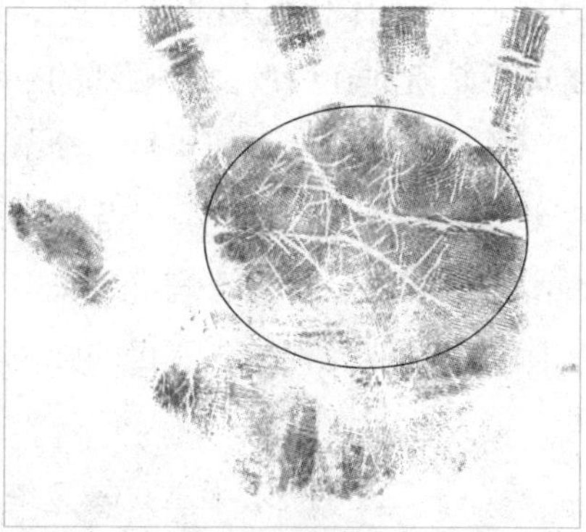

手诊流程图

- 第一步 色泽特征：手掌有灰色与白色斑点相间分布
- 第二步 反射区特征：肺一区大面积表现为灰色；肺二区光泽暗淡，有青色斑点
- 第三步 手线变化：三大主线开端紊乱；有障碍线切过三大主线
- → 肺结核

细菌性肺炎 3线被干扰且中央有岛形纹

细菌性肺炎性肺炎是细菌性肺炎引起的急性肺泡性炎症。临床上以突发寒战、高热、胸痛、咳嗽为特点。以20～40岁的青壮年患病较多，冬春季发病率较高。

症状：多有上呼吸道感染的前驱症状。起病多急骤、高热、寒战、全身肌肉酸痛，体温通常在数小时内升至39～40℃，高峰在下午或傍晚，脉率随之增速。患者多有侧胸痛，可放射至肩部或腹部。咳嗽或深呼吸时加剧。痰少，可带血或呈铁锈色，偶有恶心、腹痛或腹泻。

病因：机体免疫功能正常时，肺炎链球菌是寄居在口腔及鼻咽部的一种正常菌群，其带菌率常随年龄、季节及免疫状态的变化而有差异。当患者受凉、淋雨、疲劳、醉酒、病毒感染等导致机体免疫功能受损时，有毒的肺炎链球菌入侵人体而致病。

手诊流程：（1）手掌灰暗无华，光泽不润，表明外感风寒，机体免疫力降低。气管部位有红色凸起。鼻区色泽青暗无光。肺区颜色鲜红，可见片状或斑点状红色呈现。（2）3线起始处靠近大拇指下有干扰线切过，提示肺炎信号。（3）无名指与中指的交界处有一“井”字纹。3线中央部位有狭长岛形纹。提示这种肺炎是一种急性肺泡性炎症。

食疗保健：肺炎病人饮食治疗的目的是为了提高机体的抵抗力，防止病情恶化。病人因高热，体力消耗严重，因此，必须供给病人充足的营养，特别是热量和优质蛋白质，以补充机体的消耗。酸碱失衡是肺炎的常见症状，应多吃新鲜蔬菜或水果，以补充矿物质，有助于纠正水、电解质紊乱。还可给予含铁丰富的食物，如动物内脏、蛋黄等；含铜丰富的食物，如动物肝、芝麻酱等；也可多吃虾皮、奶制品等高钙食物。

◆秋风送寒意，老人防肺炎◆　健康贴士

老年性肺炎重要的是早期预防。在日常生活中，身体的抵抗力与营养密切相关，故应加强营养，在饮食上要选择高蛋白、高碳水化合物的低脂肪食物以及富含维生素A、维生素C的蔬菜水果。

（1）多吃些鲜鱼、瘦肉、牛羊肉、鸡肉及鸡蛋、菜花、胡萝卜等。

（2）积极治疗慢性气管炎、鼻炎、鼻窦炎、咽喉炎、牙周炎等疾病，以清除呼吸道感染的隐患。

判别与诊断

色泽特征

气管部位有红色凸起。鼻咽区色泽青暗无光。肺二区颜色鲜红，可见片状或斑点状红色呈现。表明外感风寒，机体免疫力降低

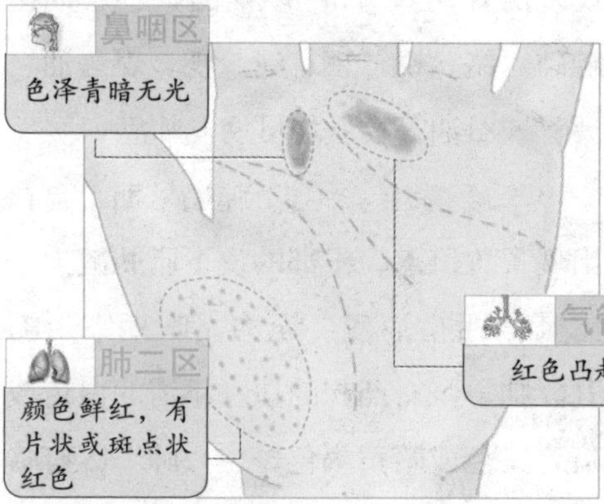

手线变化

3 线起始处靠近大拇指下有干扰线切过，提示肺炎信号

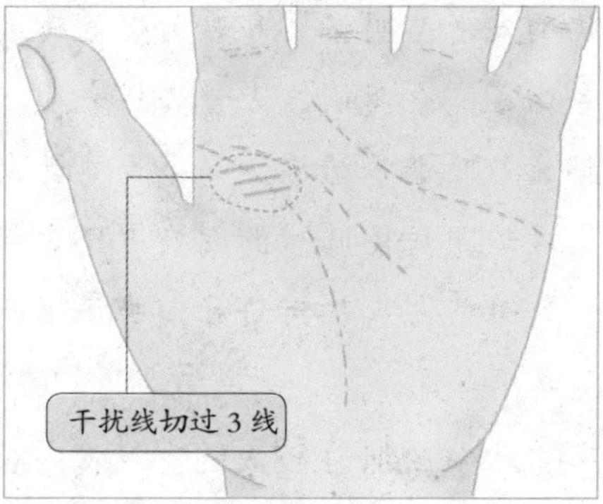

手纹变化

无名指与中指的交界处有“井”字纹，3 线中央部位有狭长岛形纹，提示这种肺炎是一种急性肺泡性炎症

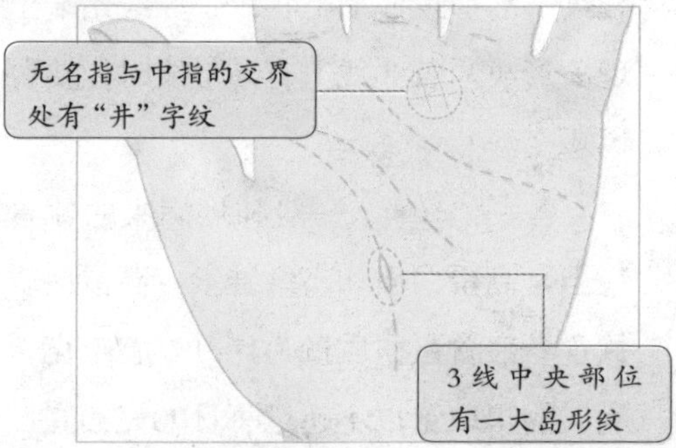

墨印手纹展示

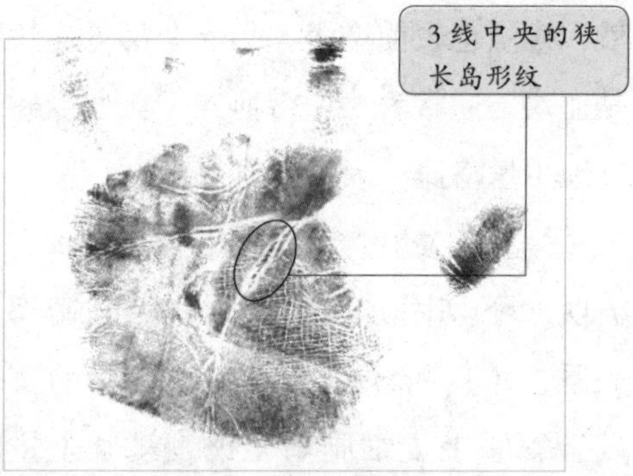

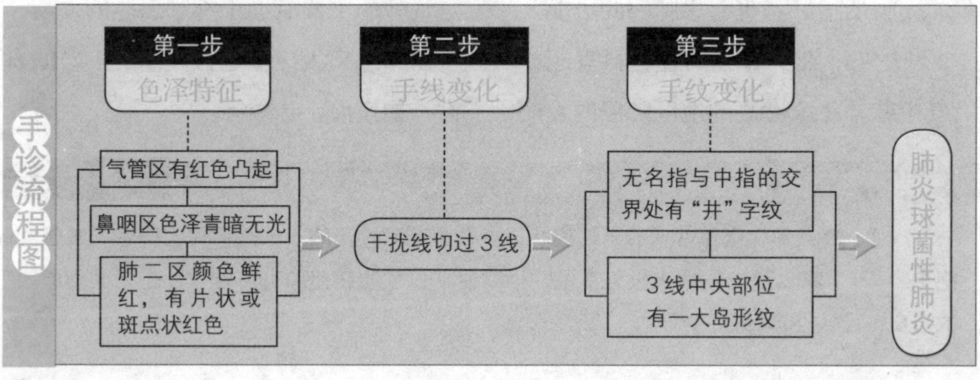

肺癌 1线、5线有岛形纹出现

肺癌发生于支气管黏膜上皮，亦称支气管癌。近50年来许多国家都报道肺癌的发病率明显增高。肺癌的病因至今尚不完全明确，大量资料表明，长期大量吸烟是肺癌的一个重要致病因素。城市居民肺癌的发病率比农村高，这可能与大气污染和烟尘中含有致癌物质有关。

症状： 癌肿在较大的支气管内长大后，常出现刺激性咳嗽，极易被误认为伤风感冒。当癌肿继续长大影响引流，继发肺部感染时，可以有脓性痰液，痰量也较前增多。另一个常见症状是血痰，通常为痰中带血点、血丝或断续地少量咯血，大量咯血很少见。

病因： 经过多年的大量调查研究表明，下列因素与肺癌的病因有密切关系：（1）吸烟：长期吸烟可导致支气管黏膜上皮细胞增生诱发鳞状上皮癌，无吸烟嗜好者也有患肺癌的可能。（2）大气污染：有关调查材料表明，大气中苯并芘浓度高的地区肺癌的发病率也高，大气污染对肺癌的发病可能有诱发的作用。（3）职业因素：长期接触砷、铬、镍、铜、锡、铁、煤焦油、沥青、石油等物质均可诱发肺癌。

手诊流程： （1）肺癌早期，食指出现青黄斑点，根部的皮下脂肪减少，比其他四指消瘦、无力。晚期掌形畸丑。肺一区有凸起的边缘不清的白色或暗青紫色或暗黄褐色斑块。肺二区有暗黄色或青紫色斑块，脂肪分布不匀。（2）1线有大量6线切过，3线断裂或尾部有深的6线切过。（3）1线有锁链状纹、岛形纹或羽毛状纹，5线始端出现岛形纹。若3线上有岛形纹时，要警惕恶变。

食疗保健： 一般肺癌病人的饮食应当是高蛋白质和高纤维素。高蛋白质饮食一般含蛋白质量为1～1.5克/千克，病人的摄取量以不超过每日90克为宜。氨基酸的平衡有助于抑制癌症的发展，所以肺癌病人应多吃含氨基酸丰富的食物，如瘦肉、叶酸等。

◆尽早发现肺癌，赢取治疗时间◆ 健康贴士

（1）咳嗽是肺癌最常见的早期症状，多数为刺激性干咳，一般平时无慢性支气管炎病史。（2）咯血是肺癌病人极为常见的早期症状，可能在痰中有血丝。凡是无明确原因的咯血，应该注意肺癌的可能。

判别与诊断

色泽特征

肺一区和肺二区有暗青紫色或暗黄褐色斑块，脂肪分布不匀，这是肺癌的早期明显表现

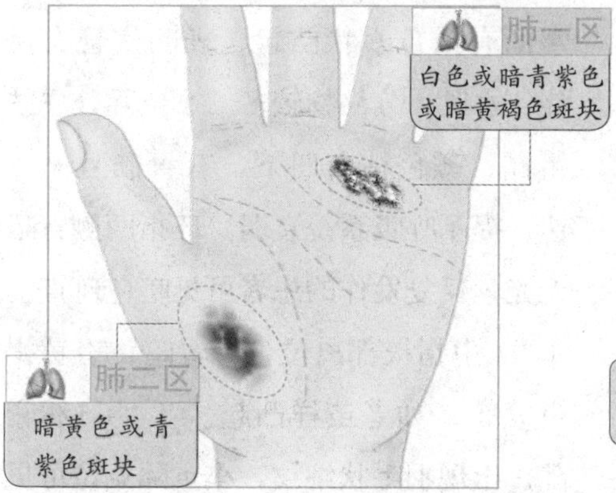

手线变化

1 线有大量 6 线切过，3 线断裂或尾部有深的 6 线切过，提示肺癌病情进一步恶化

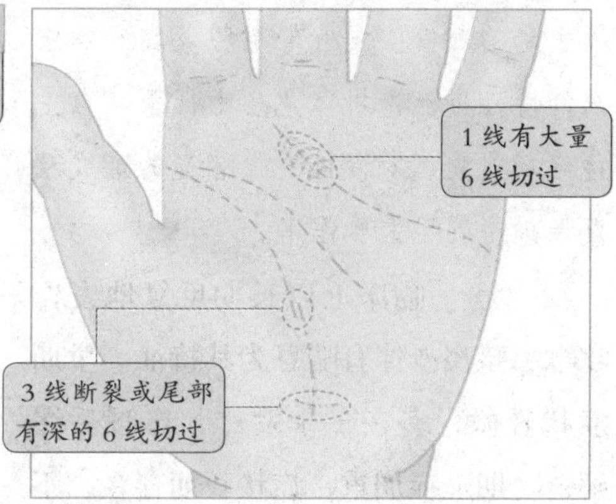

手纹变化

1 线有锁链状纹、岛形纹或羽毛状纹，5 线始端出现岛形纹。若 3 线上有岛形纹时，要警惕恶变

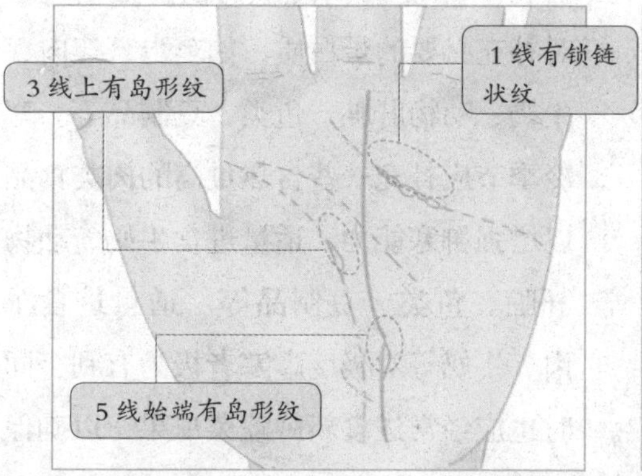

墨印手纹展示

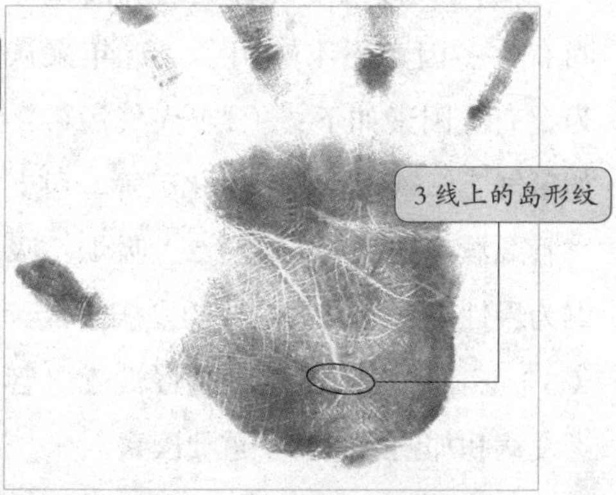

手诊流程图

第一步 色泽特征
- 肺一区有白色或暗青紫色或暗黄褐色斑块
- 肺二区有暗黄色或青紫色斑块

→

第二步 手线变化
- 1 线有大量 6 线切过
- 3 线断裂
- 3 线尾部有深的 6 线切过

→

第三步 手纹变化
- 1 线有锁链状纹
- 5 线始端有岛形纹
- 3 线上有岛形纹

→ 肺癌

慢性支气管炎 1线有羽毛状细纹

慢性支气管炎是由感染或理化因素等引起的气管、支气管黏膜及其周围组织的慢性炎症，机体免疫力低下及自主神经功能失调对慢性支气管炎的形成及发展也起到了重要作用。

症状：临床上以长期反复地发作咳嗽、咳痰或伴有喘息为其特征。早期症状轻微，多在冬季发作，春暖后缓解；晚期炎症加重，症状长期存在，不分季节。疾病进展又可并发肺气肿、肺动脉高压及右心室肥大。

病因：慢性支气管炎的病因迄今尚有许多因素还不够明了。近年来认为，有关因素如下：（1）大气污染：如氯气、二氧化氮、二氧化硫等，对支气管黏膜有刺激作用。（2）吸烟：吸烟为慢性支气管炎最主要的发病因素。（3）感染：呼吸道感染是慢性支气管炎发病和加剧的另一个重要因素。

手诊流程：（1）患者指甲色暗，甲面上出现纵沟，提示气管开始有炎症侵入。（2）第四、第五掌指关节之间掌面有白色索状凸起，表明气管有炎症、水肿，分泌物较多。小鱼际处皮肤粗糙，颜色枯白凹下，有青筋且不发达，提示呼吸系统衰弱。环指两侧青暗无光，反复发作的患者可见暗色斑点。（3）中指根部离位色泽青暗，有黄褐色发亮，如老茧样凸起。（4）1线紊乱，出现羽毛状细纹，小鱼际兑位可见纵纹，提示呼吸系统功能低下，不能抵御外邪，易患感冒。

食疗保健：此症的饮食原则应适时补充必要的蛋白质，如鸡蛋、瘦肉、牛奶、动物肝脏、鱼类、豆制品等。寒冷季节应补充一些含热量高的肉类食品以增强御寒能力，适量进食牛奶、动物肝脏、鱼类、豆制品等。适量进食羊肉、牛奶等对极度虚寒者极为有利。同时也应经常进食新鲜蔬菜瓜果，以确保对维生素C的需要。

健康贴士

◆慢性支气管炎患者夏天忌吃冰冻西瓜◆

西瓜是生冷性寒的食物，一次吃得过多容易伤脾胃。吃冷藏时间过长的冰西瓜，对脾胃的伤害就更大。此外，西瓜中含有大量的水分，可冲淡胃液，从而引起消化不良，容易导致腹胀。特别是在远行后，如果大量吃冰西瓜，胃平滑肌和黏膜血管突然遇到过冷食物刺激，易引发胃痛或加重胃病。

判别与诊断

指甲特征

患者指甲色暗，甲面上出现纵沟，提示气管开始有炎症侵入

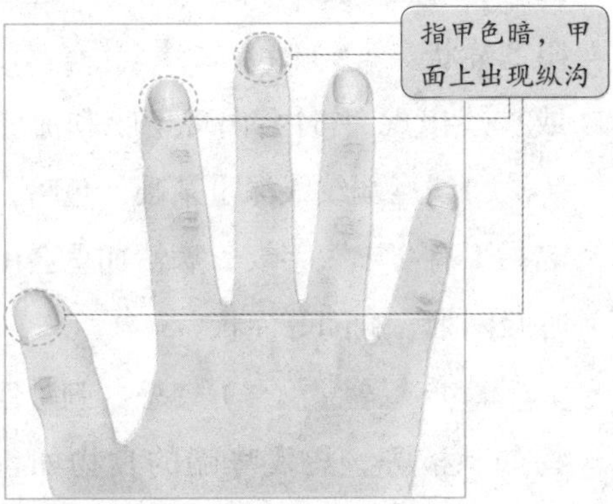

色泽特征

第四、第五掌指关节之间掌面有白色索状凸起斑点，表明气管有炎症。小鱼际处皮肤粗糙，颜色枯白凹下，有青筋且不发达，表明呼吸系统衰弱。环指两侧青暗无光，反复发作的患者可见暗色斑点

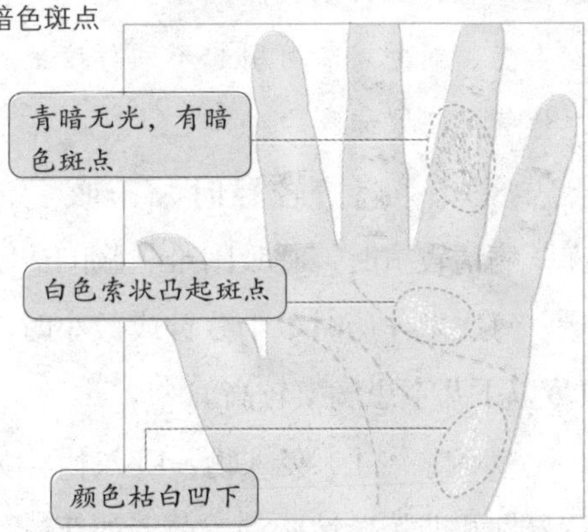

八卦星丘

中指根部离位色泽青暗，有黄褐色发亮，如老茧样凸起

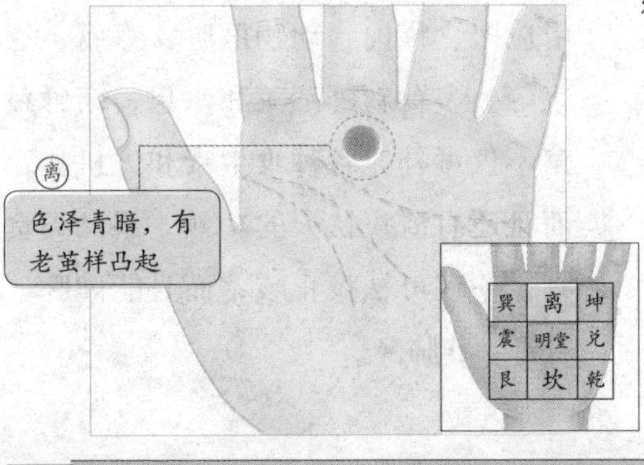

手纹变化

1线紊乱，出现羽毛状细纹，小鱼际兑位可见纵纹，提示呼吸系统功能低下，不能抵御外邪，易患感冒

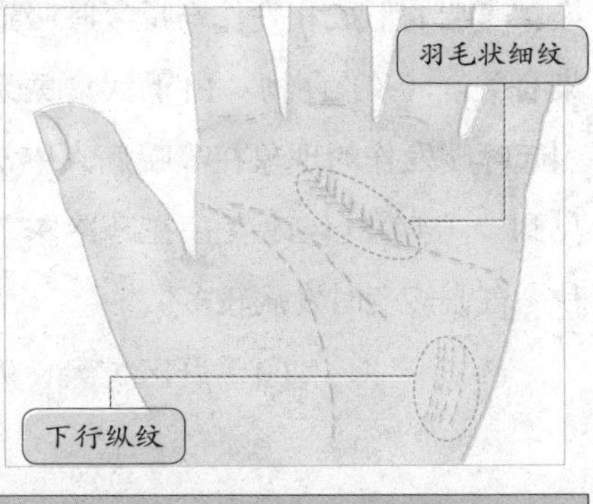

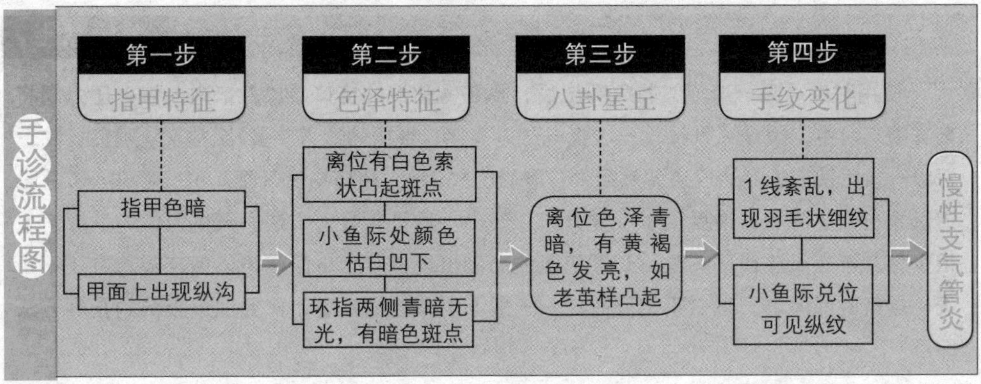

支气管哮喘 出现9线、10线

支气管哮喘简称哮喘，是一种以嗜酸粒细胞、肥大细胞反应为主的气道慢性炎症。对易感者可引起不同程度的可逆性气道阻塞症状。

症状：病情较轻时，干咳、流涕；病情较重时，呼吸困难、胸闷或咳嗽。每次发作历时数十分钟或数小时。1岁以下儿童患病率较高。

病因：（1）吸入物：吸入物分为特异性和非特异性两种，前者如花粉、真菌、动物毛屑等；非特异性吸入物如硫酸、二氧化硫、氯氨等。（2）感染：哮喘的形成和发作与反复呼吸道感染有关。（3）食物：由于饮食关系而引起哮喘发作的现象在哮喘病人中常可见到。（4）气候改变：在寒冷季节或秋冬气候转变时发病较多。

手诊流程：（1）肝区扩大，天庭变窄，偶有隆起。肺区、支气管区、肾区隐现暗斑，提示气道出现了可逆性的阻塞症状。（2）1线、2线变浅。有9线或10线出现，平时会出现干咳和流涕。（3）1线尾端纹线深重杂乱、色暗，无名指下有“丰”字纹，病情加重会出现呼吸困难、胸闷等症状。

食疗保健：（1）禁忌：刺激性食物如辣椒等；诱发哮喘的食物如鱼虾等；肥腻生湿食物如肥肉等；产气食物如韭菜、地瓜等。（2）宜食：清淡饮食，并供给充足的蛋白质和铁。饮食中应多食瘦肉、动物肝脏、豆腐、豆浆等。多食新鲜蔬菜和水果，新鲜蔬菜不仅可补充各种维生素和无机盐，而且还有清痰祛火的功效。果品类食物，不仅可祛痰止咳，而且能健脾、补肾、养肺。

◆正确使用喷雾剂控制哮喘◆ 健康贴士

使用时先深吸一口气，将气呼出后，再将雾化器的接口端放入口内，按下压力阀将药雾喷入口中，缓缓深吸气，一边吸气一边雾化，根据病情需要喷1至数次。喷完药物，深吸一口气使药物到达气道，然后屏住呼吸5～10秒，让药物沿气管、支气管进入下呼吸道远端再恢复呼吸，最后用水反复漱口，吐出。用雾化吸入方法一天进入体内的激素量很少，其不良反应微乎其微，长期吸入的患者出现口腔念珠菌感染，多与吸入方法不正确，屏气时间不够，漱口不彻底有关。一般不需停药或减量，只要注意吸药的正确方法即可。

判别与诊断

色泽特征

肺区、支气管区、肾区隐现暗斑，提示气道出现了可逆性的阻塞症状

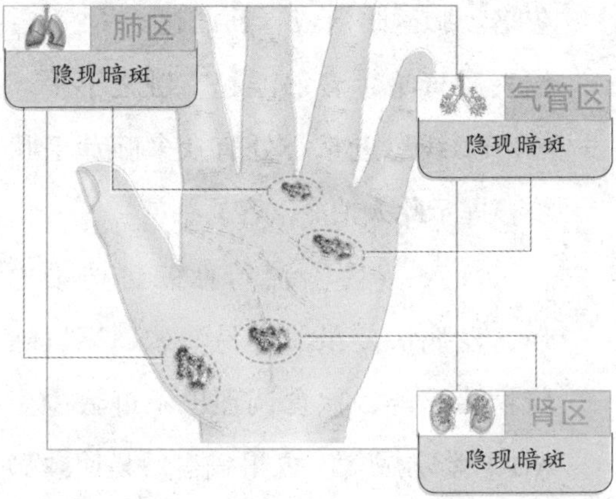

手线变化

1 线、2 线变浅。有 9 线或 10 线出现，平时会出现干咳和流涕

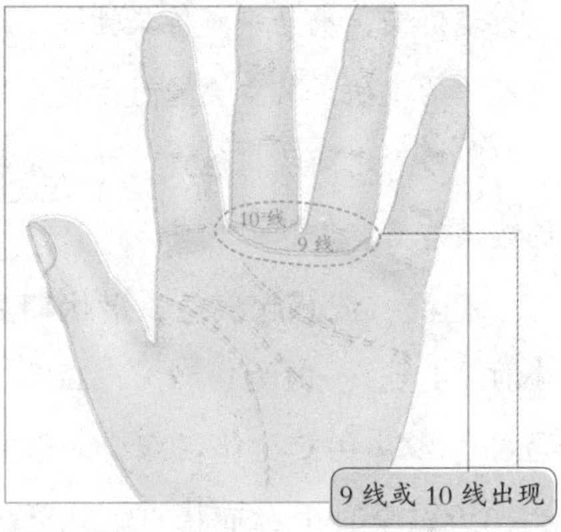

手纹变化

1 线尾端纹线深重杂乱、色暗，无名指下有“丰”字纹，病情加重会出现呼吸困难、胸闷等症状

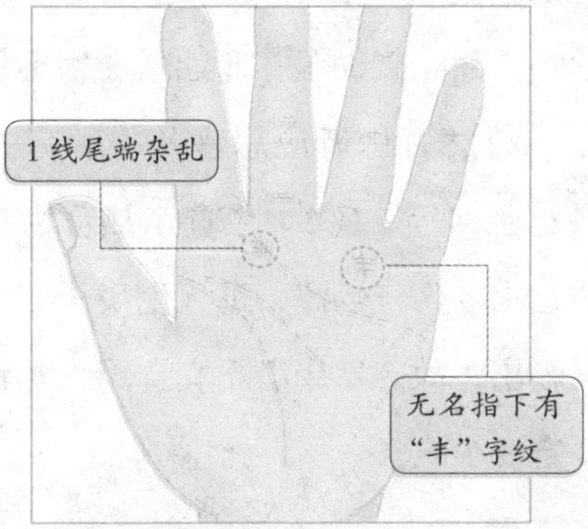

墨印手纹展示

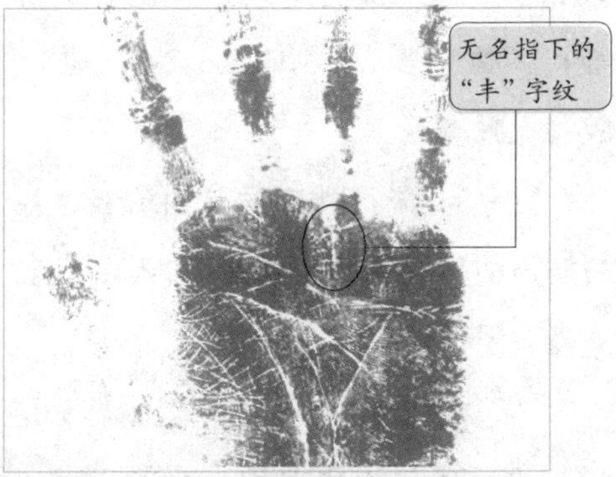

手诊流程图

第一步　色泽特征
- 肺区隐现暗斑
- 气管区隐现暗斑
- 肾区隐现暗斑

⇒

第二步　手线变化
- 1 线、2 线变浅
- 9 线或 10 线出现

⇒

第三步　手纹变化
- 1 线尾端杂乱
- 无名指下有“丰”字纹

⇒ **支气管哮喘**

流行性感冒 3线有胚芽毛状纹

流行性感冒是流感病毒引起的急性呼吸道感染，也是一种传染性强、传播速度快的疾病。其主要通过空气中的飞沫、人与人之间的接触或与被污染物品的接触传播。

症状：流感起病急，潜伏期为数小时至4天，一般为1～2天；高热，体温可达39～40℃，伴畏寒，一般持续2～3天；全身中毒症状重，如乏力、头痛、头晕、全身酸痛，持续时间长，体温正常后乏力等症状可持续1～2周；常有咽痛，多数有鼻塞、流涕等；少数有恶心、呕吐、食欲不振、腹泻、腹痛等。

病因：流行性感冒是由流行性感冒病毒引起的急性呼吸道传染病，流行病毒有甲、乙、丙三种类型。

手诊流程：（1）手掌笼罩着一层暗灰色，各处青筋浮现，光泽度差。鼻区发青。气管部位有微凸，色白或灰暗。肺区暗淡或青筋凸起。（2）震位表层青暗，青筋浮起，触之不平。（3）3线靠近掌心处有众多胚芽毛状纹，提示此人怕冷，容易感冒。

食疗保健：流行性感冒传染力强，发病快。虽然容易治愈，感冒除药物治疗外，饮食调理也不可缺少。（1）禁吃咸食。食用咸食后易使致病部位黏膜收缩，加重鼻塞、咽喉不适等症状。而且过咸的食物容易生痰，刺激局部引起咳嗽加剧。（2）禁食甜、腻食物。甜味能助湿，而油腻食物不易消化，故感冒患者应忌食各类糖果、饮料、肥肉等。（3）禁食辛热食物：辛热食物易伤气灼津，助火生痰，使痰不易咳出，故感冒患者不宜食用，尤其葱一定要少吃。

◆办公室预防感冒有良方◆

健康贴士

每年秋冬交替之际，感冒或流感就会流行，而办公室正是大聚集地和爆发地。同事们一些坏习惯，让感冒病菌和流感病毒更容易入侵，他们又把疾病带到了办公室，在同事间相互传播。专家建议可以通过以下四个方法来预防流感：（1）勤洗手，经常开窗。（2）不与患者有身体接触。（3）可适当偷懒休息。（4）健身，保持生活规律。

判别与诊断

色泽特征

手掌笼罩着一层暗灰色，各处青筋浮现，光泽度差。鼻区发青。气管部位有微凸，色白或灰暗。肺二区暗淡或青筋凸起

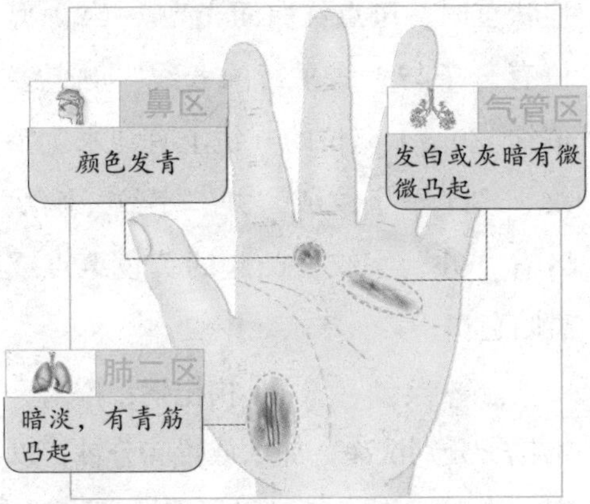

八卦星丘

震位表层青暗，青筋浮起，触之不平

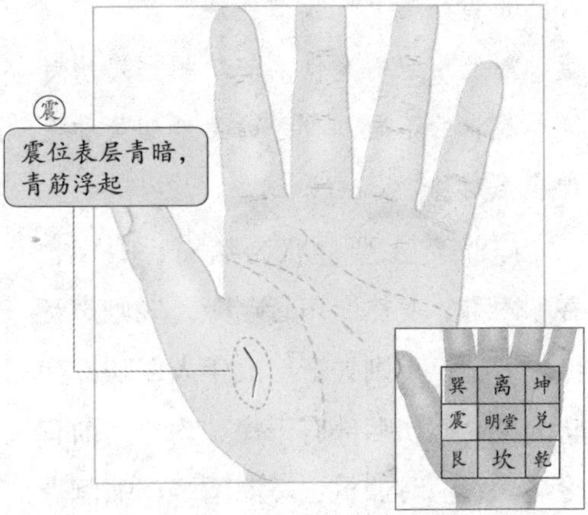

手纹变化

3 线靠近掌心处有众多胚芽毛状纹，提示此人怕冷，容易感冒

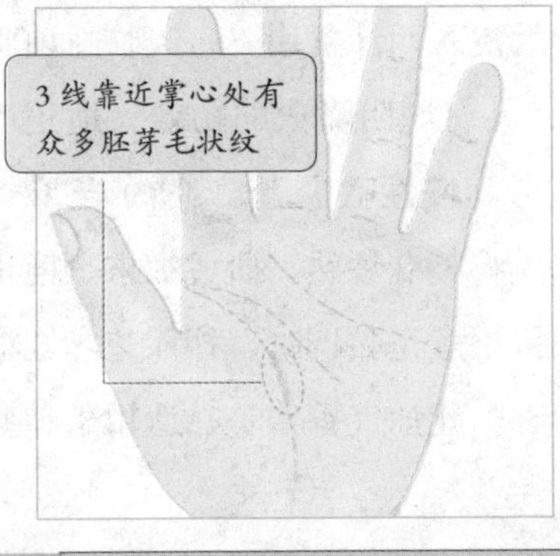

墨印手纹展示

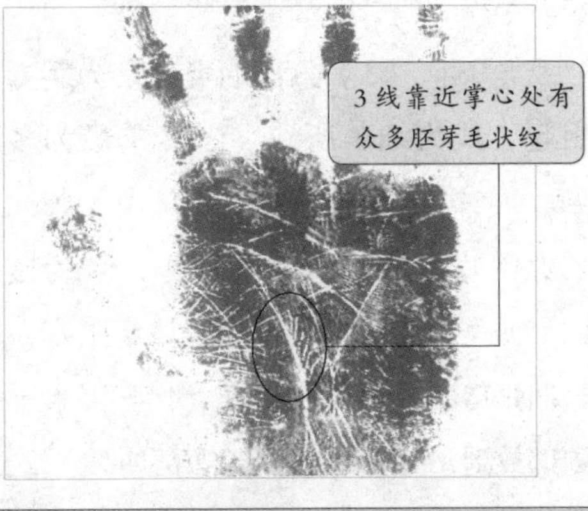

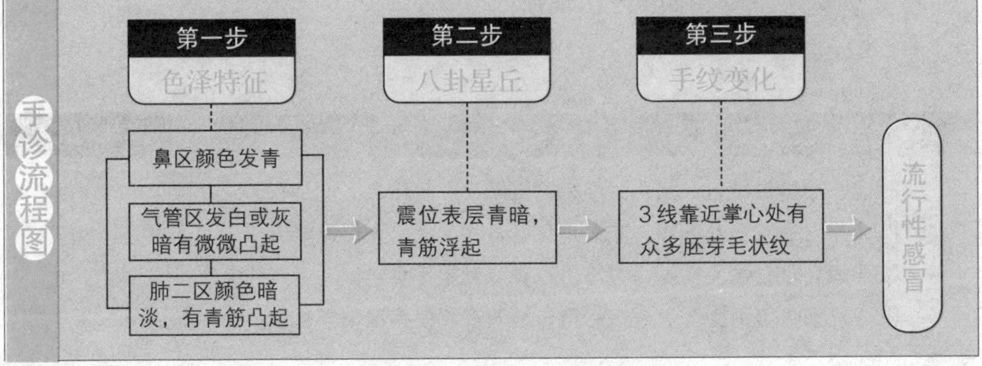

咽喉炎 6线出现“米”字纹

咽喉炎属上呼吸道疾病，是咽部黏膜和淋巴组织的炎性病变。根据发病时间和症状的不同，可分为急性咽炎和慢性咽炎两种。

症状： 主要症状为咽痛、咽痒、吞咽困难、发热、声音嘶哑，轻则声音低、沙哑，重则失音。成年人以咽部症状为主，病初咽部有干痒、灼热，渐有疼痛，吞咽时加重，唾液增多，咽侧受累则有明显的耳痛。体弱成人或小儿，则全身症状显著，如发热怕冷、头痛、食欲不振、四肢酸痛等。

病因： （1）急性咽炎：常为病毒引起，或为细菌所致。冬春季最为多见。（2）慢性咽炎：主要是由于急性咽炎治疗不彻底而反复发作，转为慢性，或是因为患各种鼻病，鼻窍阻塞，长期张口呼吸，以及物理、化学因素、颈部放射治疗等经常刺激咽部所致。

手诊流程： （1）咽喉区出现白色或黄色偏红色、青暗的散浮斑点。症状重时，斑点红白而光亮。（2）离位有一条与1线平行的6线，颜色多偏红。（3）离位的6线上有“米”字纹、“十”字纹或“井”字纹。咽喉区有“井”字纹、凸起的黄色斑点或青暗色斑。

食疗保健： （1）枸杞粥：糯米、枸杞子分别洗净，加水放置30分钟，以文火煮制成粥，每天服用1碗。此粥具有滋阴润喉的功效，适用于慢性喉炎、咽喉干燥者。（2）甘蔗萝卜饮：将百合煮烂后混入两汁备用，每天临睡前服用1杯，具有滋阴降火的功效，适用于嗓音疲劳和慢性喉炎者。（3）芝麻红糖粥：先将芝麻炒熟，研成细末。粳米煮粥，待粥煮至黏稠时，拌入芝麻红糖稍煮片刻。此粥气香味美，适用于肺燥咳嗽。

◆防治咽喉炎有绝招◆ 健康贴士

（1）注意劳逸结合，防止受冷，急性期应卧床休息。

（2）平时多饮淡盐开水，吃易消化的食物，保持大便通畅。

（3）避免烟、酒及辛辣、过冷、过烫等刺激性食物。

（4）注意口腔卫生，养成饭后漱口的习惯，使病菌不易生长。

判别与诊断

色泽特征

咽喉区出现青暗的散浮斑点。症状重时，斑点红白而光亮

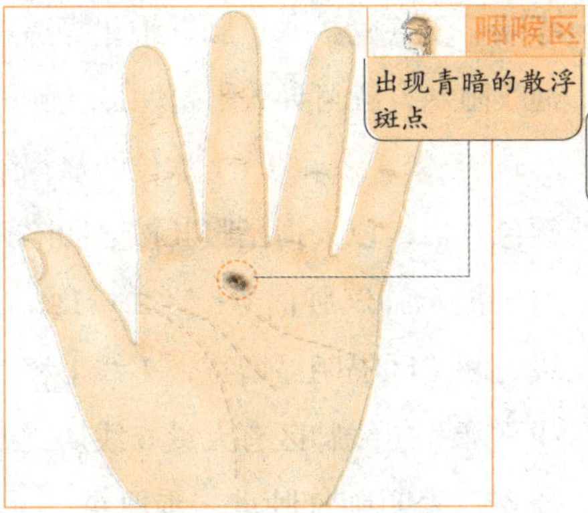

手线变化

离位有一条与1线平行的6线，颜色多偏红

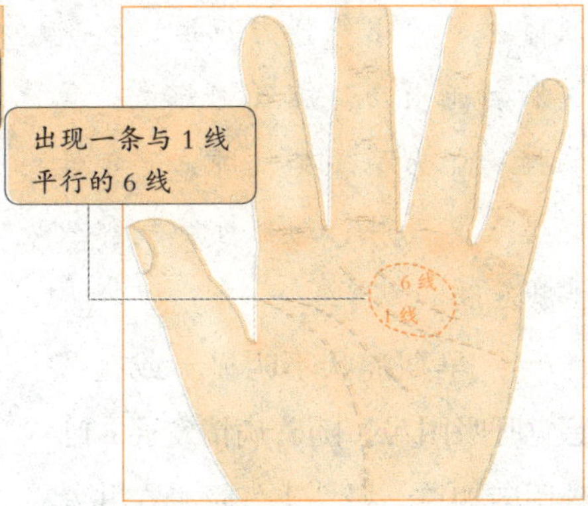

手纹变化

6线上有"米"字纹、"十"字纹或"井"字纹。咽喉区有"井"字纹

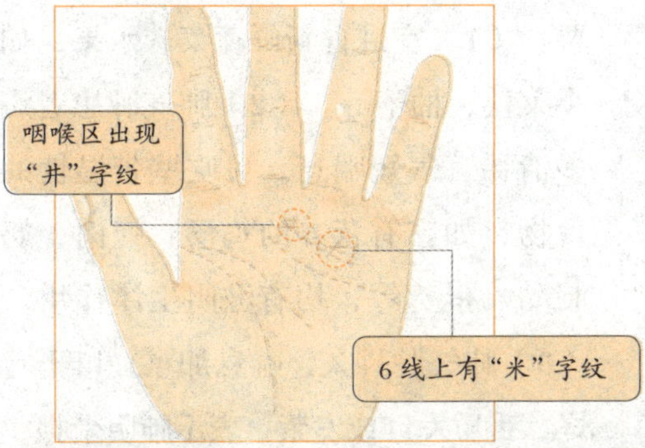

墨印手纹展示

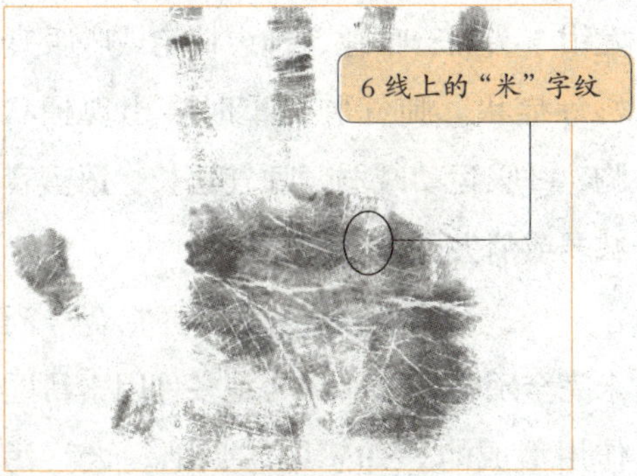

手诊流程图

第一步	第二步	第三步	
色泽特征	手线变化	手纹变化	
咽喉区出现青暗的散浮斑点 →	离位出现一条与1线平行的6线 →	6线上有"米"字纹 咽喉区出现"井"字纹 →	咽喉炎

肺气肿 1线肺区有6线切过

肺气肿是指肺泡过度膨胀和充气，同时伴有肺组织弹力减退，容量增大，肺功能损伤。肺气肿分为：慢性阻塞性（肥大型）肺气肿、老年性（萎缩型）肺气肿、局部性肺气肿、代偿性肺气肿。

症状： 早期症状不明显，或在劳累时感觉呼吸困难，随着病情发展，呼吸困难逐渐加重。慢性支气管炎在并发阻塞性肺气肿时，在原有的咳嗽、咳痰等症状的基础上出现逐渐加重的呼吸困难。当继发感染时，出现胸闷、气急、发绀、头痛、嗜睡、神志恍惚或呼吸衰竭等症状。肺气肿加重时会出现桶状胸、呼吸运动减弱、呼气延长、语颤音减弱或消失。

病因： 肺气肿的发病机制至今尚未完全阐明，一般认为是多种因素协同作用形成的。如感染、吸烟、大气污染、职业性粉尘和有害气体的长期吸入、过敏等，均可引起阻塞性肺气肿。除此之外，慢性支气管炎肺炎、支气管哮喘、支气管扩张、肺纤维化等造成的通气阻塞，皆可导致阻塞性肺气肿。

手诊流程： （1）坎位明显塌陷，颜色苍白，以大拇指腹肚按之凹陷无弹力，提示肺气肿信号。（2）1线、2线之间的间隔明显增宽，1线上移，2线下降，1线肺区有大量6线切过或有分支，表明肺气肿进一步严重。（3）天庭中有“十”字纹，提示肺气肿。

食疗保健： 肺气肿在治疗方面缺乏有效方法，故日常饮食调养更为重要。（1）宜进食新鲜蔬菜、水果，如小菜秧、柚子等。（2）肺气肿患者痰多清稀、气短喘息，可吃些带温性的食物，如富有营养的鸡汤、瘦肉、奶制品、蛋羹等，均有滋阴生津作用。（3）肺气肿日久，喘息加重、口干舌燥、舌质发红或发紫，表示肺阴受损，这时宜选择滋阴生津的果品或食品，如梨、山楂、苹果、鳖等。

◆ 自我按摩治疗肺气肿 ◆ 健康贴士

患者正坐，用双手的四指从前额中线开始，向两侧抹去，抹至太阳穴处改用五指紧贴头皮，沿头两侧由前向后推，推到后颈部，在风池穴处用食指、中指按揉。重复操作约5分钟。此手法能够缓解患者常常出现的头晕、嗜睡、咳嗽等症状，同时能够增强机体免疫力。

判别与诊断

八卦星丘

坎位明显塌陷，颜色苍白，以大拇指腹肚按之凹陷无弹力，提示肺气肿信号

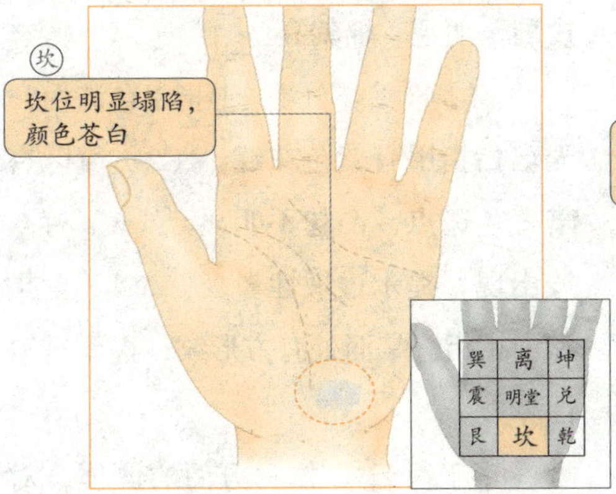

手线变化

1 线、2 线之间的间隔明显增宽，1 线上移，2 线下降，1 线肺区有大量 6 线切过或有分支，表明肺气肿进一步严重

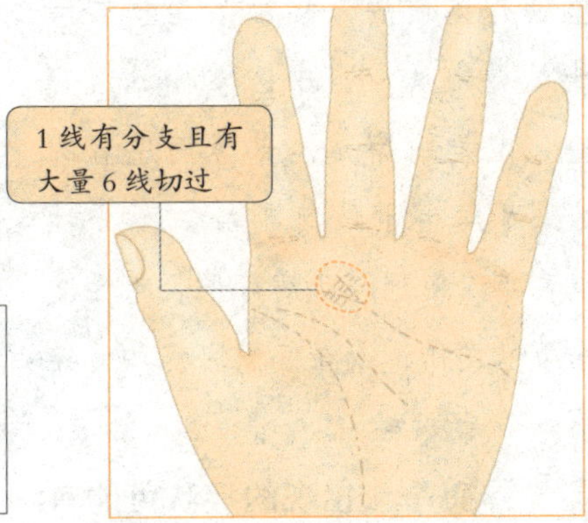

手纹变化

天庭中有“十”字纹，提示肺气肿

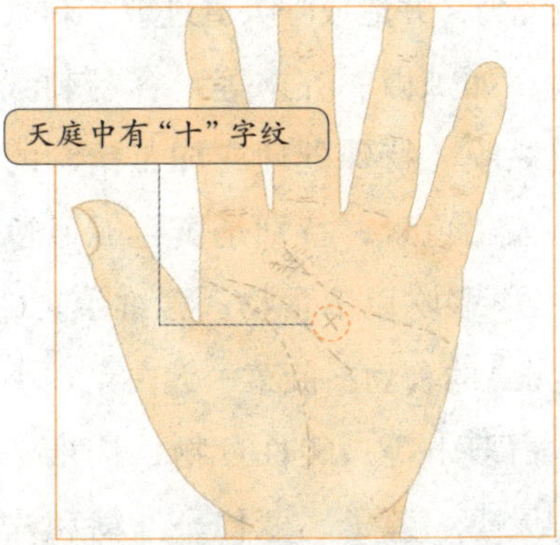

墨印手纹展示

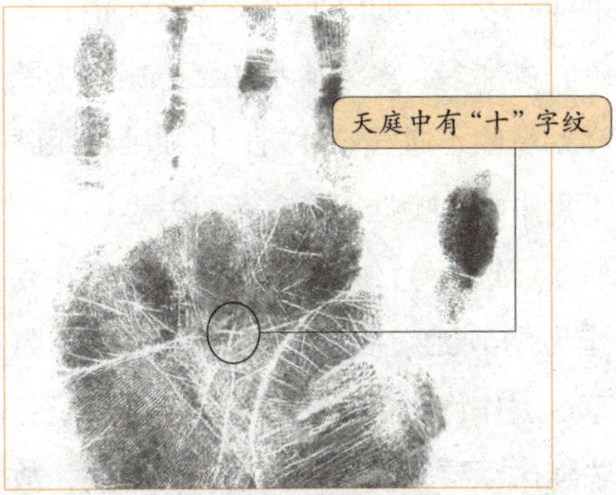

手诊流程图

第一步　八卦星丘

坎位明显塌陷，颜色苍白 →

第二步　手线变化

1 线、2 线之间的间隔明显增宽

1 线上移，2 线下降

1 线有分支且有大量 6 线切过 →

第三步　手纹变化

天庭中有“十”字纹 →

肺气肿

过敏性鼻炎 9线出现，鼻区有方形纹

过敏性鼻炎又称变态反应性鼻炎，是一些特殊体质的人接触某些物质后所发生的异常反应，中医学称鼻鼽。据调查，其发病率是全部鼻病患者的40.5%，可发生于任何年龄，不分性别，但青年人多见。此病可呈长年性发作或季节性发作，或在气候突变和受异气异物刺激时发作。

症状： 每个人出现的症状可能有所不同，常年性发作型鼻炎的病人亦可同时出现季节性的发作。一般会有以下的症状发生：眼睛发红发痒及流泪；鼻痒、鼻涕多，多为清水涕，感染时为脓涕，鼻腔不通气；耳闷；打喷嚏；眼眶下黑眼圈；嗅觉下降或者消失等。

病因： 过敏性鼻炎常由植物花粉作为季节性变应原引起，如树木、野草、农作物，在花粉播散季节，大量花粉随风飘游，吸入呼吸道引发本病，故又称花粉症。常年性过敏性鼻炎则由与人起居密切相关的常年性变应原引起，如居室内尘土、屋尘螨虫、真菌、动物皮屑、羽毛、棉絮等。

手诊流程：（1）十指甲色淡白，无名指指甲有紫色花纹。（2）鼻区有暗青色斑点，凸起不明显。（3）有9线出现，提示过敏性鼻炎。（4）食指和中指指缝掌面处有方形纹，提示过敏性鼻炎。

食疗保健： 饮食方面的调理，对于减缓过敏性鼻炎的症状，有不错的效果。（1）禁绝以下食物：过冷食物会降低免疫力，并造成呼吸道过敏。刺激性食物：如辣椒、芥末等，容易刺激呼吸道黏膜。特殊处理或加工精制的食物。人工色素，特别是黄色五号色素。（2）多吃以下食物：含维生素C及维生素A的食物：菠菜、大白菜、小白菜、白萝卜等；暖性食物：糯米、山药、大枣、莲子、薏仁、红糖和桂圆等。

◆过敏性鼻炎患者不宜喂养宠物◆ 健康贴士

动物的皮屑、唾液及尿中的蛋白质容易引起过敏症状，这些不可见的蛋白质可以通过空气进入人的眼睛、肺部和鼻腔。最好的办法是过敏性鼻炎患者不接触宠物，或尽可能短时间地接触宠物。如果一定要养宠物，最好先花一些时间和同类小动物在一起，以确定对它无过敏反应。还要定期给宠物进行清洁，清洗宠物的笼子。

判别与诊断

指甲特征

十指甲色淡白，无名指指甲有紫色花纹

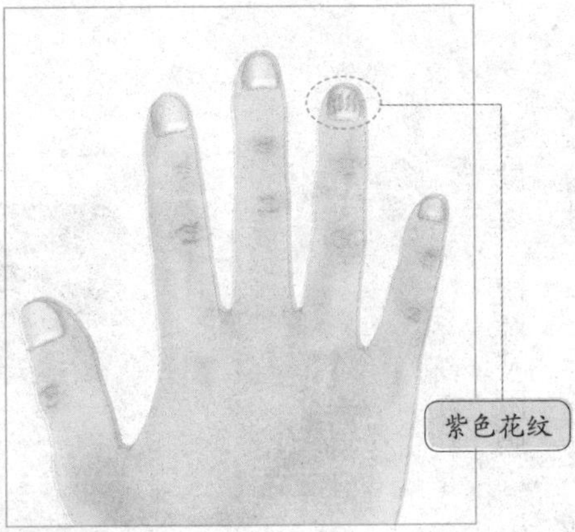

色泽特征

鼻区有暗青色斑点，凸起不明显

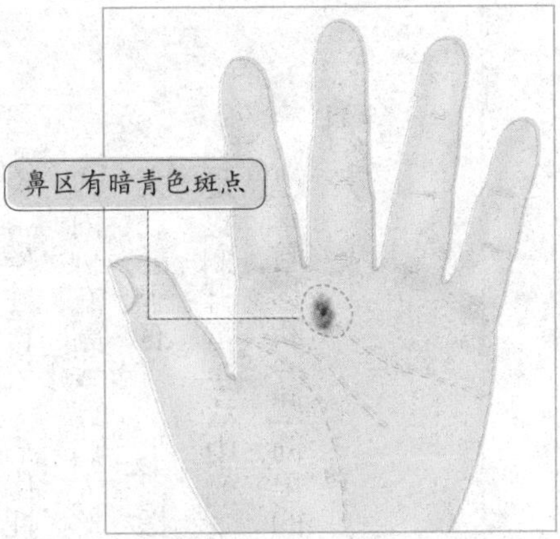

手线变化

9线出现，提示过敏性鼻炎

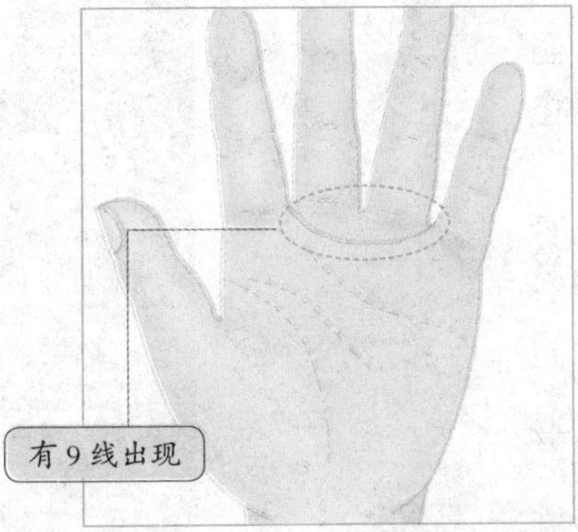

手纹变化

食指和中指指缝掌面处有方形纹，提示过敏性鼻炎

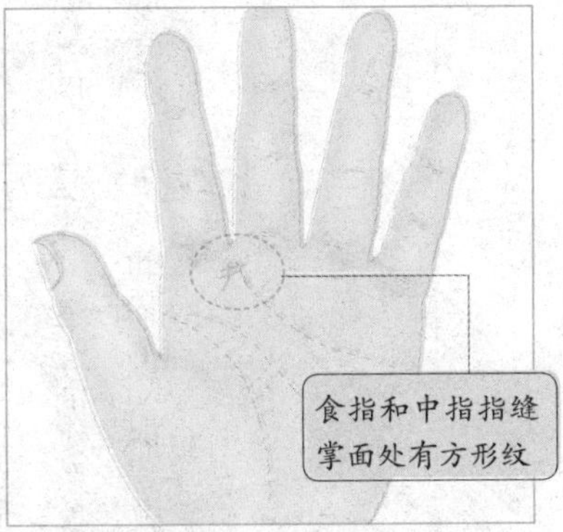

手诊流程图

第一步 指甲特征：十指甲色淡白；无名指指甲有紫色花纹
→ 第二步 色泽特征：鼻区有暗青色斑点
→ 第三步 手线变化：有9线出现
→ 第四步 手纹变化：食指和中指指缝掌面处有方形纹
→ 过敏性鼻炎

下篇 观手纹识病症

第七章 消化系统疾病

消化系统疾病是发生在口腔、唾液腺、食管、胃、肠、肝、胆、胰腺、腹膜及网膜等脏器的疾病。本章所涉及的消化系统疾病有：病毒性肝炎、肝硬变、便秘、胆囊炎、腹泻、胃、十二指肠溃疡、肠炎、慢性胃炎、消化性溃疡、脂肪肝、胃下垂和胆结石。例如：手掌3线内侧有副线，病人可能患有腹泻；手掌1线下行，3线有岛形纹，病人可能患有胃、十二指肠溃疡；手掌艮位有8线。这些消化系统疾病都是我们日常生活中的常见病，只要学会了手诊的基本知识，就可以自己学着诊断一些简单的疾病。

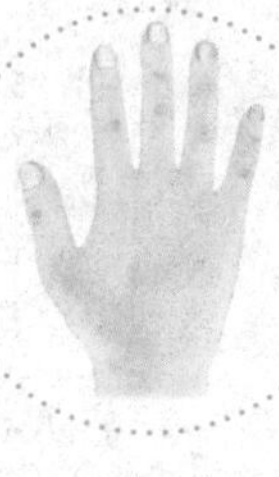

本章看点

病毒性肝炎4线紊乱或中断

病毒性肝炎是由多种不同肝炎病毒引起的传染病，根据病原学诊断，肝炎病毒至少有5种，即甲、乙、丙、丁、戊型肝炎病毒，分别引起甲、乙、丙、丁、戊型病毒性肝炎，即甲型肝炎、乙型肝炎、丙型肝炎、丁型肝炎及戊型肝炎。

症状：临床表现一般有短期的轻度或中度发热，伴有全身乏力、食欲减退、恶心、腹胀、肝区隐痛、呕吐、肝肿大及肝功能损害，部分患者可有黄疸和发热症状。

病因：病毒性肝炎是由甲、乙、丙、丁、戊型肝炎病毒引起的传染病。

手诊流程：（1）病毒侵犯初期，手掌色泽晦暗，肝区颜色青暗、凸起，按之产生酸痛感。掌中央胃区被青暗色包绕，中间色泽淡白，多由肝气横逆犯胃，引起食欲减退、厌油腻等症状。（2）小指根部坤位发黑，掌根正中央坎位也苍白干枯，表明身体功能低下，全身乏力，易疲劳。（3）3线上有干扰线介入，1线、2线和3线呈黄褐色。4线的纹理不清，或有中断，可能患有早期的肝炎。

食疗保健：（1）保证充足的热量供给。过去提倡的肝炎高热量疗法是不可取的，因为高热量虽能改善临床症状，但最终可致脂肪肝，反而会使病情恶化。（2）为促进肝细胞的修复与再生应增加蛋白质供给，一般应占总热能的15%，特别应保证一定数量优质蛋白，如动物性蛋白质、豆制品等的供给。（3）供给充足的液体。适当多饮果汁、米汤、蜂蜜水、西瓜汁等，可加速毒物排泄及保证肝脏正常代谢功能。

◆病毒性肝炎的传播途径◆　健康贴士

（1）甲型肝炎与戊型肝炎：通过粪便途径传播。甲肝病毒或戊肝病毒从病人粪便排出，特别是早期病人排毒量大，传染性强。人一旦食入带有甲肝或戊肝病毒的食物或水，或生食被污染的瓜果便可发病。（2）乙型肝炎与丙型肝炎：主要通过血液、体液（如精液、阴道分泌物、唾液）和注射途径传染。患有乙肝或丙肝的妈妈还能传给小孩，即母婴传播。

判别与诊断

色泽特征

手掌色泽晦暗，肝区颜色青暗。胃一区被青暗色包绕，中间色泽淡白，多由肝气横逆犯胃，引起食欲减退、厌油腻等症状

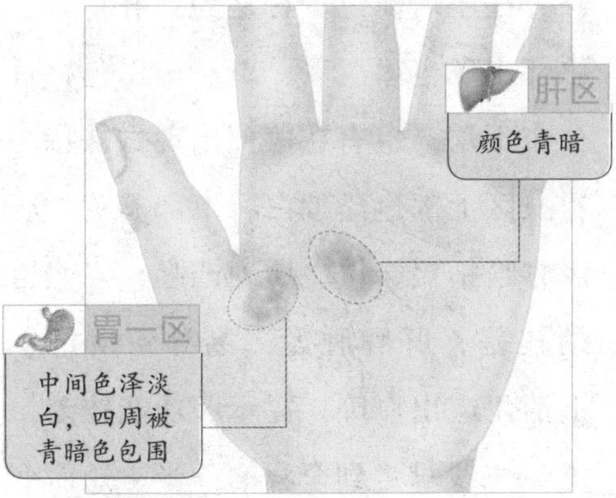

八卦星丘

小指根部坤位发黑，掌根正中央坎位也苍白干枯，表明身体功能低下，全身乏力，易疲劳

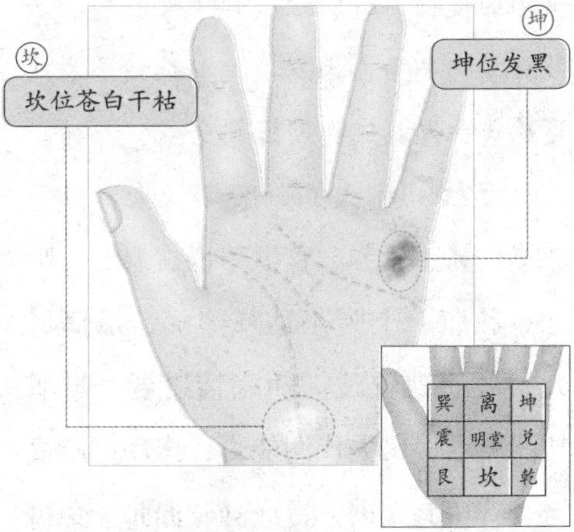

手线变化

3 线上有干扰线介入。4 线的纹理不清，或有中断，可能是患早期肝炎

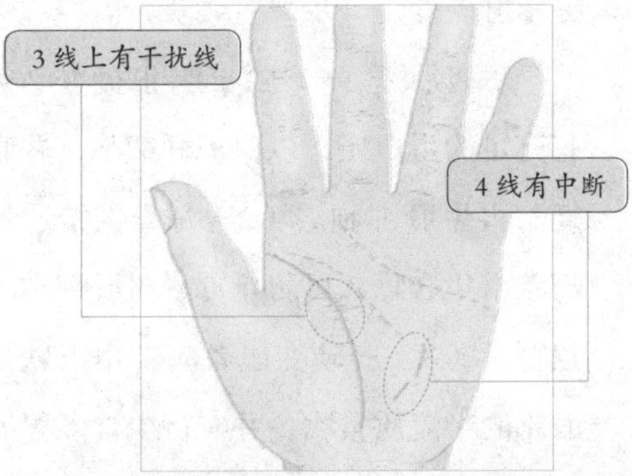

墨印手纹展示

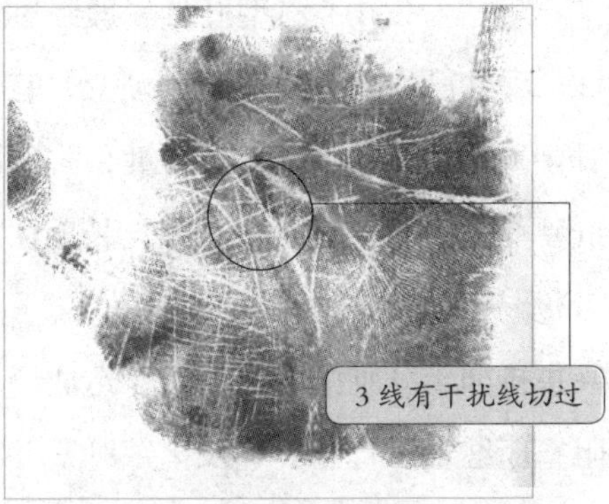

手诊流程图

第一步 色泽特征
- 肝区颜色青暗
- 胃一区中间色泽淡白，四周被青暗色包围

→ 第二步 八卦星丘
- 坤位发黑
- 坎位苍白干枯

→ 第三步 手线变化
- 3 线上有干扰线
- 4 线有中断

→ 病毒性肝炎

肝硬变 3线截断，巽位有方形纹

肝硬变是一种常见的，由不同病因引起的慢性、进行性、弥漫性肝病。多数可维持多年而不发展，少数则逐步或迅速恶化发展成晚期肝硬变。

症状：病人的一般症状为：健康减退、易感疲劳、食欲不振、恶心、呕吐、腹胀、上腹不适或隐痛、肝脾肿大、肝质地较硬。随病情进展，肝脏功能减退，丧失代谢能力，出现门脉高压、脾功能亢进、胃底静脉曲张、免疫功能异常、内分泌失调等症状。

病因：（1）乙型肝炎一般经过慢性活动性肝炎阶段发展至肝硬变，它是肝硬变的主因。（2）饮酒量和时限同肝硬变的发病率有直接关系，长期饮酒者极易发展为酒精性肝硬变。（3）血吸虫排卵于肝脏内的汇管区，造成局部阻塞而继发汇管区炎症及肉芽肿，并导致广泛纤维化，最终使肝脏硬变。

手诊流程：（1）大鱼际处皮肤发红，按压后褪色，称之为“肝掌”。手部出现色素沉着，斑点呈黑色，且分布不均，也有在手部出现蜘蛛痣。胃一区上部色泽偏白，下部萎黄。肝区青暗枯槁，按之质硬凸起，表明胃纳较差，肝脾肿大，易导致痔疮、上消化道出血等，提示肝功能较差。（2）3线只走到全程的一半，短而变色的4线出现在掌中央，表明病情严重。（3）食指下的巽位出现方形纹，提示肝硬变进一步严重。

食疗保健：（1）治疗肝硬变必须有充足的蛋白质，以保护肝细胞，并修复与再生肝细胞。（2）每日供给适量高碳水化合物，可防止毒素对肝细胞的损害。（3）肝硬变患者应食用细软易消化的半流质食物，并实行少食多餐的原则。

◆ 肝硬变应定期作检查 ◆　　健康贴士

肝硬变是肝脏病变的后期表现，且与肝癌关系密切，故患者应定期检查：（1）化验：谷丙转氨酶、谷草转氨酶、碱性磷酸酶、凝血酶原时间及活动度、胆红质、甲胎蛋白、白细胞分类、血小板计数、尿素氮。（2）影像检查：肝、胆、脾B超探查，心肺透视、食管钡餐。

判别与诊断

色泽变化

大鱼际处皮肤发红，按压后褪色。胃一区上部色泽偏白，下部萎黄。肝区青暗枯槁，表明胃纳较差，肝脾肿大，易导致痔疮、上消化道出血等，提示肝功能较差

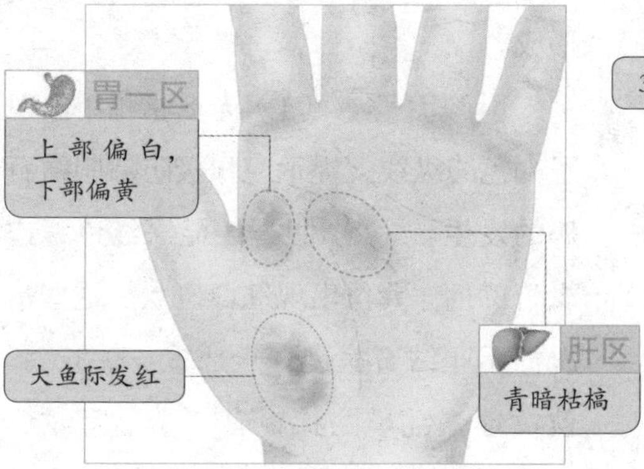

手线变化

3 线只走到全程的一半。短而变色的 4 线出现在掌中央，表明病情严重

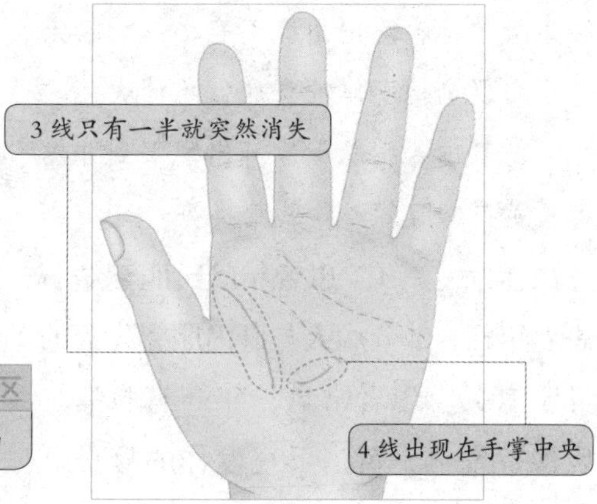

手纹变化

食指下的巽位出现方形纹，提示肝硬变进一步严重

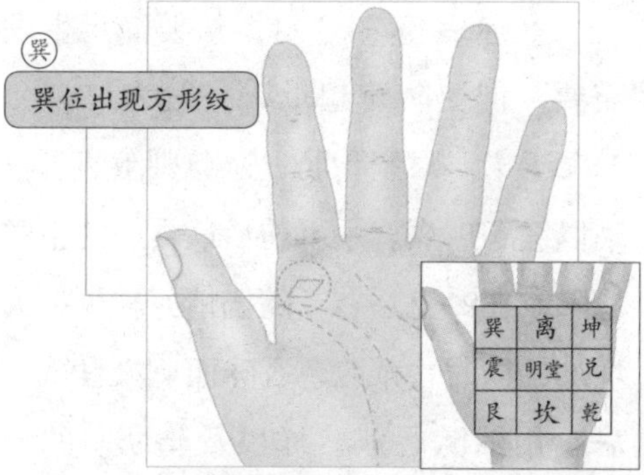

墨印手纹展示

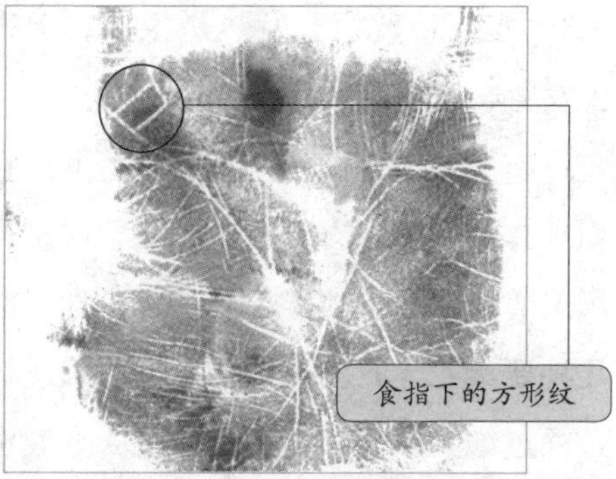

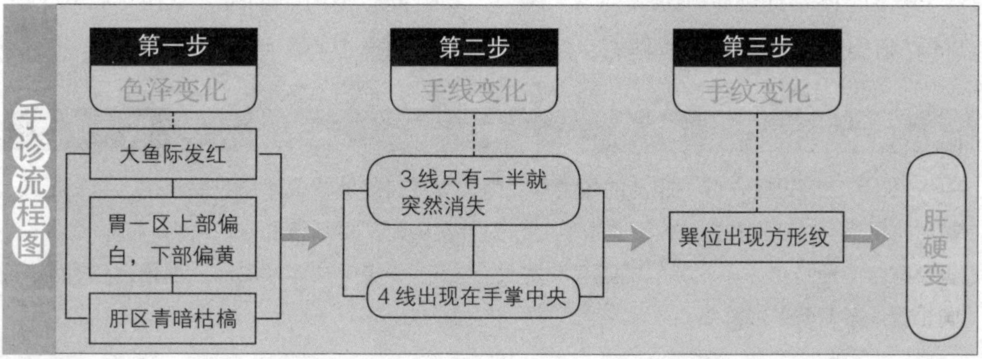

胆结石 巽位有“井”字纹

胆结石是胆管内形成的凝结物，是临床最常见的消化系统疾病之一。临床表现主要包括发作性腹痛、急性炎症。如果结石进入胆总管后可出现下列并发症：黄疸、胆管炎和胰腺炎等。

症状：（1）患者年龄比胆囊结石患者年轻，部分病人与肝内胆管先天的异常有关。患者常自幼年即有腹痛、发冷、发热、黄疸反复发作的病史。（2）反复发作期可出现多种肝功能异常，间歇期碱性磷酸酶上升；久病不愈可致肝叶分段发生萎缩和肝纤维化。（3）腹痛、黄疸、发热是主症，但很少发生典型的剧烈绞痛。

病因：结石形成有一定规律，它们具有胆汁成分的析出、沉淀、成核及积聚增长等基本过程。其发病机理包括几种要素：（1）胆汁中的胆固醇或钙必须过饱和。（2）溶质必须从溶液中成核并呈固体结晶状而沉淀。（3）结晶体必须聚集和融合以形成结石，结晶物在遍布于胆囊壁的黏液、凝胶里增长和集结，胆囊排空受损害有利于胆结石形成。

手诊流程：（1）无名指指甲出现了褐色的纵线，提示应积极防治胆结石病的发生。（2）胆一区显深红色，边缘暗黄色。巽位出现红白斑点。这些情况提示胆结石病进一步严重。（3）巽位纹理紊乱呈网状，有“十”字纹、“井”字纹或“田”字纹。胆二区有“米”字纹。这些情况提示除患胆结石外，还有严重的失眠。

食疗保健：热量供给要满足生理需要，但要防止超量，一般为1500～2400千卡。限制脂肪，避免刺激胆囊收缩以缓解疼痛。手术前后饮食中的脂肪应限制在20克左右，随病情好转可略为增加，以改善菜肴色香味而刺激食欲。忌食用油腻、煎、炸以及脂肪多的食物，如肥猪肉、羊肉、填鸭、肥鹅、黄油、油酥点心、奶油蛋糕等。

◆ 胆结石病人请注意 ◆　健康贴士

（1）定时进餐，促进胆汁的排出和更新，养成良好的饮食习惯，要规律，特别是要按时吃早饭。（2）饮食结构不要太单一，要荤素搭配，粗细粮混吃，适当调节，进食量也要符合生理特点，多吃新鲜的蔬菜和水果。（3）积极参加体育活动，增强内脏功能，防止胆汁淤滞而形成结石。

判别与诊断

指甲特征

无名指指甲出现了褐色的纵线，提示应积极防治胆结石病发生

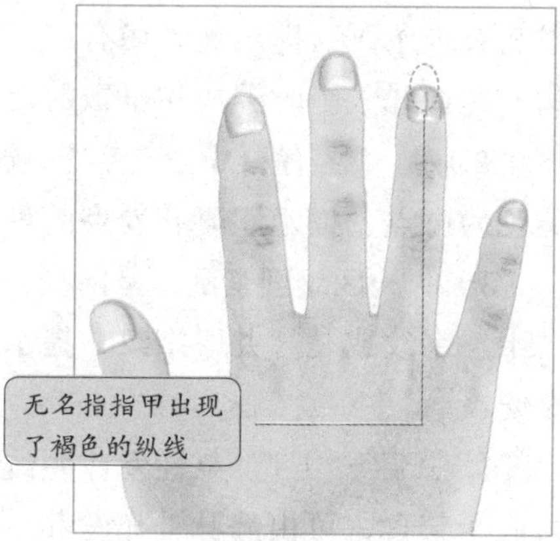

色泽变化

胆一区显深红色，边缘暗黄色。巽位出现红白斑点，这些情况提示胆结石病进一步严重

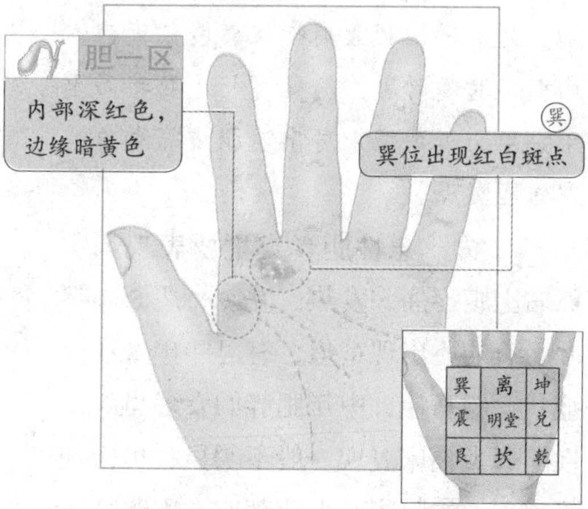

手纹变化

巽位纹理紊乱呈网状，有“十”字纹、“井”字纹或“田”字纹。2线胆区有“米”字纹。这些情况提示除患胆结石外，还有严重的失眠

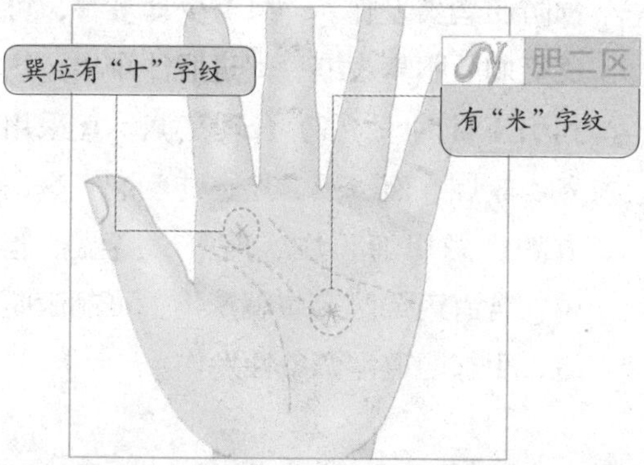

墨印手纹展示

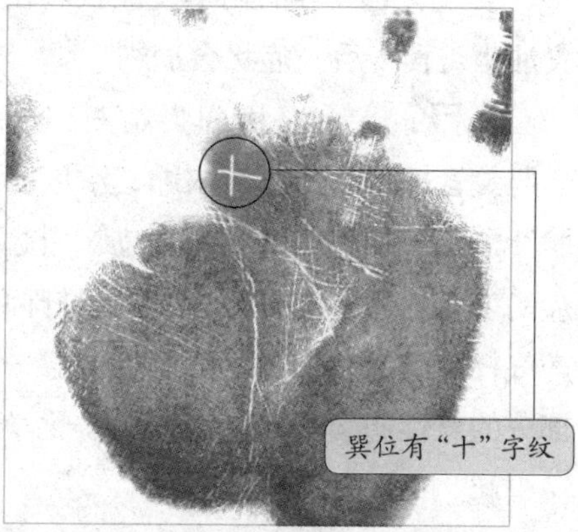

手诊流程图

第一步 指甲特征：无名指指甲出现了褐色的纵线 →

第二步 色泽变化：胆一区内部深红色，边缘暗黄色；巽位出现红白斑点 →

第三步 手纹变化：巽位有“十”字纹；胆二区有“米”字纹 →

胆结石

胆囊炎 胆区有“十”字纹

急性胆囊炎由化学性刺激和细菌感染引起；慢性胆囊炎指胆囊慢性炎症性病变，时隐时现，病程可长达数年乃至十余年。少数病人可出现胆绞痛和急性发作胆囊炎。

症状：急性胆囊炎主要表现为突然右上腹疼痛、发热、发冷、恶心、呕吐，有的还出现黄疸，有可能出现休克症状。胆石症，中年肥胖妇女多见。慢性胆囊炎临床表现一般不明显，可出现轻重不一的腹胀，上腹部或右上腹部不适，持续钝痛或右肩胛区疼痛，胃部灼热、嗳气、返酸等消化不良症状。在进食油脂类食物后，症状会加剧。

病因：大多是由胆囊结石引起，当胆囊管梗阻后，胆汁浓缩，浓度高的胆汁酸盐会损害胆囊黏膜上皮，引起炎症的变化。还有部分病人是大肠杆菌、产气杆菌及绿脓杆菌等细菌入侵。一小部分的急性胆囊炎则是由创伤、化学刺激引起。

手诊流程：（1）中指和无名指的甲面有纵条纹，提示此人患有胆囊疾病，建议此人平时养成吃早饭的习惯。（2）胆二区有白中透着红色或暗黄色的斑点，提示胆囊有发炎的可能。（3）胆一区纹理紊乱，呈网状，有“十”字纹或是“井”字纹，提示胆囊炎。

食疗保健：（1）急性发作胆绞痛时应予禁食，可由静脉补充营养。（2）提供丰富的维生素，尤其是维生素A、维生素C以及维生素E等。（3）适量食用膳食纤维，可刺激肠蠕动，预防胆囊炎发作。（4）少食多餐，可反复刺激胆囊收缩，促进胆汁排出，达到引流目的。（5）合理烹调，宜采用煮、软烧、卤、蒸、烩、炖、焖等烹调方法，忌用熘、炸、煎等。高温油脂中，含有丙烯醛等裂解产物，可刺激胆道，引起胆道痉挛急性发作。

◆ 胆囊炎患者不宜长期素食 ◆ 健康贴士

胆汁的排泄与食物的性质和进食量密切相关，含有脂肪和蛋白质的酸性食物最易刺激肠壁，释放缩胆促胰激素而引起胆囊的收缩排泄。如果长期只吃素菜就容易造成胆囊内胆汁排泄减少，胆汁过分浓缩淤积，有利于细菌的生长繁殖，破坏了胆汁的稳定性，从而导致和加速胆石的形成，使胆囊炎患者病情加重。因此在病情稳定期间，可以少食多餐进食一些荤菜，不仅可以保证营养的需要，而且有利于胆汁的分泌、排泄，防止胆石的形成，保持病情的稳定。

判别与诊断

指甲特征

中指和无名指的甲面有纵条纹，提示此人患有胆囊疾病，建议此人平时养成吃早饭的习惯

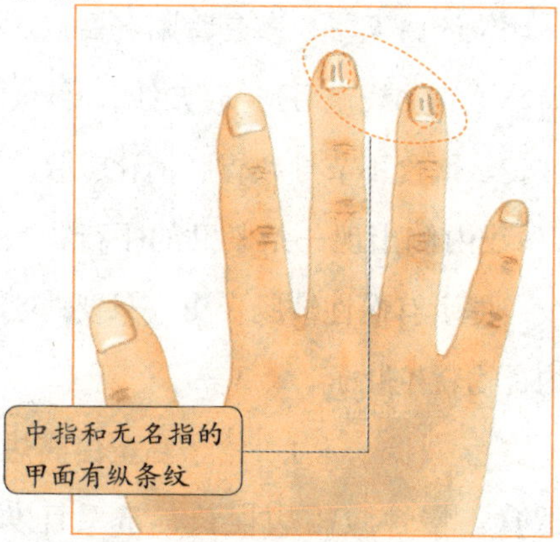

色泽特征

胆二区有白中透着红色或暗黄色的斑点，提示胆囊有发炎的可能

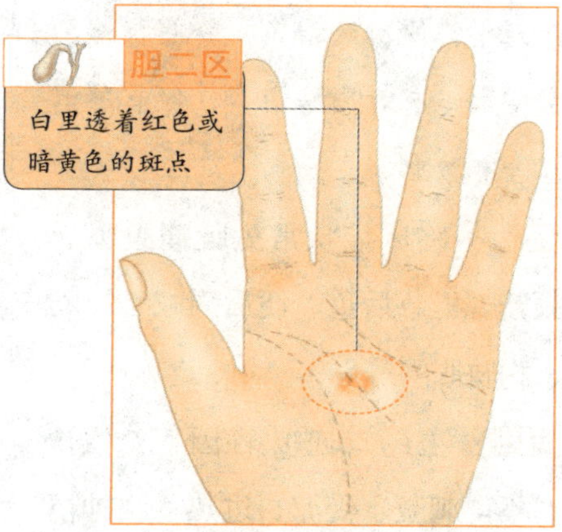

手纹变化

胆一区纹理紊乱，呈网状，有“十”字纹，提示胆囊炎

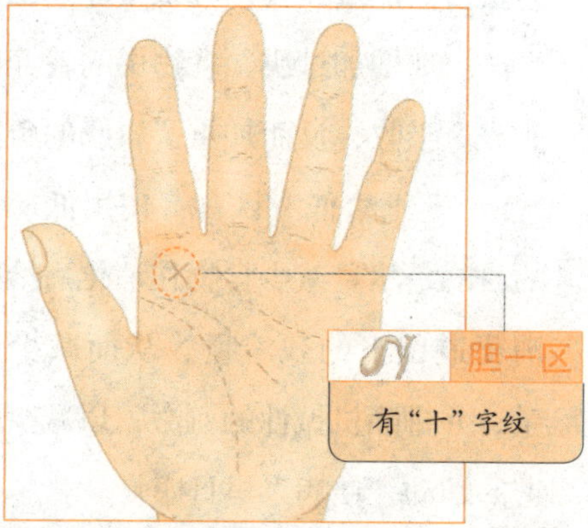

墨印手纹展示

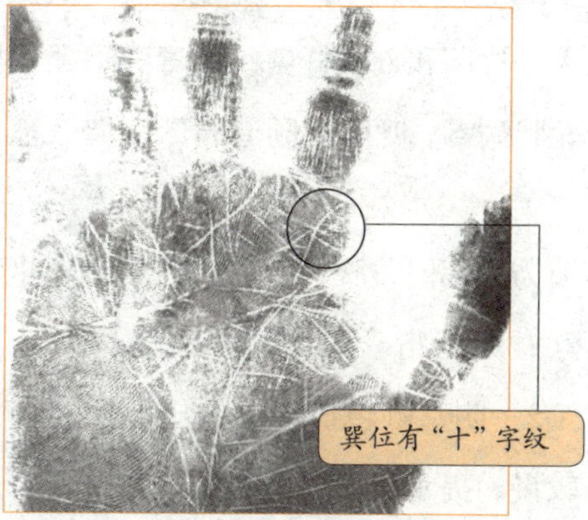

手诊流程图

第一步 指甲特征		第二步 色泽特征		第三步 手纹变化		
中指和无名指的甲面有纵条纹	→	胆二区有白中透着红色或暗黄色的斑点	→	胆一区有“十”字纹	→	胆囊炎

腹泻 3线内侧有副线

腹泻是消化系统疾病中的一种常见症状，是指排便次数增多，粪便稀薄，含水量增加，有时脂肪增多，伴有不消化物或含有脓血。

症状：临床症状常见腹痛腹鸣、便意频繁、里急后重、便后痛减、腹闷纳呆、胸胁胀闷等。

病因：（1）非感染性因素：饮食不当、不良刺激、受凉、过热、精神情绪不佳；过敏性腹泻，因吃了容易引起过敏的食物；这些都可能导致腹泻。（2）感染性因素：细菌感染，主要是大肠杆菌和痢疾杆菌；病毒感染，常见轮状病毒、呼吸道肠道病毒感染等。

手诊流程：（1）小鱼际发黑，是因为寒邪侵袭脾胃所致；若掌心发热潮红，则为宿食内停，积于肠胃所致。（2）明堂颜色浅淡，按压后血色恢复较慢，提示患者可能长期腹泻便秘。艮位青筋浮起，低陷无肉，表明脾胃的受纳及运化功能较差。如果掌心温度较低，坎位淡白无华，多是肾阳衰微造成腹泻。（3）6线呈弓形横跨2线和3线之间，表示饮食不节导致胃肠消化吸收失常。3线内侧出现一条紧贴的平行稍长副线，提示有慢性结肠炎史，只要一吃凉的食物就拉肚子。

食疗保健：（1）给予高蛋白高热量饮食：慢性腹泻病程长，常反复发作，影响食物消化吸收，并造成体内热能过度消耗。为改善营养状况，应给予高蛋白高热量饮食，可采用逐渐加量的方法。如增加过快，食物中的营养素不能完全吸收，反而加重了胃肠的负担。（2）宜供给低渣饮食：使用低渣饮食的目的是尽量减少食物在消化后给肠胃消化道留下的残渣量，从而减少粪便量，并排除机械性的刺激，以减少肠胃道的蠕动，使病人早日康复。

◆防腹泻，把好“生活关”◆ 健康贴士

预防肠道传染病的重点是防止“病从口入”。只要大家日常生活中注意下列问题就会减少腹泻病的发病机会。（1）注意饮用水卫生。饮用水煮沸后，可杀灭致病微生物。（2）讲究食品卫生。食物要生熟分开，避免交叉污染。（3）注意手的卫生。饭前、便后手要洗净。（4）清洁环境，灭蝇、灭蟑。

判别与诊断

色泽特征

小鱼际发黑，为感受寒邪，侵袭脾胃所致；若掌心发热潮红，则为宿食内停，积于肠胃所致

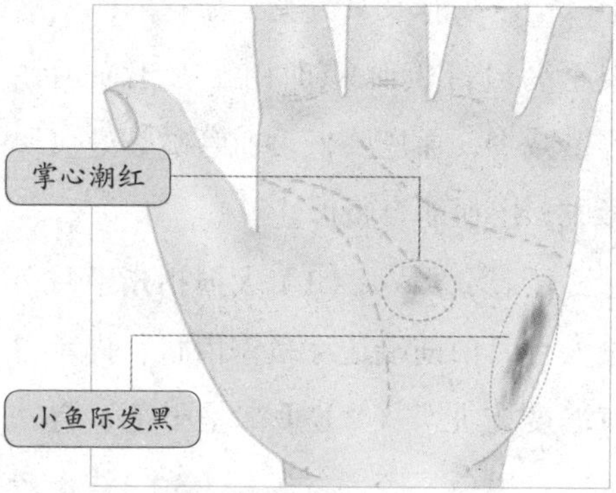

八卦星丘

明堂颜色浅淡，提示患者可能长期腹泻便秘。艮位青筋浮起，表明脾胃的受纳及运化功能较差。坎位淡白无华，多是肾阳衰微造成腹泻

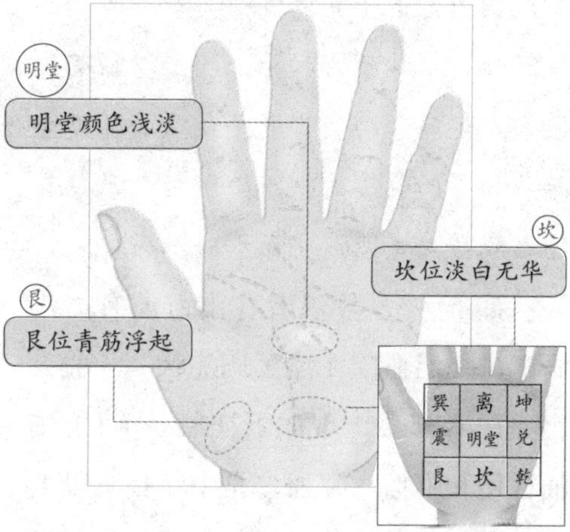

手线变化

3线内侧出现一条紧贴的平行稍长副线，提示有慢性结肠炎史，只要一吃凉的食物就拉肚子。6线呈弓形横跨2线和3线之间，表示饮食不节导致胃肠消化吸收失常

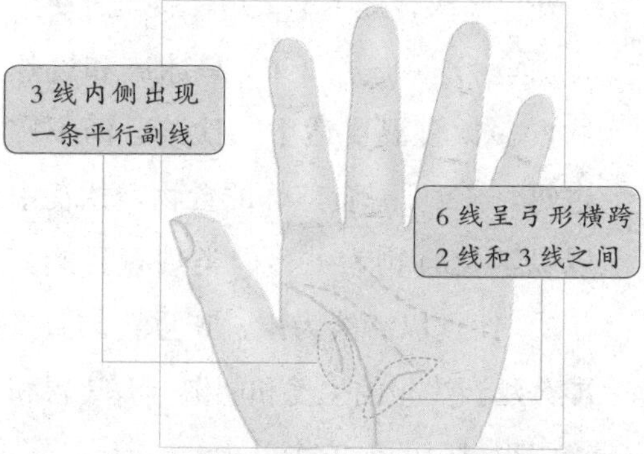

墨印手纹展示

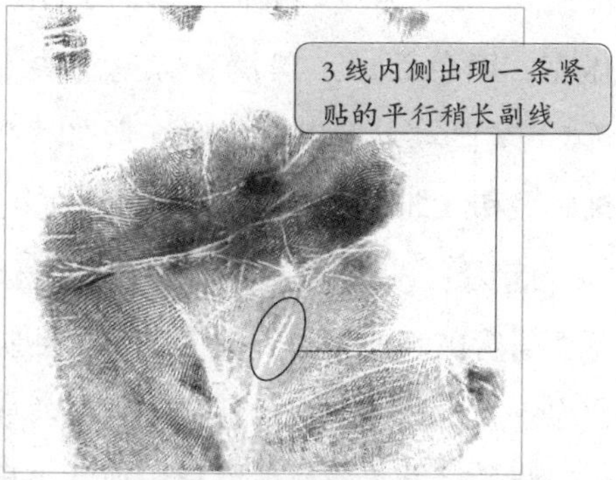

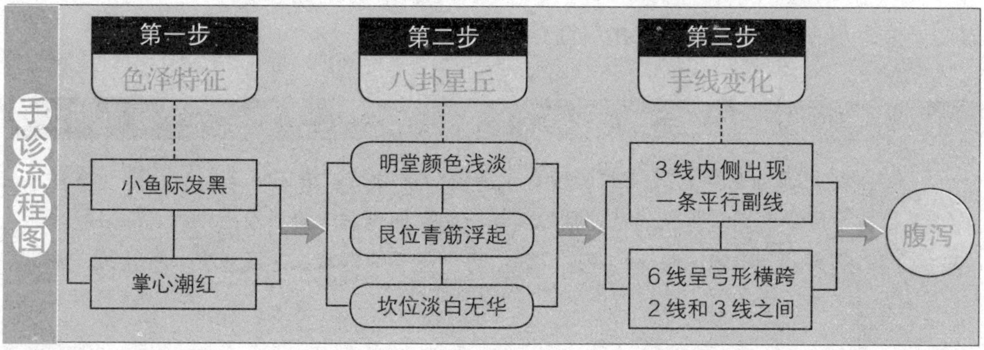

胃、十二指肠溃疡 1线下行，3线有岛形纹

十二指肠溃疡是消化道的常见病，一般认为是由于大脑皮质接受外界的不良刺激后，导致胃和十二指肠壁血管和肌肉发生痉挛，使胃肠壁细胞营养发生障碍和胃肠黏膜的抵抗力降低，致使胃肠黏膜易受胃液消化而形成溃疡。

症状： 多数患者在出血前有溃疡病史，在出血前无溃疡病症状。一般大出血患者都会出现如下征象：（1）柏油样便和呕血。呕血多是十二指肠以上消化道出血，而柏油样便在消化道任何部位均可出现，但有呕血者必然有柏油样便。（2）休克。失血过多时，出现休克，面色苍白、口渴、脉搏细快。（3）贫血。大量出血，血红蛋白、红细胞数和红细胞压积均下降。

病因： 溃疡病大出血是溃疡侵蚀基底血管破裂的结果，大多为中等动脉出血。大出血的溃疡一般位于胃小弯或十二指肠后壁。胃小弯溃疡出血常来自胃右、左动脉的分支，而十二指肠溃疡出血则多来自胰十二指肠上动脉或胃十二指肠动脉及其分支。血管的侧壁破裂不易自行止血，有时由于大出血后血容量减少，血压降低，血管破裂处血块形成，出血能自行停止。

手诊流程：（1）大拇指指甲月白过大且月白前端边缘呈锯齿状，提示胃有恶变先兆。（2）手掌呈干黄，胃一区呈青黑色，警惕胃癌。（3）1线走行食指和中指的指缝，2线突然如书法折锋下行，提示长期消化功能差。（4）3线中央有几个岛形纹相连，震位有“井”字纹，提示十二指肠溃疡信号。

食疗保健：（1）忌冰冻和过热饮食。饮食温度适中，饮茶、汤不宜过热。（2）忌食煎炸的食物。饮食中以易消化食物为主，肉类炒煮要熟。（3）饮食以清淡为主，味重会刺激胃酸分泌。少量的生姜和胡椒，有暖胃和增强胃黏膜的保护作用。

◆为了预防溃疡和出血，应该做到以下几点：◆ 健康贴士

（1）生活要有规律，注意劳逸结合，保持心情舒畅，避免过度劳累，精神紧张。（2）尽量不用或慎用对胃黏膜有刺激的药物，如高血压病人要尽量避免用利血平等降压药。（3）病人一旦出现上腹痛、腹胀、恶心等消化不良症状，应及时去医院就诊，并进行一些必要的检查。

判别与诊断

指甲特征

大拇指指甲月白过大且月白前端边缘呈锯齿状，提示胃有恶变先兆

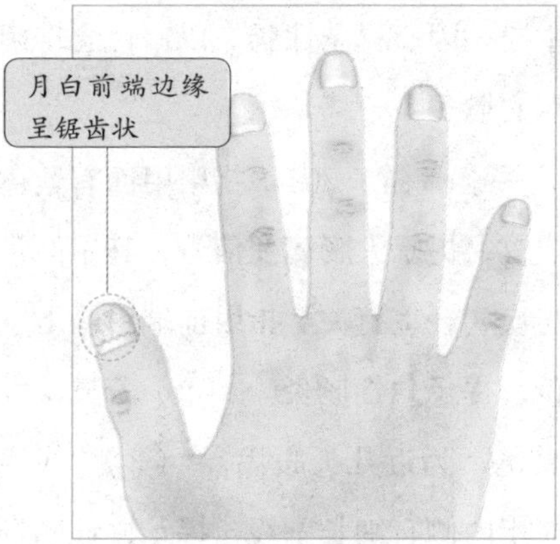

色泽特征

手掌呈干黄，胃一区呈青黑色，警惕胃癌

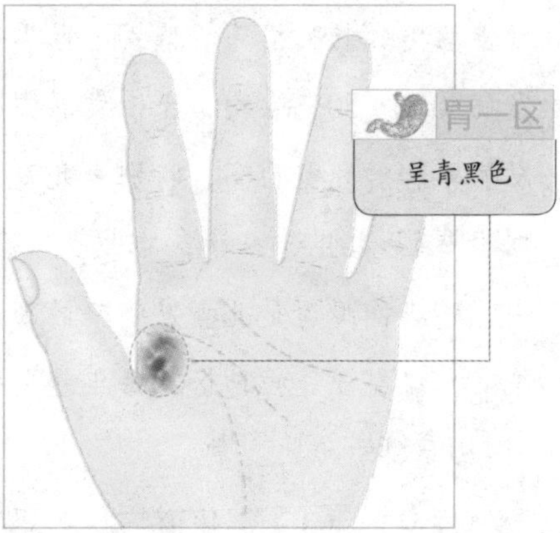

手线变化

1 线走行食指和中指的指缝，2 线突然如书法折锋下行，提示长期消化功能差

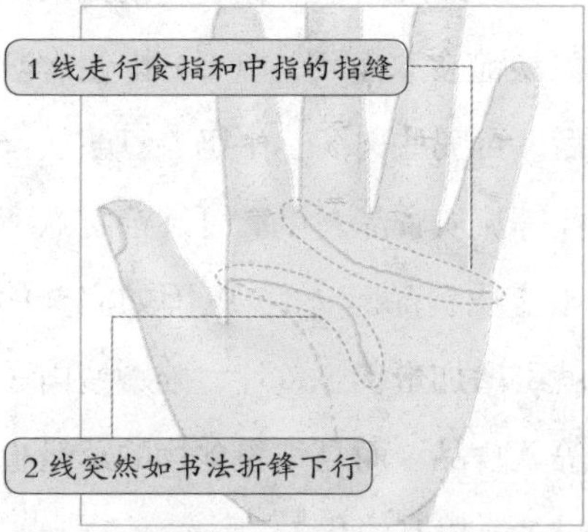

手纹变化

3 线中央有几个岛形纹相连，震位有“井”字纹，提示十二指肠溃疡信号

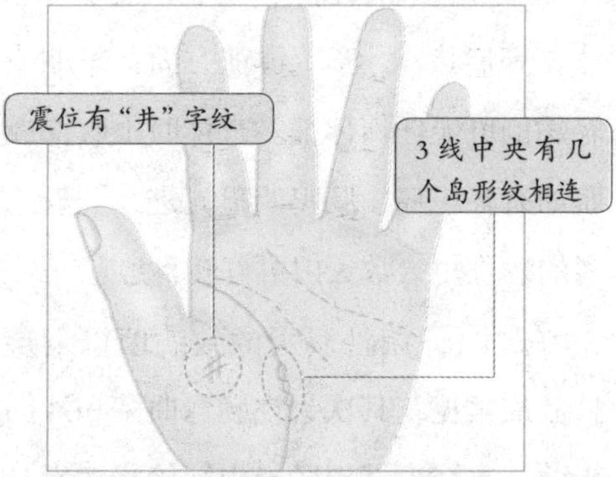

手诊流程图

第一步 指甲特征：拇指月白前端边缘呈锯齿状 → 第二步 色泽特征：胃一区呈青黑色 → 第三步 手线变化：1 线走行食指和中指的指缝；2 线突然如书法折锋下行 → 第四步 手纹变化：3 线中央有几个岛形纹相连；震位有“井”字纹 → 十二指肠溃疡

肠炎 3线内侧有副线

肠炎按病程长短不同，分为急性和慢性两类。肠炎极为普遍，全世界每年发病30亿～50亿人次，尤以发展中国家发病率和病死率为高，特别是儿童。根据世界卫生组织统计，在发展中国家中，感染性腹泻是儿童发病率最高的传染病，仅在亚非拉地区，每年就要夺去约460万婴幼儿的生命。

症状：（1）消化道症状：恶心、呕吐、腹痛、腹泻是本病的主要症状。（2）全身症状：一般全身的症状轻微，严重病人有发热、脱水、酸中毒、休克等症状。（3）体征方面：早期或轻病例可无任何体征。查体时上腹部或脐周有轻压痛、肠鸣明显亢进，一般患者的病程短，数天内可好转自愈。

病因：菌性肠炎的致病菌以痢疾杆菌最常见，其次为空肠弯曲菌和沙门氏菌。在病毒性胃肠炎中，轮状病毒是婴幼儿腹泻的主要病因，而诺瓦克病毒是成人和大龄儿童流行性病毒性胃肠炎的主要病因。真菌性肠炎以白色念珠菌引起的最多。

手诊流程：（1）指甲甲面有紫色纵线纹，提示大肠病变信号，其甲面色泽与疾病轻重有关。指甲前端甲缘下发红色，提示急性肠炎。（2）若艮位发青黑色，为近几天腹泻。（3）3线靠大拇指内侧有细长副线，提示慢性肠炎腹泻。

食疗保健：（1）痢疾患者饮食以少油、少纤维质为主。在发病初期只能进食清淡流食来解渴。（2）排便次数减少后，可喝些肉汤、牛奶、豆浆、蛋花汤汁等流质食品。以后可逐渐吃点清淡的半流质食品。（3）腹泻如完全停止，就可增加蛋羹、鱼片、碎嫩瘦肉、菜泥等软食品。而且每餐食物的总量也不宜过多，以利消化。

◆ 预防肠炎小妙招 ◆ 健康贴士

（1）合理安排饮食，注意均衡膳食营养。（2）注意饮食卫生和个人卫生，教育孩子从小养成饭前便后洗手的好习惯。（3）根据气候变化，及时增减衣服。注意居室通风，保持空气新鲜。（4）腹泻应及时治疗，尤其是感染性腹泻患儿应及时就医。

判别与诊断

指甲特征

指甲甲面有紫色纵线纹，提示大肠病变信号，其甲面色泽与疾病轻重有关。指甲前端甲缘下发红色，提示急性肠炎

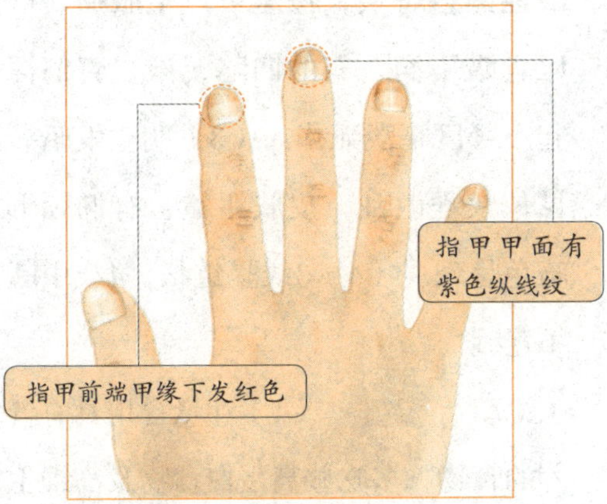

八卦星丘

若艮位发青黑色，为近几天腹泻

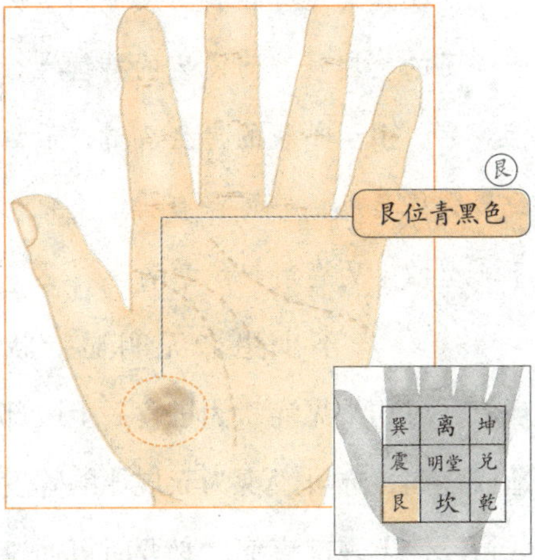

手线变化

3 线靠大拇指内侧有细长副线与它平行，提示慢性肠炎腹泻

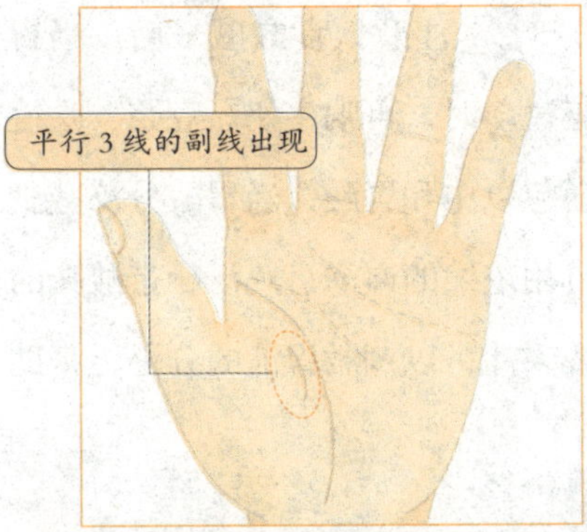

墨印手纹展示

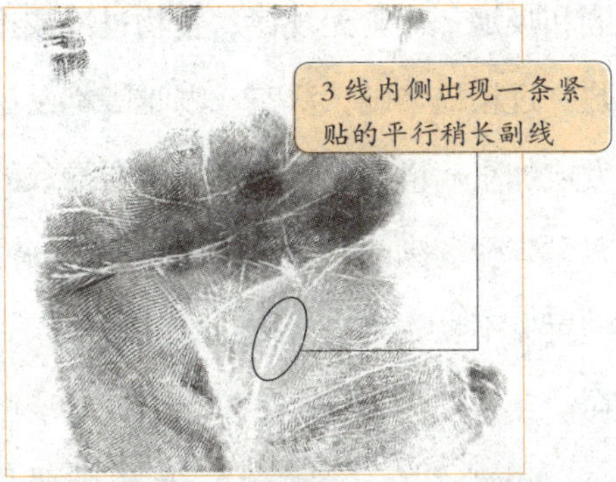

手诊流程图

第一步 指甲特征 → 指甲甲面有紫色纵线纹；指甲前端甲缘下发红色

第二步 八卦星丘 → 艮位青黑色

第三步 手线变化 → 平行 3 线的副线出现

→ 肠炎

慢性胃炎 3线呈锁链状，4线中断

慢性胃炎是胃黏膜上皮遭到各种致病因子的长期侵袭而发生的持续性、慢性炎症，由于黏膜的再生改造，最后导致胃腺体萎缩，并可伴有肠上皮化生及不典型增生的癌前组织学病变。

症状： 不少患者无明显症状出现。一般的常见症状为进食后上腹部不适或疼痛，亦可表现为无规律的阵发性或持续性上腹部疼痛。必要时可通过胃镜结合胃黏膜活检确诊。

病因： 常见的有长期、大量地饮酒和吸烟，饮食无规律、食物过冷或过热、过粗糙坚硬，浓茶、咖啡等都易诱发或加重病情。由饮食不卫生所导致的胃黏膜受到幽门螺杆菌的感染所致的慢性胃炎不易痊愈。

手诊流程： （1）甲上出现暗淡白斑。患者多为乌骨型手，指甲脆弱易裂，没有光泽。（2）胃一区有固定局限性黑色斑块，按压可产生胀痛。肝区青暗不润，有的凹陷无肉，青筋浮起。肾区暗淡无华。（3）明堂发暗，艮位纹理散乱，皮肤粗糙，有椭圆形暗色呈现。（4）3线呈链状，4线中断不连续。

食疗保健： （1）注意食用具有营养的食物。多吃些高蛋白食物及高维生素食物，如瘦肉、鸡、鱼、肝、腰等内脏，保证机体的各种营养素充足，防止贫血。（2）注意饮食酸碱平衡。当胃酸分泌过多时，可喝牛奶、豆浆，吃馒头或面包以中和胃酸，当胃酸分泌减少时，可用浓缩的肉汤、鸡汤、带酸味的水果或果汁，以刺激胃液的分泌，帮助消化。

◆ 防治慢性胃炎的好习惯 ◆ 健康贴士

养成良好的饮食习惯是防治胃炎的关键，这也是与其他疾病不同的地方。总的来说进食时应做到以下几点：（1）宜节，饮食应有节律，切忌暴饮暴食及食无定时。（2）宜洁，注意饮食卫生，杜绝外界微生物对胃黏膜的侵害。（3）宜细，尽量做到进食较精细易消化、富有营养的食物。（4）宜清淡，少食肥、甘、厚、腻、辛辣等食物，少饮酒及浓茶。

判别与诊断

指甲特征

指甲上出现暗淡白斑。患者多为乌骨型手，指甲脆弱易裂，没有光泽

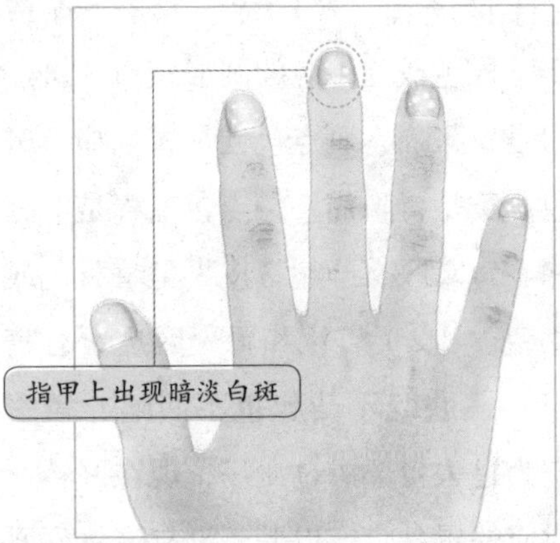

色泽特征

胃一区有黑色斑块，按压可产生胀痛。肝区青暗不润，有的凹陷无肉，青筋浮起。肾区暗淡无华

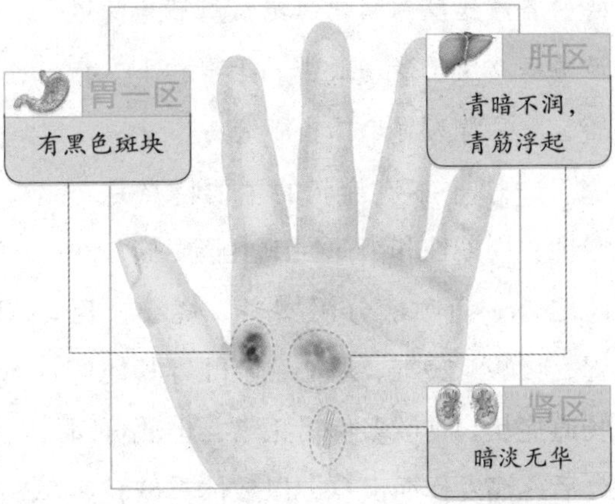

八卦星丘

明堂发暗，艮位纹理散乱，皮肤粗糙，有椭圆形暗色呈现

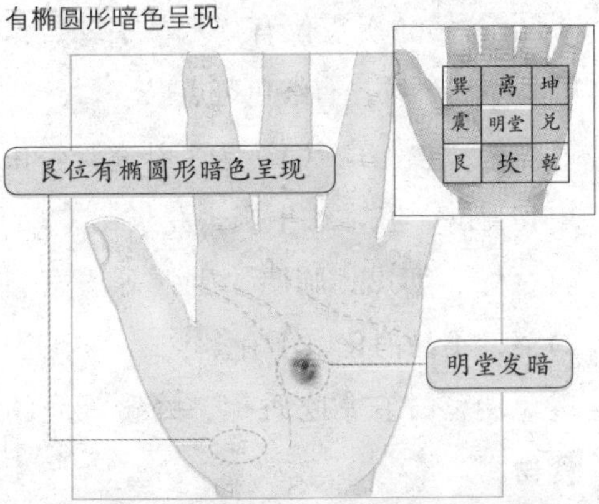

手纹变化

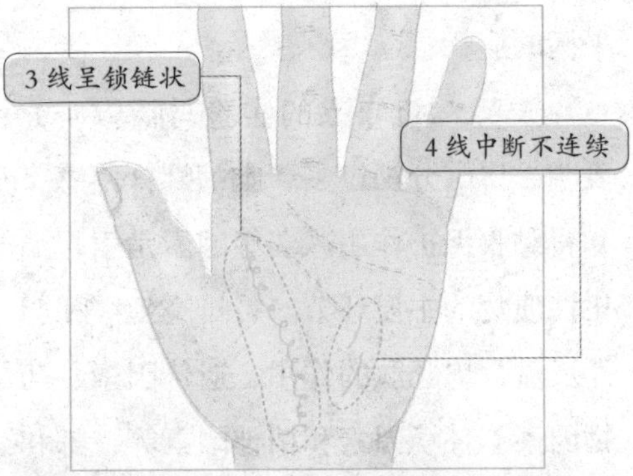

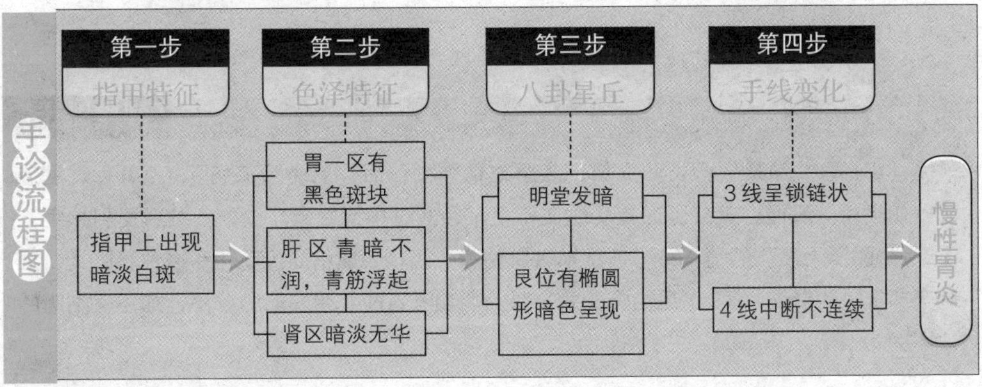

消化性溃疡 2线分裂，震位有岛形纹

消化性溃疡是指与含有酸和胃蛋白酶的胃液接触的消化道组织所产生的慢性溃疡。由于溃疡最常见于胃和十二指肠，故又称为胃十二指肠溃疡。

症状： 本病症状的主要特点是：慢性、周期性和节律性中上腹疼痛，除此之外，有唾液分泌增多、烧心、反胃、嗳酸、嗳气、恶心、呕吐等其他胃肠道症状。食欲多保持正常，但偶可因食后疼痛发作而惧食，以致体重减轻。全身症状可有失眠等神经官能症的表现，或有缓脉、多汗等自主神经系统不平衡的症状。

病因： 近年来的实验与临床研究表明，胃酸分泌过多、幽门螺杆菌感染和胃黏膜保护作用减弱等因素是引起消化性溃疡的主要环节。胃排空延缓和胆汁反流、胃肠肽的作用、遗传因素、药物因素、环境因素和精神因素等，都和消化性溃疡的发生有关。

手诊流程： （1）胃一区有一个或数个暗棕色或红棕色的圆形斑点。斑点色白是胃胀痛，斑点色红是胃灼痛，斑点色萎黄是胃隐痛，斑点色暗青是上腹刺痛。胃二区有凸起，皮下呈暗黄色或暗褐色。（2）震位和胃一区皮下有暗色斑，皮肤既不凸起也不凹陷，较平整，为过去胃部患过溃疡，现在好转，但对应的胃黏膜或胃壁还没有恢复到原先的状况。（3）2线平直，有分裂，不圆滑。（4）震位有“米”字纹与长叶状小岛形纹，有红色斑点。

食疗保健： （1）为了补充营养和中和胃酸，宜常饮牛奶、豆浆；（2）煎、炸、烟熏、腌腊、生拌等法烹制的菜，不易消化，不宜多食。（3）为避免便秘，宜常吃香蕉、蜂蜜等润肠食物。

◆预防消化性溃疡的四大禁忌◆ 健康贴士

（1）忌精神紧张：长期抑郁、焦虑或精神创伤后，易患溃疡病。（2）忌过度疲劳：如果疲劳过度，就会引起胃肠供血不足，胃酸过多而黏液减少，使黏膜受到损害。（3）忌酗酒无度：酒精本身可直接损害胃黏膜，酒精还能引起肝硬化和慢性胰腺炎，反过来加重胃的损伤。（4）忌嗜烟成癖：吸烟能刺激胃酸和蛋白酶的分泌，加重对黏膜的破坏。

判别与诊断

色泽特征

胃一区有一个或数个暗棕色或红棕色的圆形斑点。胃二区有凸起，皮下呈暗黄色或暗褐色

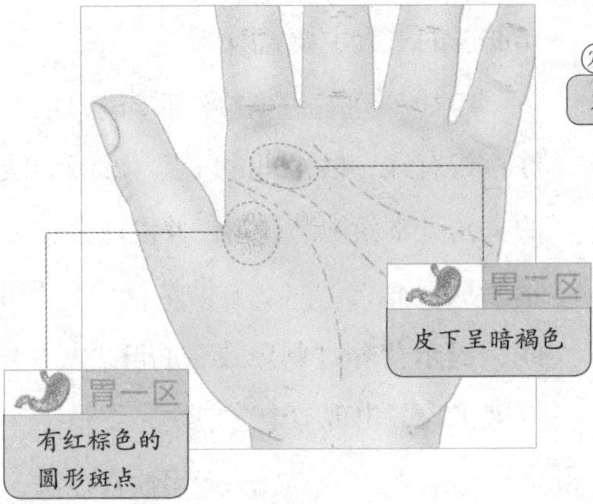

八卦星丘

震位和胃一区皮下有暗色斑，为过去胃部患过溃疡，现在好转，但对应的胃黏膜或胃壁还没有恢复到原先的状况

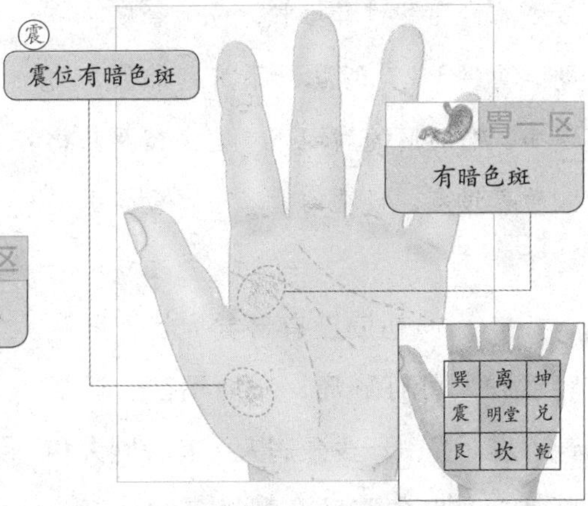

手线变化

2线平直，有分裂，不圆滑

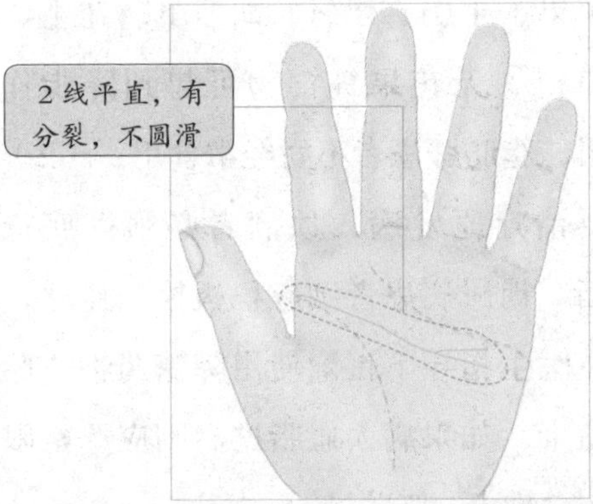

手纹变化

震位有“米”字纹与长叶状小岛形纹，有红色斑点

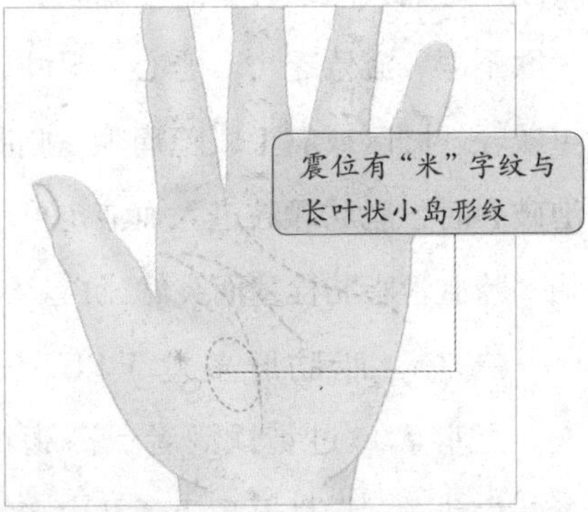

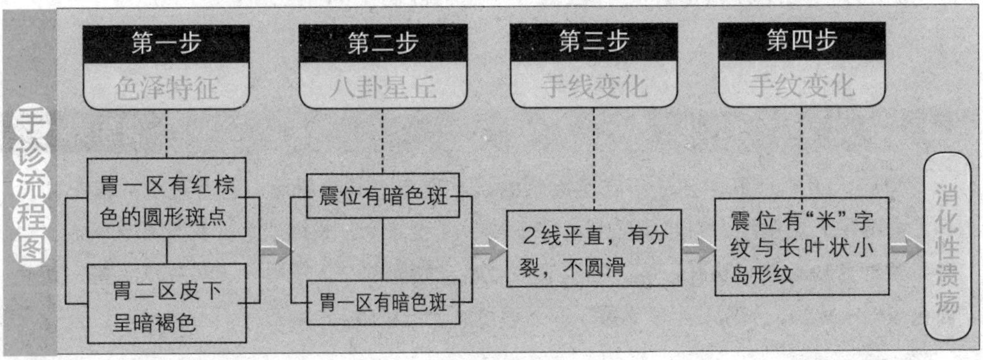

脂肪肝 艮位有8线，肝区有“十”字纹

脂肪肝是指各种疾病和病因引起的肝细胞内脂肪过量堆积，分为轻度、中度和重度3种。脂肪肝不是一个独立的疾病，脂肪肝的病因不单是酒精及药物和营养过剩，极端的营养不足也会引起脂肪肝。

症状：初期没有自觉症状。肝脏轻度肿大可有触痛，质地稍韧、边缘钝、表面光滑，少数病人可有脾肿大和肝掌。当肝内脂肪沉积过多时，可使肝被膜膨胀、肝韧带牵拉，而引起右上腹剧烈疼痛或压痛。中重度脂肪肝可有食欲不振、疲倦乏力、恶心、呕吐、体重减轻、肝区或右上腹隐痛等。脂肪囊泡破裂时，脂肪颗粒进入血液也可引起脑、肺血管脂肪栓塞而突然死亡。

病因：脂肪肝多发于以下几种人：肥胖者、过量饮酒者、高脂饮食者、少动者、慢性肝病患者及中老年内分泌患者。肥胖、过量饮酒、糖尿病是脂肪肝的三大主要病因。

手诊流程：（1）掌部丰满，色泽红，或有红、白相间的斑点。2线和3线的夹角处掌面饱满鼓起，并发白色，提示脂肪肝信号。（2）手掌艮位出现8线，提示营养过剩导致脂肪肝。（3）肝区扩大，出现“十”字纹。

食疗保健：（1）运用饮食疗法，纠正营养失衡。注意饮食要清淡，有些食品如燕麦、玉米、海带、大蒜、苹果、牛奶、洋葱、胡萝卜、花生、山楂、无花果等食物可起到降脂作用，脂肪肝患者不妨经常食用。（2）要治疗原发病，饮酒者必须彻底戒酒。糖尿病患者则应积极控制血糖，在医生指导下正确使用降糖药物或胰岛素。如果病人血脂过高则应严格限制食物中的脂肪量。

◆ 不吃早饭易得脂肪肝 ◆ 健康贴士

年轻人得脂肪肝，多是不吃早饭惹的祸。许多人长期酗酒、营养过剩、喜吃甜食等，会沉积大量脂肪，引起脂肪肝。殊不知，过度节食，长期素食，甚至不吃早饭，也会导致营养缺乏性脂肪肝。早饭一定要按时吃，如果前一天睡得晚，可在床头备一两片面包或一小杯奶，清晨“半梦半醒”间，填填肚子继续睡。

判别与诊断

色泽特征

掌部丰满，色泽红，或有红、白相间的斑点。2 线和 3 线的夹角处掌面饱满鼓起，并发白色，提示脂肪肝信号

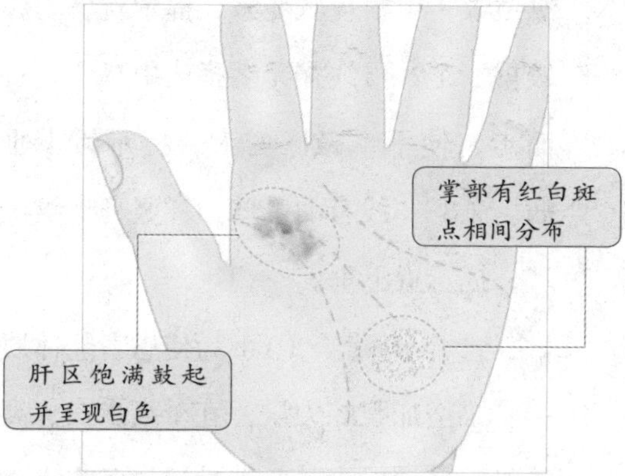

手线特征

手掌艮位出现 8 线，提示营养过剩导致脂肪肝

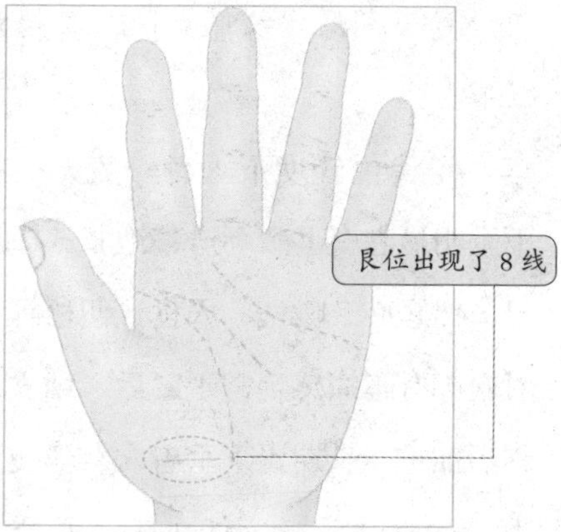

手纹特征

肝区扩大，出现“十”字纹

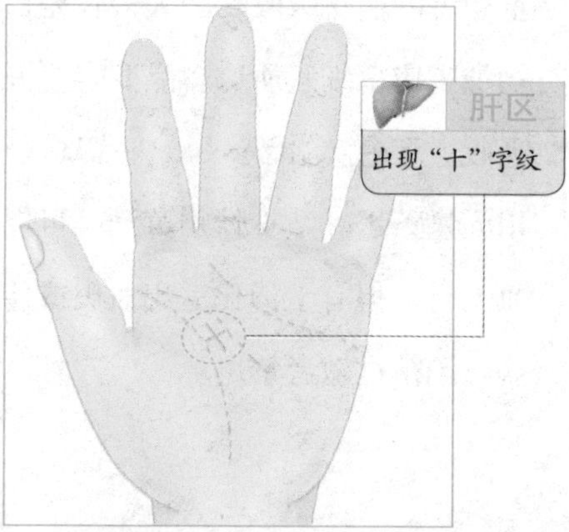

墨印手纹展示

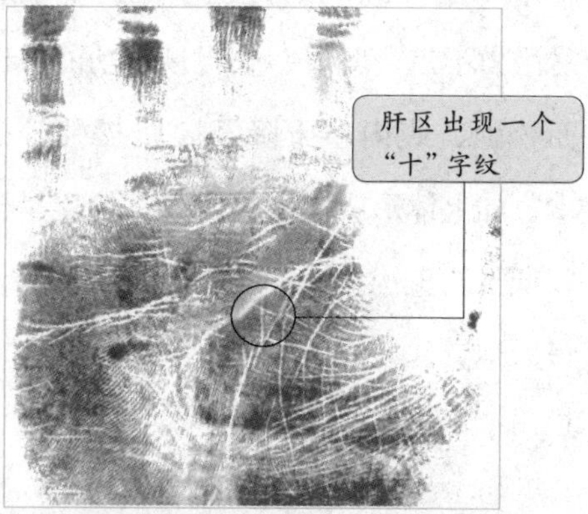

手诊流程图

- 第一步 色泽特征：掌部有红白斑点相间分布；肝区饱满鼓起并呈现白色
- 第二步 手线特征：艮位出现了 8 线
- 第三步 手纹特征：肝区出现“十”字纹
- → 脂肪肝

胃下垂 1线下行而走，5线有岛形纹

胃下垂是指站立时，胃的下缘达盆腔，胃小弯弧线最低点降至髂嵴连线以下。

症状：轻度下垂者一般无症状，下垂明显者有上腹不适，饱胀，饭后明显，伴恶心、嗳气、厌食、便秘等，有时腹部有隐痛感，常于餐后、站立及劳累后加重。长期胃下垂者常有消瘦、乏力、站立性昏厥、低血压、心悸、失眠、头痛等症状。

病因：此病的发生多是由于膈肌悬吊力不足，肝胃、膈胃韧带功能减退而松弛，腹内压下降及腹肌松弛等因素，加上体形或体质等因素，使胃呈极底低张的鱼钩状，即为胃下垂所见的无张力型胃。

手诊流程：（1）中指指甲有黑色纵线纹，甲根皮肤变皱，提示胃下垂病较重。（2）1线在无名指或中指下下行而走，使手掌碱区增大，提示胃下垂病。（3）5线有羽毛球拍样竖岛形纹出现，提示胃下垂。

食疗保健：（1）为使患者能体质强壮，增加腹腔力量，宜予高蛋白、高热量、高糖饮食，并鼓励尽量多吃富含脂肪的食物，争取胖起来。（2）胃下垂患者的消化吸收功能大多较差，故食物加工应精细，所供食品要容易消化、吸收，不宜太粗糙。（3）切忌一次饮用大量茶水。适量饮用黄酒，可促使气血上行，但有上消化道出血史或伴有肝病、酒精过敏者禁用。

◆ 体育锻炼也可治疗胃下垂 ◆ 健康贴士

治疗胃下垂的关键是增强体质，改善营养，加强对腹部肌肉的锻炼。胃下垂病人的体育锻炼应以气功和医疗体操为主。另外，散步、慢跑、保健按摩、打太极拳等亦可配合进行。练气功可以躺在床上，以仰卧为主，练功时动作要柔和、肌肉放松，保持安静。气功可以改善全身症状，补脾胃元气之不足，同时通过膈肌的运动，促进胃肠蠕动，提高胃肠平滑肌的张力，使消化吸收功能增强，食欲增进。

判别与诊断

指甲特征

中指指甲有黑色纵线纹，甲根皮肤变皱，提示胃下垂病较重

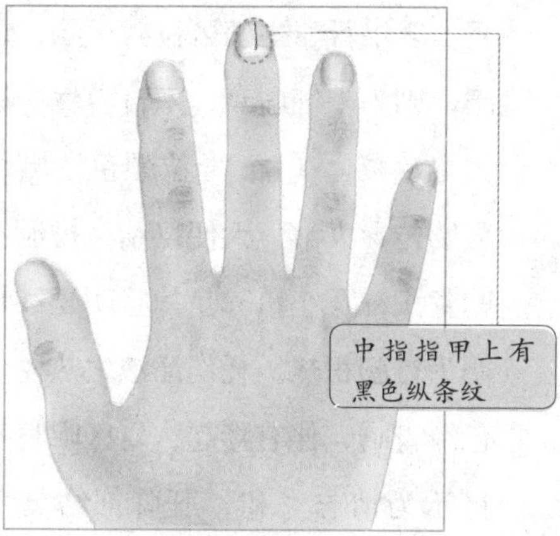

手线变化

1线在无名指或中指下下行而走，使手掌碱区增大，提示胃下垂病

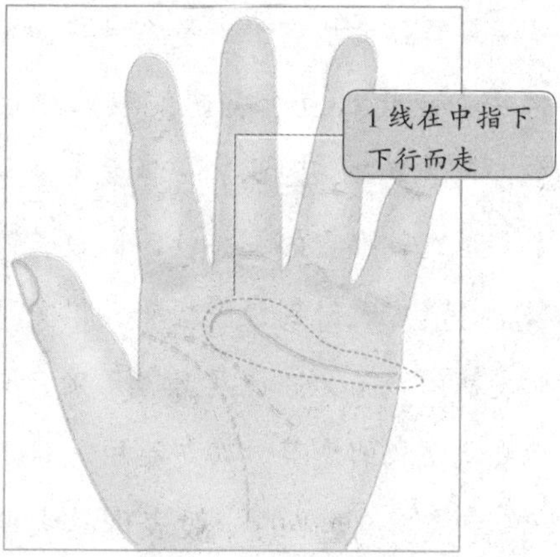

手纹变化

5线出现如羽毛球拍样长竖岛纹，提示胃下垂

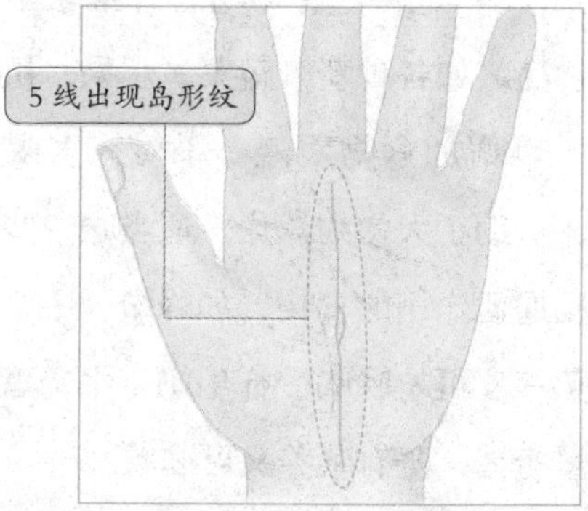

墨印手纹展示

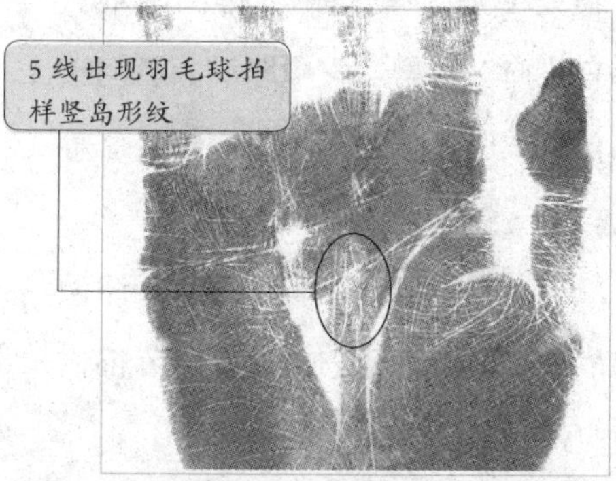

手诊流程图

第一步：指甲特征 → 中指指甲上有黑色纵条纹

第二步：手线变化 → 1线在中指下下行而走

第三步：手纹变化 → 5线出现岛形纹

→ 胃下垂

便秘 3线有很多支线

便秘，从现代医学角度来看，它不是一种具体的疾病，而是多种疾病集合的一个症状。由于引起便秘的原因很多，也很复杂，因此，一旦发生便秘，尤其是比较严重的、持续时间较长的便秘，患者应及时到医院检查，以免延误原发病的诊治，并能及时、正确、有效地解决便秘的痛苦，切勿滥用泻药。

症状： 便秘的一般表现是大便次数减少，经常3～5日或6～7日，甚至更久，才能大便一次。或者虽然次数未减，但是粪质干燥坚硬，排出困难，并伴有头痛、头晕、腹中胀满、脘闷嗳气、食欲减退、睡眠不安、心烦易怒等症状。

病因： 其病因有燥热内结，津液不足；情态失和，气机郁滞；劳倦内伤，身体衰弱，气血不足等。

手诊流程： （1）小鱼际颜色发青，掌根肾、生殖区位置低陷，青筋隐隐，则为阳气虚衰，寒自内生，运化无力之冷秘。（2）坤位颜色发黑，表明大肠传导失常，大便秘结，排泄不畅。明堂潮红及小鱼际呈片状明亮红晕，表明为胃肠积热，耗伤津液之热秘。巽位色泽青暗，伴有隆起，胃区晦暗不泽，提示为情志失和，肝脾郁结之气秘。（3）3线上出现许多支线，提示可能有便秘。

食疗保健： 宜多吃含纤维素丰富的食品，如各种新鲜蔬菜、水果、粗粮等，以增加食物残渣。平时应多喝开水，有助于大便的软化。适当吃一些有润肠通便作用的食物，如蜂蜜、牛奶、香蕉等。可早晚喝一杯牛奶，牛奶里加适量蜜糖，既有营养又可润肠。

◆ 蜂蜜——良好的通便剂 ◆

健康贴士

便秘可以引起早衰、营养不良、肥胖、肠癌及某些精神障碍等病。临床实践证明，蜂蜜具有较好的润肠作用，也是良好的通便剂，可缓解习惯性便秘以及老年性便秘。

方法1：蜂蜜60克，每日早、晚各服30克，以凉开水冲饮，适用于老年便秘、孕妇便秘及习惯性便秘。

方法2：蜂蜜60克，蜂王浆6克，将其调匀，每日早、晚分2次用温开水送服，适用于习惯性便秘。

判别与诊断

色泽特征

小鱼际颜色发青。掌根肾区位置低陷，青筋隐隐。胃区亦晦暗不泽，则为阳气虚衰，寒自内生，运化无力之冷秘

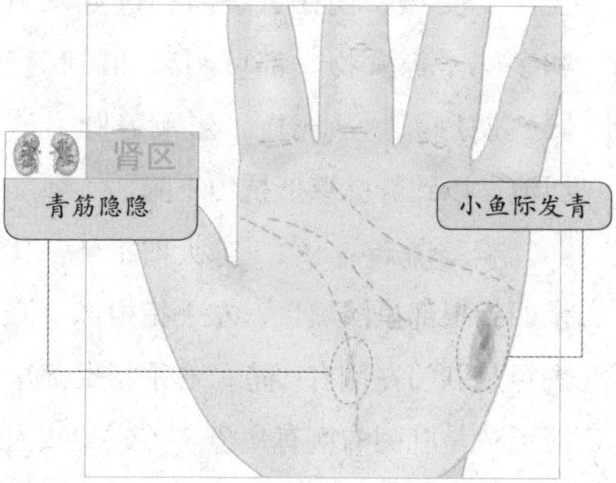

八卦星丘

巽位色泽青暗，提示肝脾郁结之气秘。坤位颜色发黑，表明大便秘结。明堂潮红，表明为胃肠积热，耗伤津液之热秘

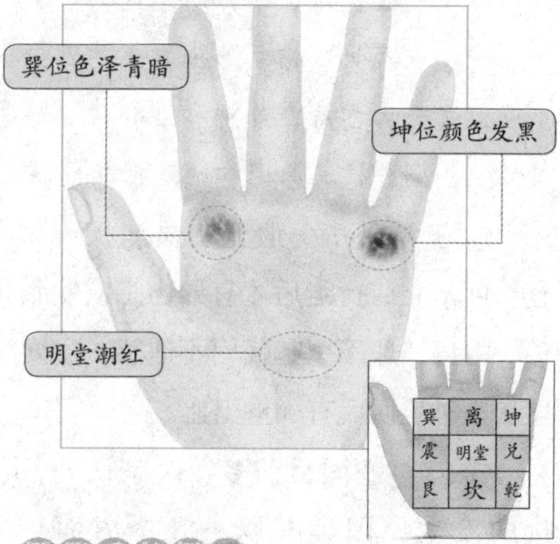

手线变化

3 线上出现许多支线，提示可能有便秘

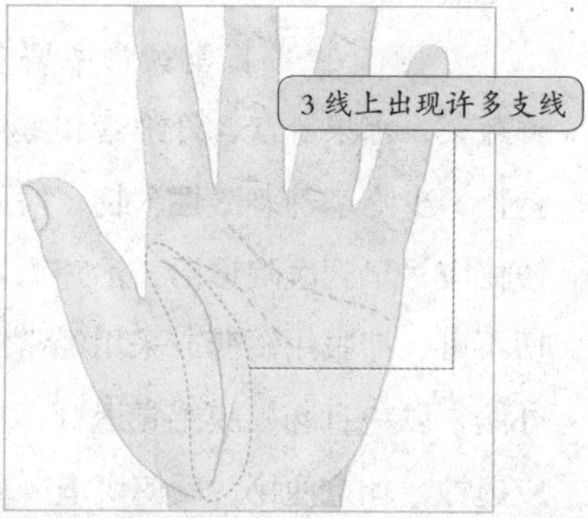

墨印手纹展示

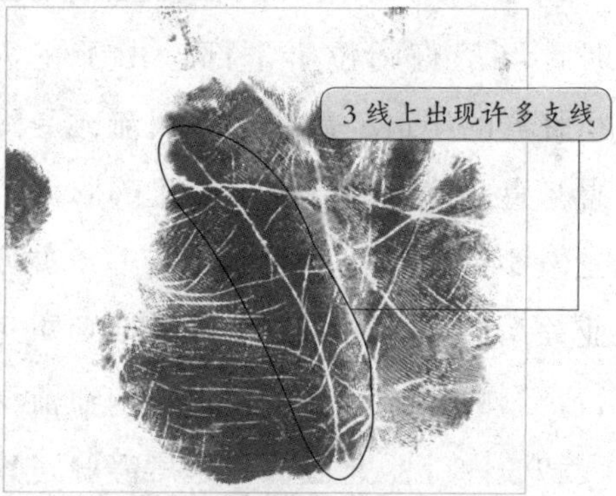

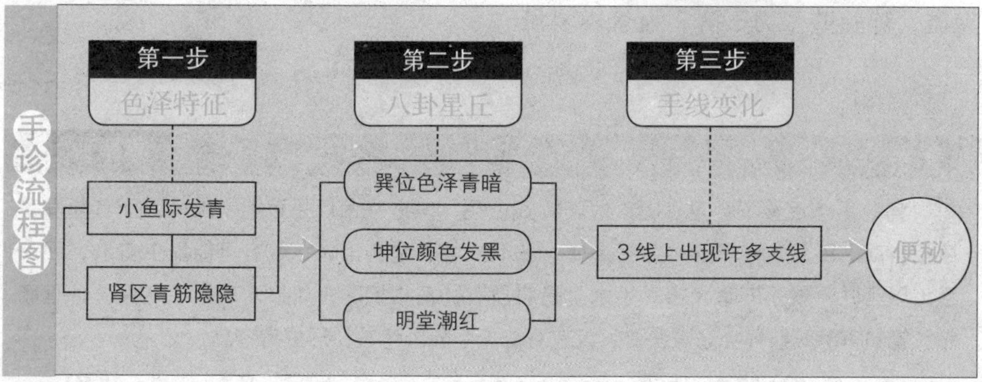

痔疮 3线有细长的岛形纹

痔疮是直肠末端黏膜下和肛管皮下的静脉丛发生扩张、曲张所形成的静脉团，成年人多见。由于痔疮发生的部位不同，可分为内痔、外痔和混合痔。除了部位不同外，其原因和治法都相同。

症状：外痔一般无明显症状，只有长期站立或行走后才有异物感或发胀感。内痔一般不引起任何不适感，主要症状为早晨便后有少量出血。

病因：我国目前多数医家认为，痔的发生原因，有以下几个方面：（1）解剖学原因：人在站立或正坐时，肛门直肠位于下部，由于重力和脏器的压迫，静脉向上回流颇受障碍。直肠静脉及其分支缺乏静脉瓣，血液不易回流，容易淤积。（2）职业关系：人久站或久坐，长期负重远行，影响静脉回流，使盆腔内血流缓慢和腹内脏器充血，引起痔静脉过度充盈，静脉壁张力下降，血管容易淤血扩张。（3）局部刺激和饮食不节：受冷、受热、便秘、腹泻、过量饮酒和多吃辛辣食物，都可刺激肛门和直肠，使痔静脉丛充血，影响静脉血液回流，以致静脉壁抵抗力下降。

手诊流程：（1）除大拇指外，其余四指根部呈淡黑色，左手指根部呈淡黑色是肛门左侧有痔疮，右手指根部呈淡黑色是肛门右侧有痔疮。（2）3线内侧有向下的羽毛状分支，提示痔疮信号。（3）3线上有细长的岛形纹，提示痔疮信号。

食疗保健：日常饮食中要多吃新鲜蔬菜、水果等富含纤维素和维生素的食物，少吃辛辣刺激性食物；对顽固性便秘应尽早到医院诊治，治疗原发病，切不可长期服用泻药或采用经常灌肠的办法，以免直肠黏膜感觉迟钝，排便反应迟钝，加重便秘，反使痔疮严重。

◆痔疮手术并非一蹴而就◆ 健康贴士

痔疮手术后会不会复发呢？医学实践证明，痔疮手术后是可能复发的，而且复发率还相当高。因为痔疮是一种血管病变，长期坐着、站着工作，就有可能发生痔疮，因而手术以后并不就是万事大吉。手术只是将原有的痔核摘除，如果术后不注意保养，直肠和肛管的痔静脉照样会经常淤血，就有可能产生新的痔核，形成痔疮。

判别与诊断

色泽特征

除大拇指外，其余四指根部呈淡黑色，提示痔疮信号

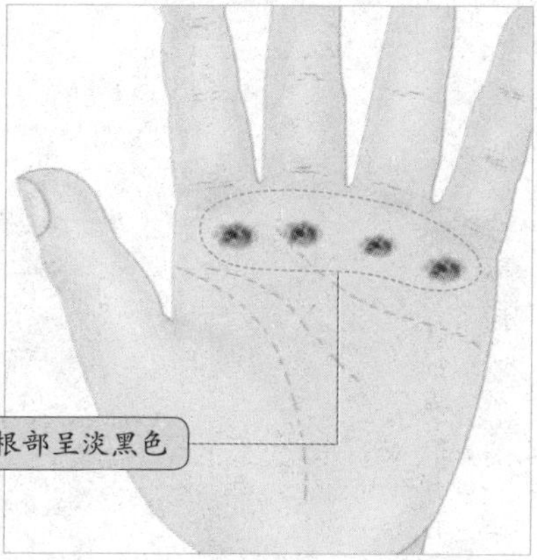

手线变化

3线内侧有向下的羽毛状分支，提示痔疮信号

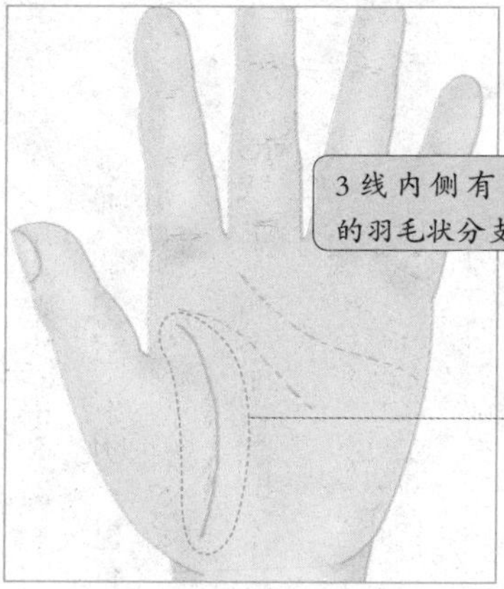

手纹变化

3线上有细长的岛形纹，提示痔疮信号

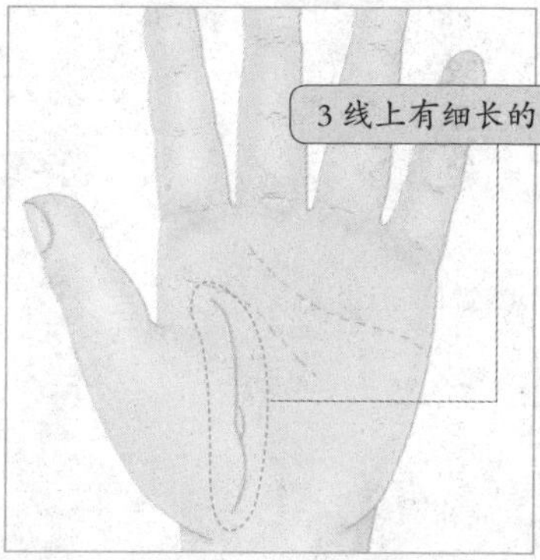

墨印手纹展示

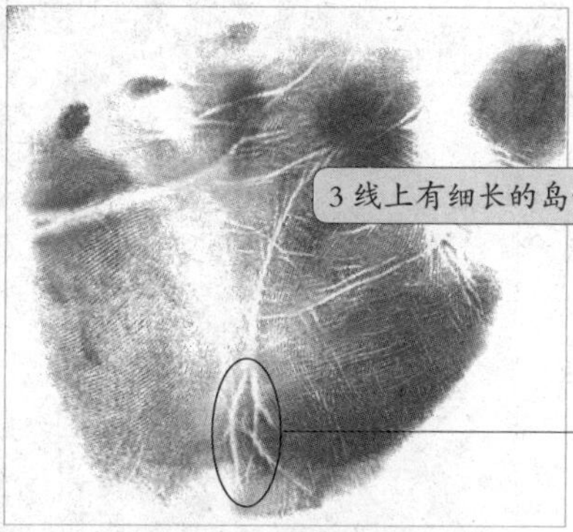

手诊流程图

第一步：色泽特征 —— 手指根部呈淡黑色

→ 第二步：手线变化 —— 3线内侧有向下的羽毛状分支

→ 第三步：手纹变化 —— 3线上有细长的岛形纹

→ 痔疮

下篇 观手纹识病症

第八章 神经系统疾病

神经系统疾病是指发生于中枢神经系统、周围神经系统、自主神经系统的以感觉、运动、意识、自主神经功能障碍为主要表现的疾病，又称神经病。有些神经病，如脑血管疾病、癫痫、脑炎、脑膜炎等临床上常见。神经病中慢性病占多数，往往迁延不愈，给患者的工作、生活带来很大影响，致残率很高。神经病可由多种病因引起，许多神经病病因不明，也有许多是遗传病。

本章节主要教你如何判断神经系统疾病的手诊知识，例如：手掌2线上有两个明显的『十』字纹，病人可能患有癫痫。

本章看点

头痛 2线有“十”字纹，出现两条平行的4线

头痛是临床上最常见的症状之一，涉及人体的许多系统，尤其在神经系统疾病中较多见，其病因十分复杂，发病率高，人群中几乎90%的人一生中都有头痛发作，有人称头痛是仅次于感冒的常见病。其实，头痛是一种症状，而不是一种疾病。头痛一般是指前面在眉毛以上，后面枕下部以上即头颅上半部这一范围的疼痛。

病因：头痛是最为常见的临床症状之一，是人体对各种致痛因素所产生的主观感觉，属于疼痛的范畴。致痛因素可以是物理的、化学的、生物化学的或机械性的等等。这些因素刺激了位于颅内外组织结构中的感觉神经末梢，通过相应的传导通路传到大脑而感知。

手诊流程：（1）脑一区青筋呈现，肝区伴有青暗，为血管性头痛。（2）2线平直上翘且横贯手掌，易头痛。两条平行的4线，向小指方向直上而去，提示多因生活无规律，影响头颅血管，导致偏头痛。（3）2线上出现斜向小指的干扰纹，且食指第二指节有星形纹者，提示多疑，平素抑郁寡言，稍受刺激而不安，易导致紧张性头痛。

食疗保健：头痛患者平时要注意多休息，保持心情舒畅，还要多食用易于消化、营养丰富的食物，多吃新鲜蔬菜、水果。此外，还可根据情况选用以下食疗：（1）葱白川芎茶。取葱白两段，川芎10克，茶叶10克，放入杯中，开水冲泡，去渣温饮。每日1剂。此茶具有祛风止痛之功效。（2）菊花白芷茶。取菊花、白芷各9克，研成细末，开水冲泡，代茶饮。此茶具有祛风平肝、解痉止痛之功效。

◆ 头痛的护理须知 ◆ 健康贴士

（1）环境要安静，室内光线要柔和。（2）可按头痛的部位进行按摩治疗，前额痛可取阳白穴，两侧痛可取百会穴，后顶痛可取风池穴。（3）对一些病因明确疾病引起的头痛，应先控制病情，以缓解疼痛。

判别与诊断

色泽特征

脑一区青筋呈现，肝区伴有青暗，为血管性头痛

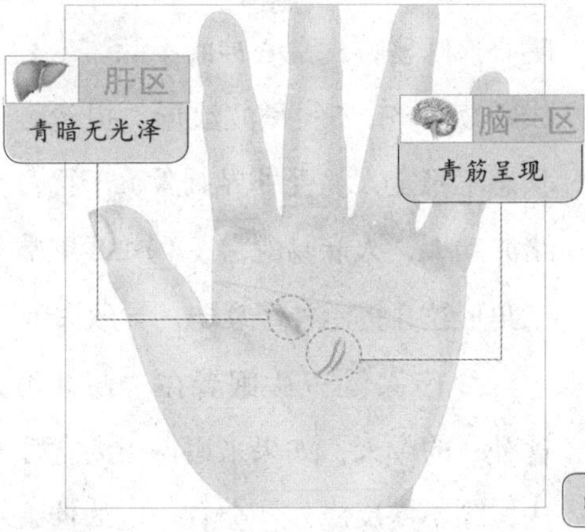

手线变化

2线平直上翘且横贯手掌，易患头痛。两条平行的4线，向小指方向直上而去，提示多因生活无规律，影响头颅血管，导致偏头痛

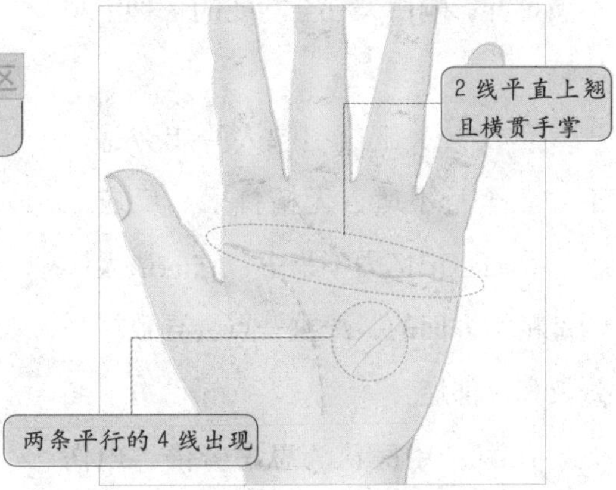

手纹变化

2线上出现斜向小指的十字纹，且食指第二指节有星形纹者，提示多疑，平素抑郁寡言，稍受刺激而不安，易导致紧张性头痛

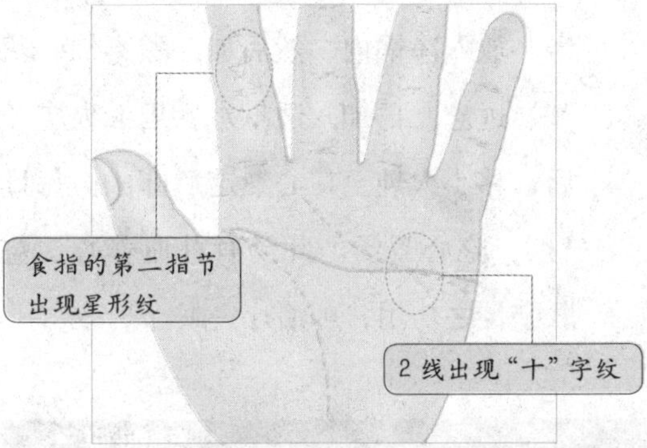

墨印手纹展示

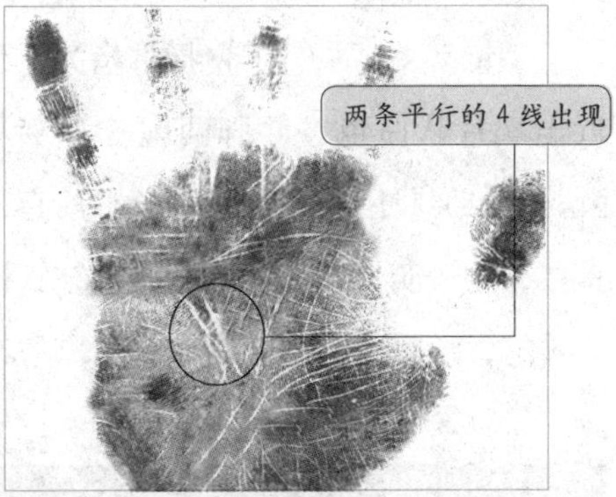

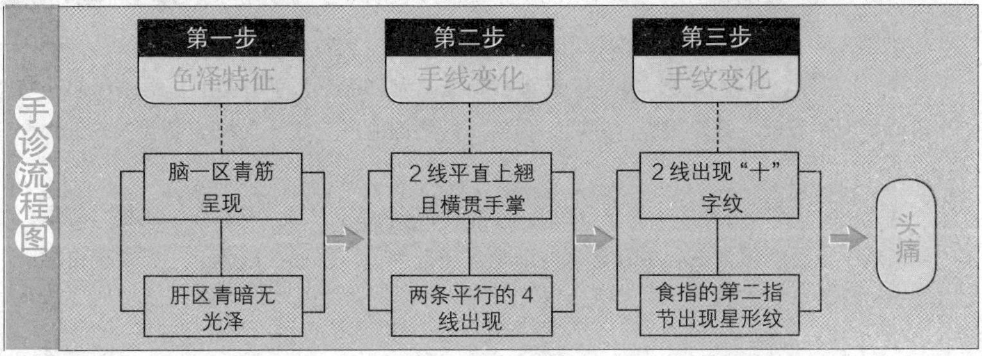

失眠 2线断裂且尾端有岛形纹

失眠通常指患者对睡眠时间或质量不满足并影响白天社会功能的一种主观体验。

症状： 失眠会引起人的疲劳感、不安、全身不适、无精打采、反应迟缓、头痛、记忆力不集中，它的最大影响是精神方面的，严重一点会导致精神分裂和抑郁症。

病因： 中医认为思虑劳倦、内伤心脾、阳不交阴、心肾不交、阴虚火旺、肝阳扰动、心胆气虚以及胃中不和等因素，均可影响心神而导致失眠。

手诊流程：（1）食指掌指关节附近出现片状白色，心脾两虚、多梦易醒。（2）巽位有一条紫暗色青筋直冲食指，则表明情态失和，肝经郁结，性急善怒，烦躁不易入寐。中指下离位纹路散乱或位置过于低陷，青筋浮起，表明心火旺盛，扰乱心神而不寐。（3）2线断续不齐，5线呈波浪形，提示心理状态不稳定，易受外界刺激、干扰，情绪波动大，人寐易醒。（4）2线尾端有三角形纹，提示神经衰弱，导致失眠。

食疗保健： 失眠者在“药补不如食补”的今天，如果采用得当的食疗方法，除不良反应外，会有一定的催眠功效。现特向您推荐一种易于制作的食疗方： 枣仁猪心汤。猪心1个，酸枣仁、茯苓各15克，远志5克。把猪心切成两半，放入净锅内，然后加入酸枣仁、茯苓、远志，再加入适量水，用大火烧开后，移小火炖至猪心熟透后即成。每日1剂，吃心喝汤。此汤有补血养心、益肝宁神之功用，可治疗失眠。

◆ 摆脱失眠的痛苦 ◆　　健康贴士

当躺在床上无法控制脑中的思绪时，可以照以下这样做：

（1）平躺，不垫枕头，将双手双脚打开呈“大”字形，手心朝上，眼睛闭起，将注意力集中在腹部，开始用腹部呼吸，吸气、吐气的时间一次一次拉长变慢，练五六个回合。

（2）除了呼吸之外，一面想着自己身体的每一个部位，顺序从脚趾、脚板、脚踝、小腿渐渐往上，慢慢地在心中默念，渐渐地连腰部都可以平贴在床面上，会发现自己已将心中的杂念都甩掉了。

判别与诊断

色泽变化

食指掌指关节附近出现片状白色，心脾两虚、多梦易醒

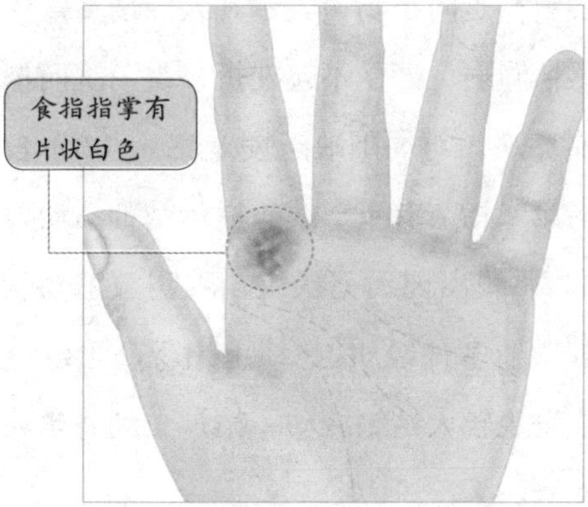

八卦星丘

巽位有一条紫暗色青筋直冲食指，则表明情态失和，烦躁不易入寐。中指下离位纹路散乱，青筋浮起，表明心火旺盛，扰乱心神而不寐

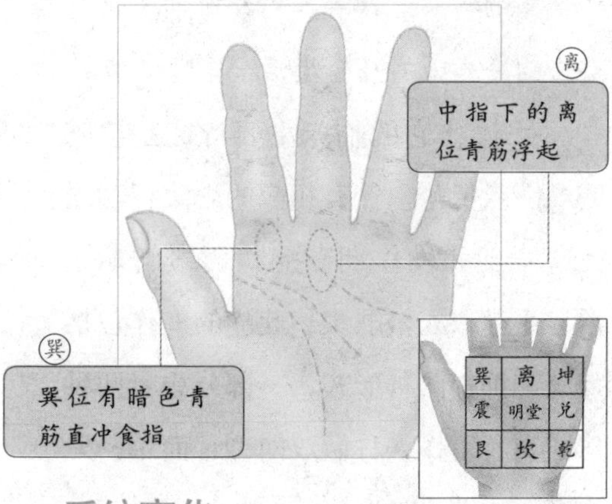

手线变化

2线断续不齐，5线呈波浪形，提示心理状态不稳定，易受外界刺激、干扰，情绪波动大，人寐易醒

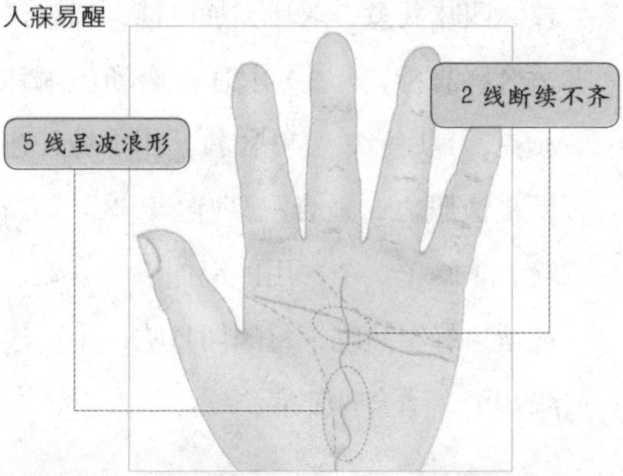

手纹变化

2线尾端有三角形纹，提示神经衰弱，导致失眠

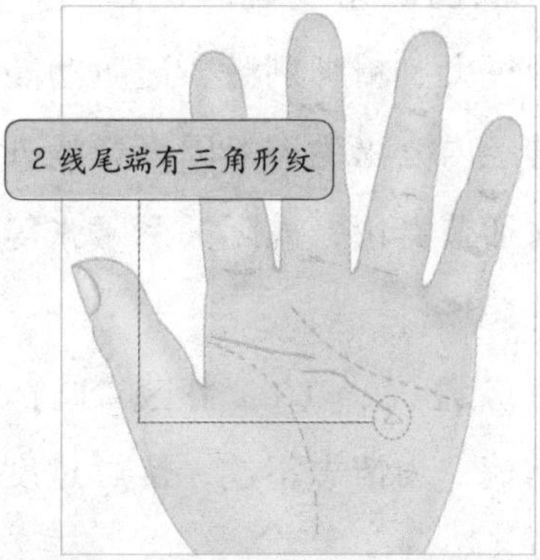

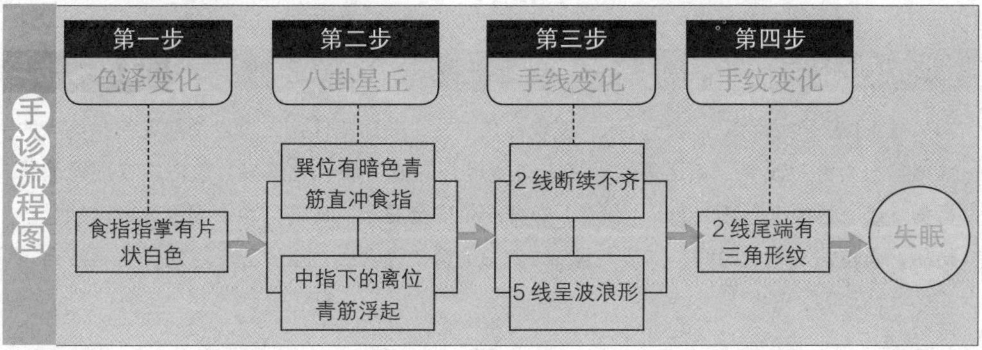

躁郁症 3线有羽毛状纹，5线有岛形纹

躁郁症是一种周期性情绪过度高昂或低落的疾病。这种病持续时间长，且会影响一个人的社会生活与生理功能。

症状：它的临床主要特征是情感的高涨或低落，伴有相应的思维行动改变。一般为发作期有症状，缓解期正常，不导致人格缺损。此症的发作包括躁狂和抑郁两种形式，一部分患者两种形式交替发作，称做双向型，而单一发作者，称做单向型。

病因：此病属“内源性精神病”，病因尚未明确。除遗传、心理压力过大、精神刺激、递质功能改变、神经内分泌失调等因素影响外，工作生活节奏快，人际关系紧张等也是重要原因。

手诊流程：（1）肝区青暗凸起色泽枯槁，为情志不遂，忧思过度。（2）2线低垂，5线弯曲且下端有一纹线斜行走向小指，表示其人性情多疑，感情脆弱，经受不起挫折，易消沉而抑郁寡欢，对周围缺乏安全感。（3）食指第二指节有星形纹，提示精神活动异常。3线出现羽毛状纹，表明敏感易受刺激，多神经质。5线上出现岛形纹，常发生较大情绪波动、精神受到刺激的疾病。

食疗保健：（1）麦苗茶。青麦苗适量，橘子皮15克，苦菜9克，大枣10枚。四味共煮，取汁，加白糖，温服，适合躁狂症。（2）木耳豆腐汤。木耳30克，豆腐3块，胡桃7枚。用水炖，连汤带渣服之，适合躁狂症。（3）羊脑羹。羊脑子一个，用沙锅加清水煮熟，加适量蜂蜜热吃，每隔两日吃一个，连服10个，适合抑郁症。

◆ 如何预防患者的自杀行为？ ◆ 健康贴士

（1）密切观察病人言行，如有发现自杀前兆，随时陪伴病人。自杀前兆包括病人的情绪与行为突然改变，如严重忧郁病人转变成开朗或活跃，或怨恨、攻击转变成退缩或拒食，或言语中有想死的暗示。（2）安排一个安全温暖的环境，除去周围环境中的危险物品，须特别注意的时间是清晨与深夜。（3）情绪改善后，至少三个月内仍有再度自杀的可能性，仍须注意。

判别与诊断

色泽特征

肝区青暗凸起色泽枯槁，为情志不遂，忧思过度

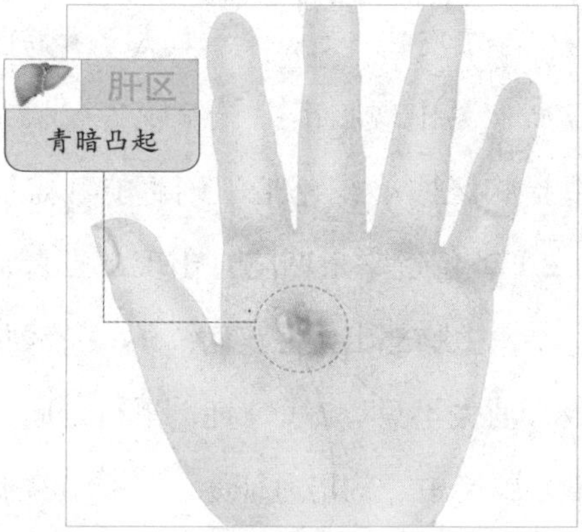

手线变化

2线低垂，5线弯曲且下端有一纹线斜行走向小指，表示其人性情多疑，感情脆弱，经受不起挫折，易消沉而抑郁寡欢，对周围缺乏安全感

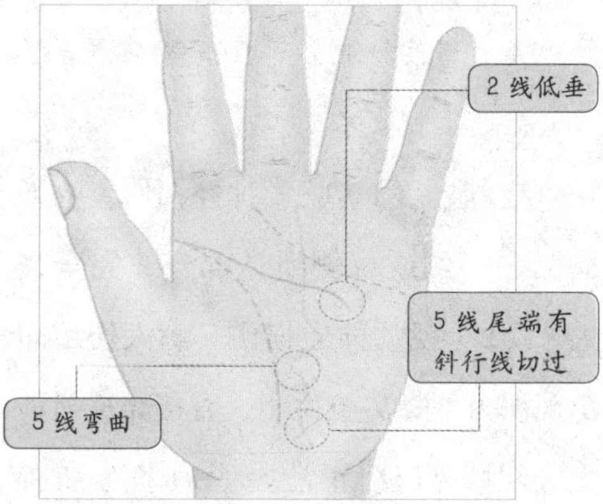

手纹变化

食指第二指节有星形纹，提示精神活动异常。3线出现羽毛状纹，表明敏感易受刺激，多神经质。5线上出现岛形纹，常发生较大情绪波动、精神受到刺激的疾病

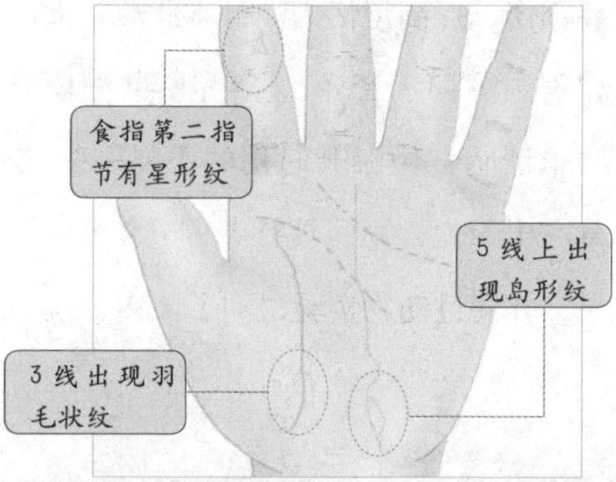

墨印手纹展示

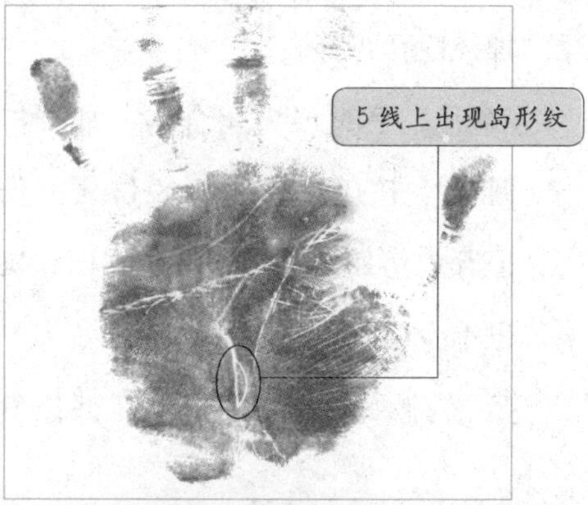

手诊流程图

- 第一步 色泽特征：肝区青暗凸起
- 第二步 手线变化：2线低垂；5线弯曲；5线尾端有斜行线切过
- 第三步 手纹变化：食指第二指节有星形纹；3线出现羽毛状纹；5线上出现岛形纹

→ 躁郁症

脑神经损伤 1线有岛形纹，3线断裂

脑神经损伤包括脑外伤、脑血管硬化（脑出血、脑血栓）后遗症、脑炎与脑膜炎后遗症、脱髓鞘疾病等脑血管病后遗症。

症状：（1）嗅觉神经损伤。脑脊液漏、一侧或双侧嗅觉部分或完全丧失。（2）视觉神经损伤。病人伤后即出现视力下降甚至失明，直接光反射消失，间接光反射正常。（3）面、听神经损伤。不同时间出现面部瘫痪、同侧舌前2/3味觉丧失、角膜炎、耳鸣、眩晕、神经性耳聋等表现。

病因：平时多为闭合伤，如牵拉伤、挫伤、挤压伤和骨折脱位合并伤等。但开放伤如刀、玻璃等锐器伤和机器伤也不少见。

手诊流程：（1）小鱼际部位发黑，提示易患脑出血。大鱼际色泽鲜红，浮于皮肤之上，表示其人平素易血压高，易出现脑卒中、偏瘫等症状，中指脑区凹陷或色暗，则更能确定。（2）乾位近掌根凹陷且出现斑点者，容易发生脑部出血性疾病。（3）3线断截，消失不见，2线较直，平行走向，则是脑卒中、脑出血征兆。（4）1线有岛形纹，提示可能因脑血管瘤或脑血管畸形而发生意外。

食疗保健：食用咖喱可预防脑神经损伤，提高记忆力。日本武藏野大学和美国苏柯（音译）研究所共同研究结果证明，做咖喱时用的香料——姜黄产生的化合物，具有提高记忆力的效果，并通过动物实验得到了证实。

◆神经再生药物必须具备的条件◆ 健康贴士

药物必须能促使神经再生，修复受伤的神经组织，恢复其结构和正常功能，才能称做有效的神经再生药物。（1）成分独特：必须含有可激活神经干细胞、修复受损神经组织并使之再生的独有活性成分。（2）配伍科学：因为脑病、神经损伤性疾病发病机制复杂，所以神经再生必须在多种脑源性神经营养因子的作用下才能形成。（3）临床验证：此种药物必须经过国内外多家医疗机构临床验证。

判别与诊断

色泽特征

小鱼际部位发黑，提示易患脑出血。大鱼际色泽鲜红，表示其人平素易血压高，易出现脑卒中偏瘫等症状，中指脑区凹陷或色暗，则更能确定

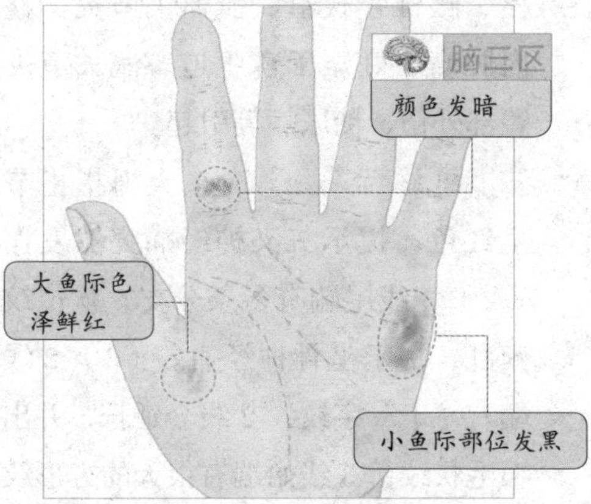

八卦星丘

乾位近掌根凹陷且出现斑点者，容易发生脑部出血性疾病

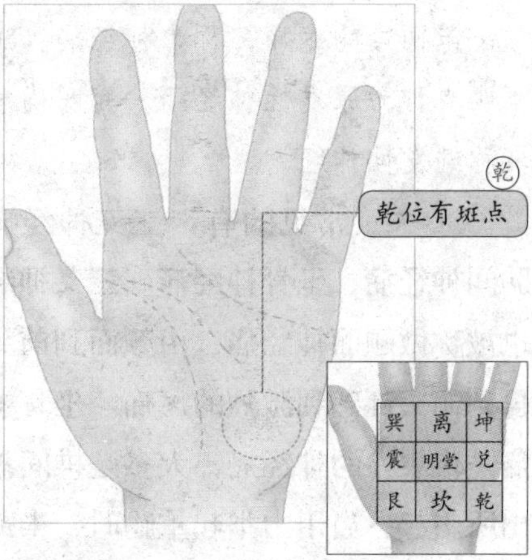

手线变化

3 线断截，消失不见，2 线较直，平行走向，则是脑卒中、脑出血征兆

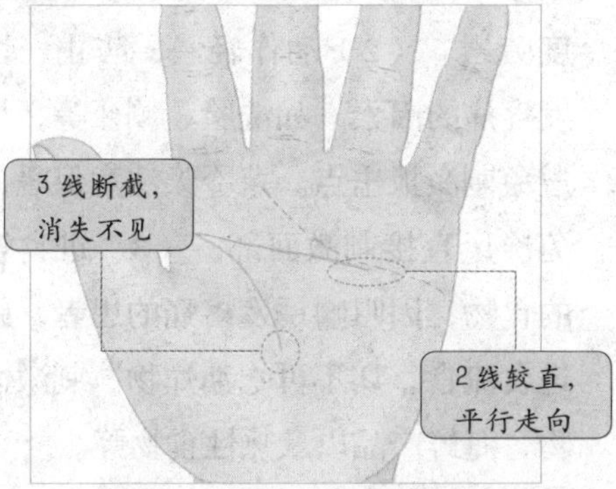

手纹变化

1 线有岛形纹，提示可能因脑血管瘤或脑血管畸形而发生意外

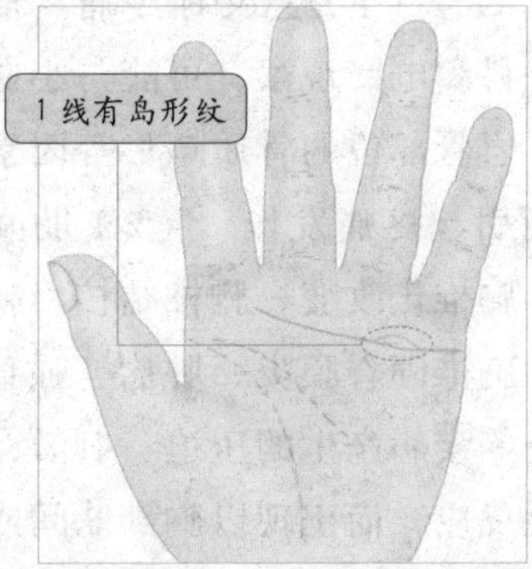

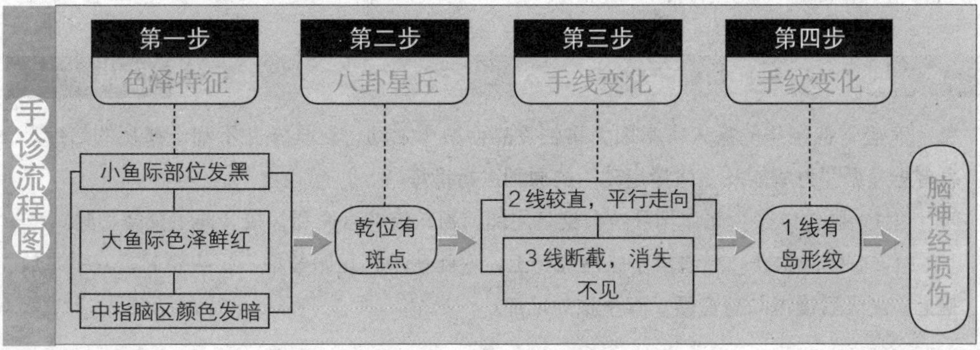

神经痛 2线尾端有“十”字纹，3线尾端有多条分支

周围神经病变引起并放射至该神经支配范围内的疼痛，称为神经痛。病因不明者称为原发性神经痛，有明确病因者称继发性神经痛。

症状： 常见的有：三叉神经痛、肋间神经痛、坐骨神经痛。三叉神经痛也被称做颜面神经痛，由颜面到前头部再到额头都感到激烈的疼痛。坐骨神经痛是代表性的神经痛，大多是椎间盘突出所引起，当用力举起重物时，半蹲的时候，太急地站起，造成从腰部到大腿后侧的疼痛。

病因：（1）三叉神经痛。根据显微外科和电镜观察，可能与小血管畸形、岩骨部位的骨质畸形等因素有关，而引起疼痛发作。（2）肋间神经痛。胸椎化改变、胸椎结核、胸椎损伤、胸椎硬脊膜炎、肿瘤、强直性脊柱炎等疾病产生的压迫、刺激，出现炎性反应，而出现以胸部肋间或腹部呈带状疼痛。（3）坐骨神经痛。可由椎管内肿瘤、椎体转移病、腰椎结核、腰椎管狭窄、骶髂关节炎、盆腔内肿瘤、妊娠子宫压迫、髋关节炎、臀部外伤、糖尿病等引起。

手诊流程：（1）大拇指指节纹呈红色，提示三叉神经痛突然发作。（2）3线尾端有多条分支，坎位纹理紊乱，提示坐骨神经痛。（3）2线尾端有“十”字纹，2线会延长，并出现羽毛状纹，3线始端有很大的方形纹，提示肋间神经痛。

食疗保健：（1）生活、饮食要有规律，保证足够的睡眠和休息，避免过度劳累。（2）动作轻慢，防止一切诱发疼痛的因素，如洗脸、涮牙等，尽量避免刺激扳击点。寒冷天注意保暖，避免冷风直接刺激面部。（3）进食较软的食物，因咀嚼诱发疼痛的患者，则要进食流食，切不可吃油炸物、刺激性食物、海鲜产品以及热性食物等。

◆ 坐骨神经痛如何进行锻炼？◆ 健康贴士

有坐骨神经痛的病人常常因为害怕疼痛而减少活动，这样做并不利于疾病的治疗。患者应遵循“力所能及，适量运动”的原则进行锻炼。

（1）卧位体操：患者仰卧位，交替屈腿，再轮流伸直两腿，接着向上交替抬腿。

（2）坐位体操：患者坐于床沿或椅上，双腿垂地，足跟着地，足尖跷起，双手平放腿上。坐好后慢慢向前弯腰，双手推向足部。

判别与诊断

三叉神经痛

大拇指指节纹呈红色，提示三叉神经痛突然发作

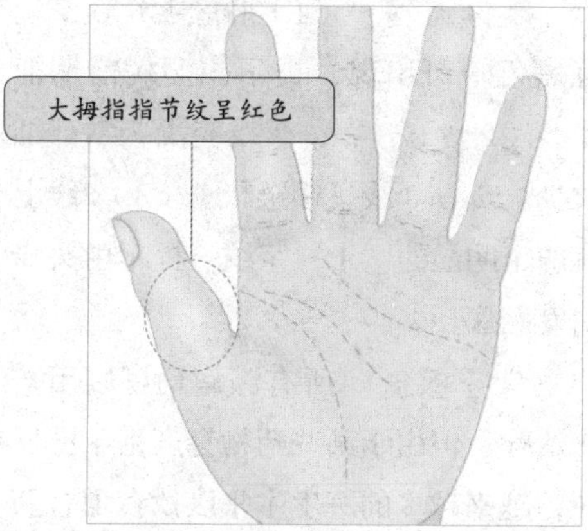

坐骨神经痛

3线尾端有多条分支，坎位纹理紊乱，提示坐骨神经痛

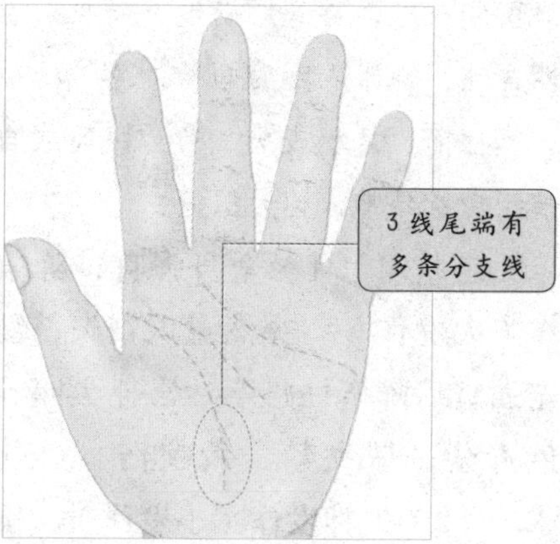

肋间神经痛

2线会延长，并出现羽毛状纹，3线始端有很大的方格纹，提示肋间神经痛

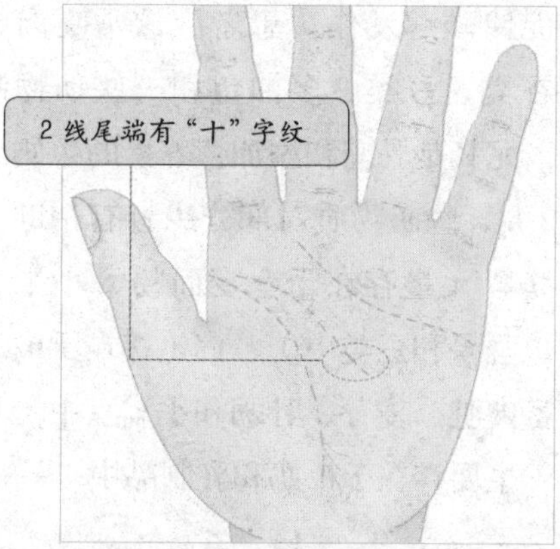

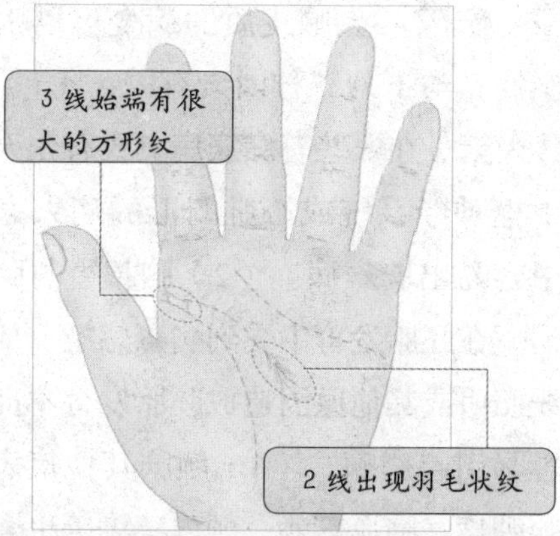

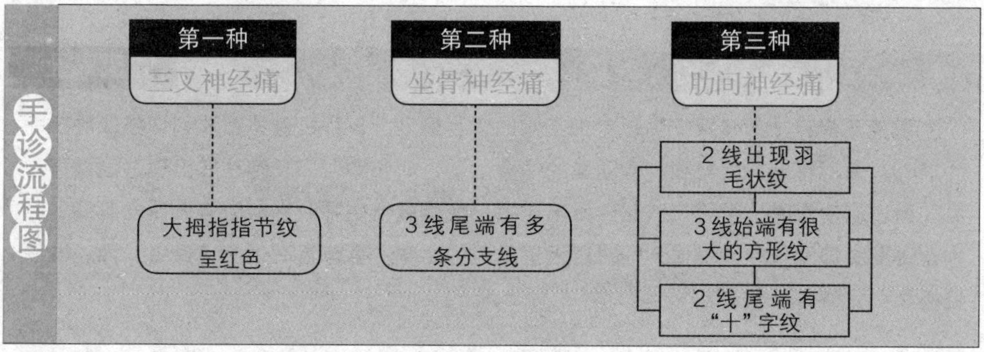

癫痫 2线上有两个明显的“十”字纹

脑部兴奋性过高的神经元突然过度地重复放电，导致脑功能突发性、暂时性紊乱，临床表现为短暂的感觉障碍、肢体抽搐、意识丧失、行为障碍或自主神经功能异常，称为癫痫。

症状：（1）全身强直，阵挛发作（大发作），突然意识丧失，继之先强直后阵挛性痉挛。常伴尖叫、面色青紫、尿失禁、舌咬伤、口吐白沫。（2）失神发作（小发作），突发性精神活动中断，意识丧失，可伴肌肉阵挛。

病因：大脑皮质的病变可以引起癫痫，与下列三种因素有关：（1）遗传因素。在一些有癫痫病史或有先天性中枢神经系统或心脏畸形的病人家族中容易出现癫痫。（2）脑损害与脑损伤。在胚胎发育中受到病毒感染、放射线照射或其他原因造成胚胎发育不良，容易引起癫痫。（3）颅脑其他疾病。脑肿瘤、脑血管病、颅内感染等也会引起癫痫。

手诊流程：（1）肝区夹角狭窄，有黑色暗斑出现，提示癫痫病前期征兆。（2）1、2、3线变浅，掌部细纹少。2、3线呈锁链状。（3）2线上有两个明显的“十”字纹，提示由头痛引发癫痫。

食疗保健：所有癫痫均可以用药物治疗，但由于某些药物会产生不良反应，越来越多的医生主张以饮食配合药物治疗来控制病情。（1）在某些罕见的病例中，缺乏维生素B6和维生素D也会促使癫痫发作。患者应该常吃肉、全谷类、豆类、多油鱼和一些动物制品，尤其是乳酪和添加营养素的牛奶。（2）某些矿物质对部分患者有帮助，如镁（大量存在于全麦面粉、小米、鱼、坚果和豆类中）、锌（存在于肉、家畜内脏、麦芽、牡蛎和小扁豆中）和钙（主要存在于牛奶和乳制品中）等。

◆ 癫痫患者不能参加的活动 ◆ 健康贴士

癫痫患者在一般情况下可以参加正常的体育运动，以提高身体素质和增强战胜疾病的信心，但不宜参加剧烈和大运动量的体育活动，如长跑，因长跑往往出现过度换气现象，而过度换气时，由于二氧化碳排出过多，使体内产生呼吸性碱中毒而诱发癫痫，特别是诱发失神发作和大发作。同时对大运动量的足球、篮球运动也应该避免，因这些项目极易引发癫痫而造成意外。

判别与诊断

色泽特征

肝区夹角狭窄，有黑色暗斑出现，提示癫痫病前期征兆

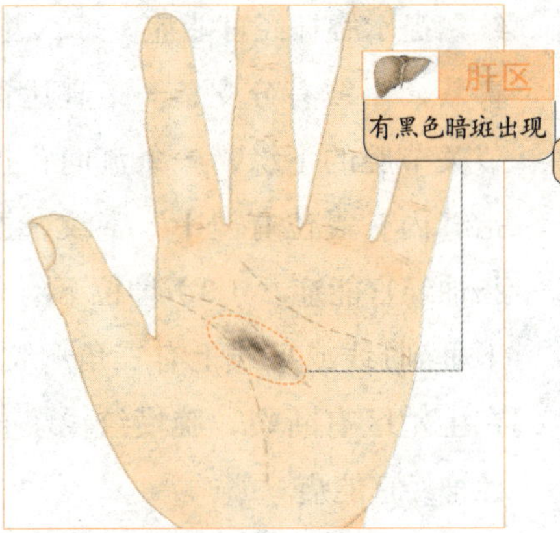

手线变化

1、2、3线变浅，掌部细纹少。2、3线呈锁链状

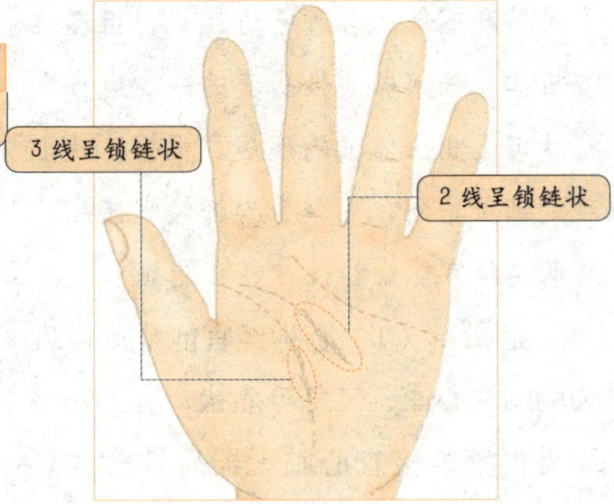

手纹变化

2线上有两个明显的“十”字纹，提示由头痛引发的癫痫

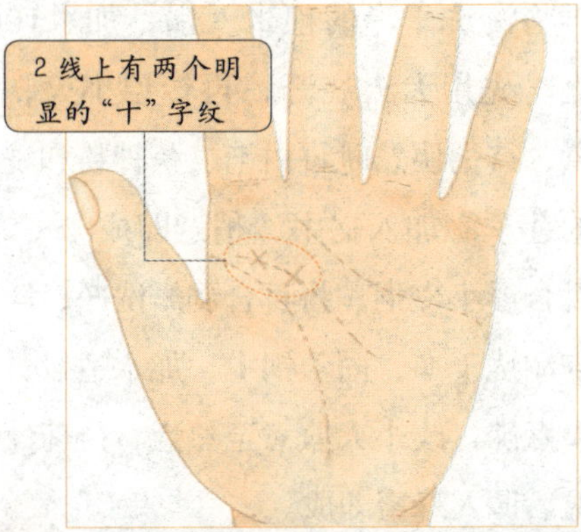

墨印手纹展示

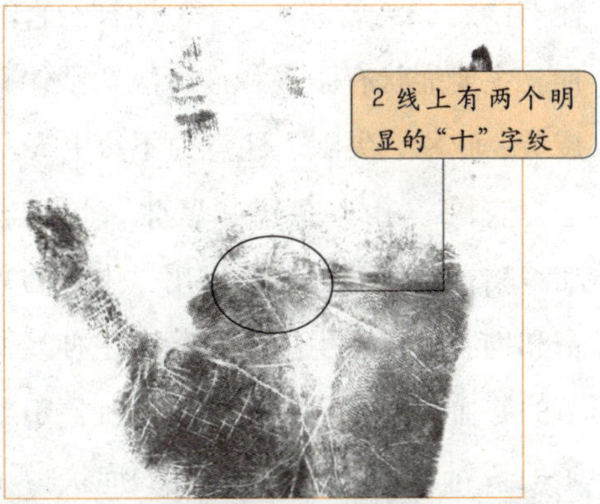

手诊流程图

- 第一步 色泽特征：肝区有黑色暗斑出现 →
- 第二步 手线变化：2、3线呈锁链状 →
- 第三步 手纹变化：2线上有两个明显的“十”字纹 →
- 癫痫

神经官能症 心、性、胃肠神经官能症的手纹表现不一

神经官能症指因精神因素导致的具有精神和躯体的各种不适症状，但经检查机体无任何器质性病变的一类有自觉症状但无相应体征的疾病。根据症状出现的部位不同，可分为心神经官能症、胃肠神经官能症和性神经官能症。

症状：（1）心神经官能症。表现为胸闷、心悸、气急等症状，有不安感和恐惧感，检查心脏无器质性病变。（2）胃肠神经官能症。患者常有反酸、嗳气、厌食、恶心、呕吐、剑突下灼烧感、食后饱胀、上腹不适或疼痛，伴有倦怠、头痛等。（3）性神经官能症。主要症状有阳痿和性冷淡，常伴有疲劳、眩晕、失眠、注意力不集中等。

病因：由于焦虑、紧张、情绪激动、精神创伤等因素的作用，中枢的兴奋和抑制过程发生障碍，受自主神经调节的心血管系统也随着发生紊乱，引起了一系列交感神经张力过高的症状。

手诊流程：（1）2线平直，天庭有“十”字纹，明堂区有“丰”字纹，提示心神经官能症。（2）艮位色青紫，1线有分支，一条直达食指近节关节腔的下缘，一条流向食指与中指缝内，震位有“十”字纹，提示胃肠神经官能症。（3）坤位下陷，11线下垂到1线或11线上有三角形纹，3线在生殖区有断裂，腕横纹浅淡，提示性神经官能症。

食疗保健：下面两种药膳粥都具有补益心脾和宁心安神的功效。（1）茯神莲心大枣粥。先将茯神碾成细粉，再将淘洗干净的粳米入锅，加水1000克，先用大火烧开，再转用小火，熬煮，待粥快熟时将白糖、茯神粉和洗净的莲子心加入锅中，稍煮即成。（2）百合浮小麦粥。将百合剥瓣洗净，浮小麦淘洗干净，同入锅中，加水适量，大火煮沸，改小火煎煮至熟烂，待药汁转温后调入蜂蜜即成。

◆神经官能症的心理一般护理◆ 健康贴士

（1）热情地接待患者，认真倾听患者的叙述，设身处地为患者着想，建立患者对医护人员的信任感、依赖感、安全感。（2）常采用语言暗示，并以语言强化，如“某某医生对本病的医治很有经验，治疗效果明显”，外加服用梅核气汤会很快有明显的效果。（3）真心诚意地帮助患者，消除其揣测心理，使其获得克服疾病的力量，树立治病的信心。

判别与诊断

心神经官能症

2线平直，天庭有“十”字纹，明堂区有“丰”字纹，提示心神经官能症

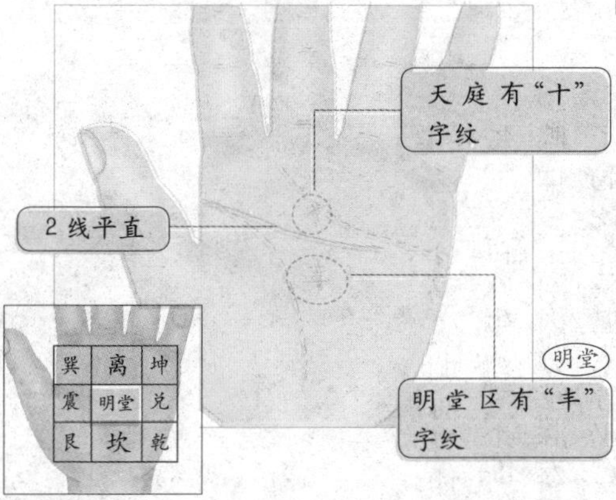

胃肠神经官能症

艮位色青紫，1线有分支，一条直达食指近节关节腔的下缘，一条流向食指与中指缝内，震位有“十”字纹，提示胃肠神经官能症

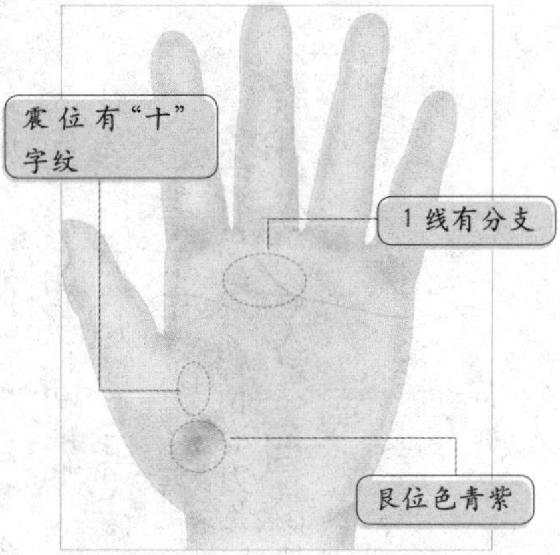

性神经官能症

坤位下陷，11线下垂到1线或11线上有三角形纹，3线在生殖区有断裂，腕横纹浅淡，提示性神经官能症

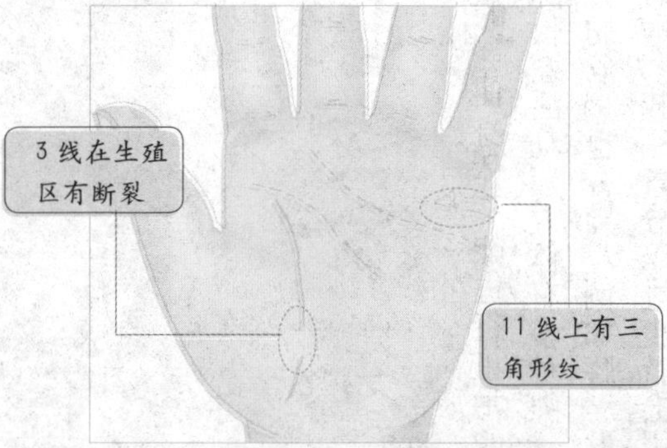

墨印手纹展示

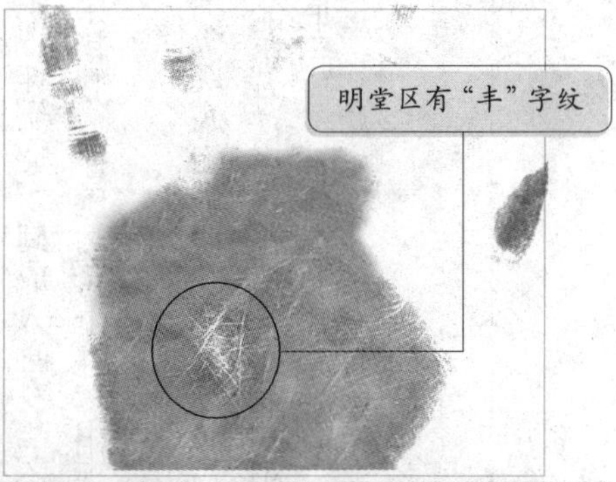

手诊流程图

第一种	第二种	第三种
心神经官能症	胃肠神经官能症	性神经官能症
2线平直	艮位色青紫	3线在生殖区有断裂
天庭有“十”字纹	1线有分支	11线上有三角形纹并穿过1线
明堂区有“丰”字纹	震位有“十”字纹	

下篇 观手纹识病症

第九章 内分泌系统疾病

内分泌失调对身体的危害是极大的，使身体不能进行正常的生长、发育、生殖，不能进行正常的新陈代谢活动。人体有多种内分泌腺体，不同内分泌腺发生疾病时对人体的危害也各异。例如胰岛发生了病变，胰岛素分泌过多就会引起低血糖，胰岛素分泌过少就会引起糖尿病。垂体产生生长激素过少，就出现侏儒症，到成人时身高不足130厘米。如垂体功能低下，则可影响甲状腺、性腺、肾上腺，出现性不发育，生长发育受阻，体力差，智力差。

本章节主要教你如何判断内分泌系统疾病的手诊知识，例如：手掌3线有岛纹，乾位有方形纹，病人可能患有糖尿病；手掌5线和小鱼际有横纹，病人可能患有甲状腺功能亢进症。

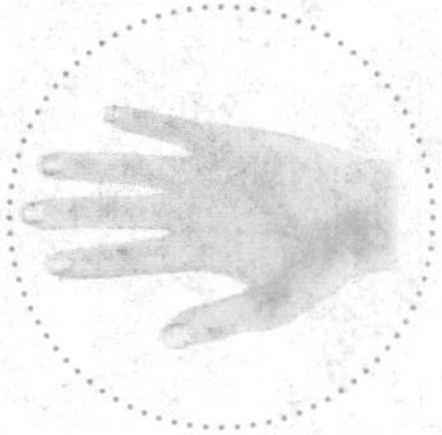

本章看点

甲状腺功能亢进症 5线和小鱼际有横纹

甲状腺功能亢进症简称甲亢，是由多种原因引起的甲状腺激素分泌过多所致的一组内分泌病症。临床上以弥漫性甲状腺肿伴甲状腺功能的亢进和节结性甲状腺肿伴甲状腺功能亢进占绝大多数。

症状： 多食、消瘦、畏热、多汗、心悸、激动等高代谢症候群，神经和血管兴奋增强以及不同程度的甲状腺肿大和眼突、手擅、胫部血管杂音等为特征，严重的可出现甲亢危相、昏迷甚至危及生命。

病因： 甲亢病的诱发与自身免疫、遗传和环境等因素有密切关系。（1）自身免疫因素和遗传因素。前者的发生，发展过程迄今尚不清楚。后者的背景和遗传的方式也未被阐明。（2）环境因素。例如：创伤、精神刺激、感染等都可能诱发甲亢。

手诊流程：（1）脑三区可见褐色斑块，眼区有青黑色凸起。拇指根部散布红色晕斑，则提示心火旺，有心悸、心动过速等症。（2）明堂色泽鲜红，表明患者多食易饥。掌根坎位及小指肾经区亦呈现青暗或淡白无华。（3）小鱼际和5线上出现许多细小横纹，2线较淡，表明患者精神紧张，情绪易激动，多疑。

食疗保健： 在甲亢调养过程中，患者的饮食尤其重要。病人在服药期间的饮食应注意：（1）禁忌辛辣食物：辣椒、生葱、生蒜等。（2）禁忌海味：海带、海虾、带鱼等。（3）禁忌浓茶、咖啡、烟酒等。（4）保持心情平静，避免劳累。

◆甲亢患者请注意◆ 健康贴士

（1）未病先预防：在日常生活中首先应保持精神愉快、心情舒畅。同时增强体质提高自身的免疫力和抗病能力。（2）既病防传变：若甲亢已发生，则应尽早确诊，尽早治疗，以防止本病的传变，即防止病情发展加重和并发症的发生。（3）愈后防复发：初愈阶段，药物、饮食、精神药膳等要综合调理，并要定期检查，认真监控，是病后防止复发的重要措施。

判别与诊断

色泽特征

脑三区可见褐色斑块。眼区有青色或黑色凸起。拇指根部散布红色晕斑，则提示心火旺

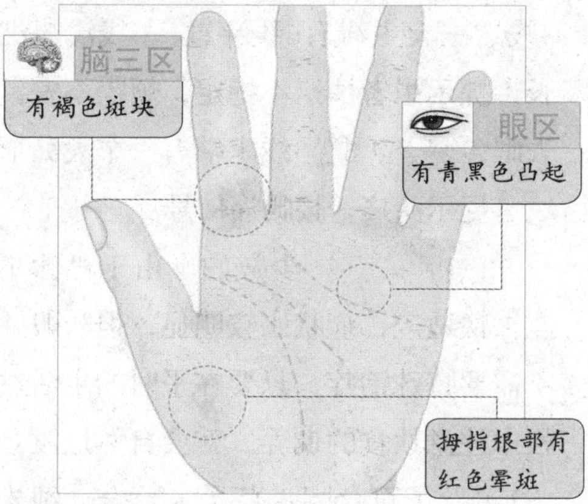

八卦星丘

明堂色泽鲜红，掌根坎位亦现有青暗或淡白无华。表明患者多食易饥

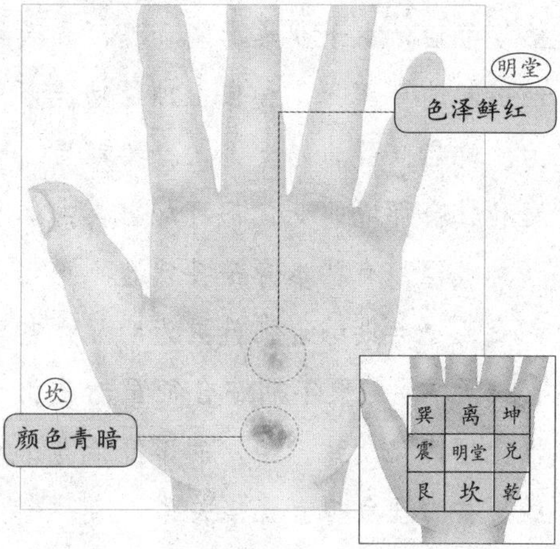

手纹变化

小鱼际和5线上出现许多细小横纹且2线较淡，表明患者精神紧张，情绪易激动，多疑

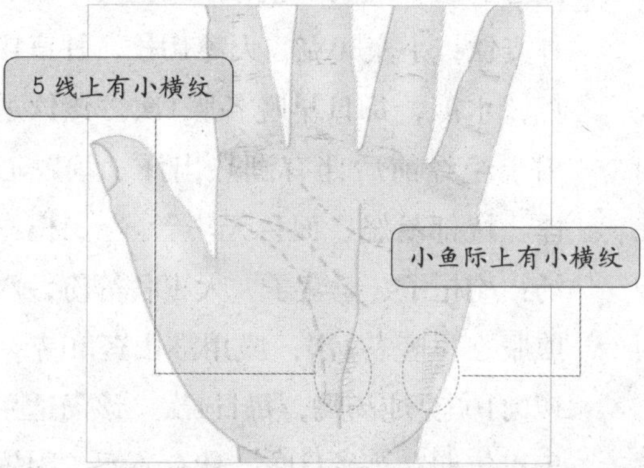

墨印手纹展示

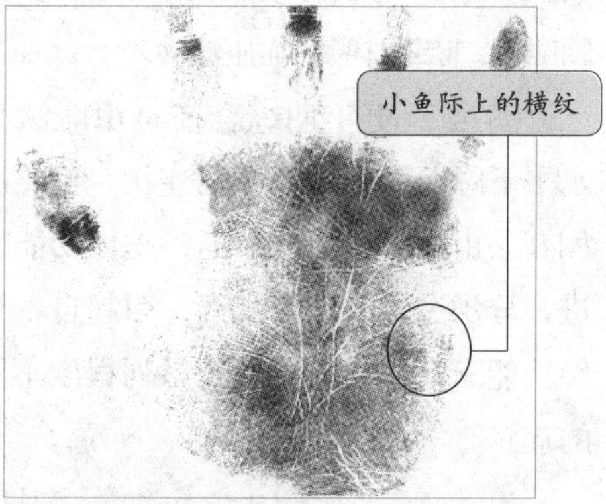

手诊流程图

- 第一步 色泽特征：脑三区有褐色斑块；眼区有青黑色凸起；拇指根部有红色晕斑
- 第二步 八卦星丘：明堂色泽鲜红；坎位颜色青暗
- 第三步 手纹变化：5线上有小横纹；小鱼际上有小横纹

→ 甲状腺功能亢进症

更年期综合征 3线有岛形纹，三大主线上都有6线

更年期综合征是指一部分妇女在自然绝经后，由于卵巢功能衰退，导致绝经引起的生理变化和自主神经功能紊乱为主的症候群。妇女进入更年期后，家庭和社会环境的变化都可加重其身体和精神负担，有些本身精神状态不稳定的妇女，更年期综合征就更为明显，甚至喜怒无常。更年期综合征虽然是由于性生理变化所致，但发病率高低与个人经历和心理负担有直接关系。

症状： 额面、颈部及胸背部的皮肤潮红，心率加快，情绪不稳定，易激动，紧张或抑郁，烦躁不安，失眠多梦，头痛腰腿痛，眩晕耳鸣，血压波动。

病因： 更年期综合征是由雌激素水平下降而引起的一系列症状。更年期妇女，由于卵巢功能减退，垂体功能亢进，分泌过多的性腺激素，引起自主神经功能紊乱，从而出现一系列程度不同的症状。

手诊流程：（1）掌色红，尤其乾位颜色鲜红，小鱼际外缘膨胀呈圆弧状，提示血压不稳。（2）1线、2线和3线这三大主线有6线穿过，6线浅淡细长，提示患者情绪不稳定，烦躁不安，失眠多梦。（3）3线末端有一个大岛形纹，提示头痛、腰腿痛信号。

食疗保健： 少数妇女由于机体不能很快适应，症状比较明显，但一般并不需要特殊治疗，只要在平时的生活过程中注意饮食的调养，就会自然过渡。（1）莲子百合粥：莲子、百合、粳米各30克同煮粥，每日早晚服1次。该粥适用于绝经前后伴有心悸不寐、怔忡健忘、肢体乏力、皮肤粗糙者。（2）甘麦饮：小麦30克，大枣10枚，甘草10克，水煎，每日早晚各服1次。该饮适用于绝经前后伴有潮热出汗、烦躁心悸、忧郁易怒、面色无华者。(3)杞枣汤：枸杞子、桑葚子、大枣各等份，水煎服，早晚各1次；或用淮山药30克，瘦肉100克炖汤喝，每日1次。该汤适用于更年期有头晕目眩、饮食不香、困倦乏力及面色苍白者。

◆更年期生活也可以丰富多彩◆ 健康贴士

（1）积极参加社会活动，扩大人际交往范围，增加生活情趣。（2）要注意体重与营养，特别要减少高胆固醇、高饱和脂肪酸食物的摄入。（3）适当的体力劳动和体育锻炼，可以促进血液循环和呼吸功能，预防心血管疾病的发生和骨质疏松。（4）建立和睦幸福的家庭环境，使自己生活在一个互敬互爱的氛围中。

判别与诊断

色泽特征

掌色红，尤其乾位颜色鲜红，小鱼际外缘膨胀呈圆弧状，提示血压不稳

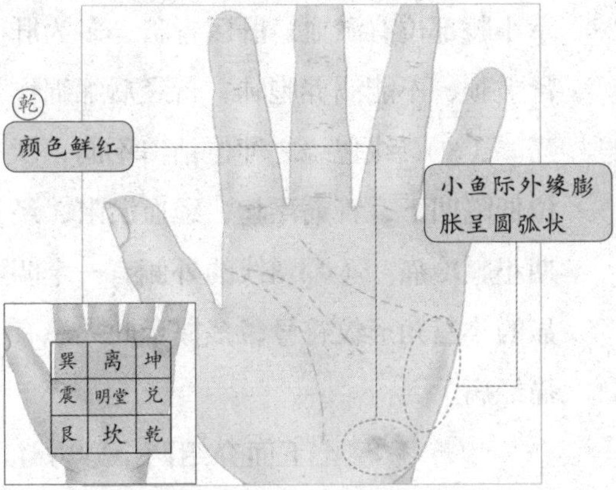

手线变化

1 线、2 线和 3 线这三大主线有 6 线穿过，6 线浅淡细长，提示患者情绪不稳定，烦躁不安，失眠多梦

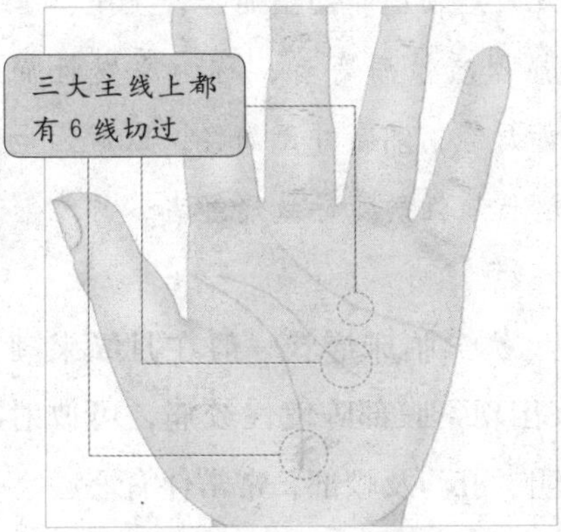

手纹变化

3 线末端有一个大岛形纹，提示头痛、腰腿痛信号

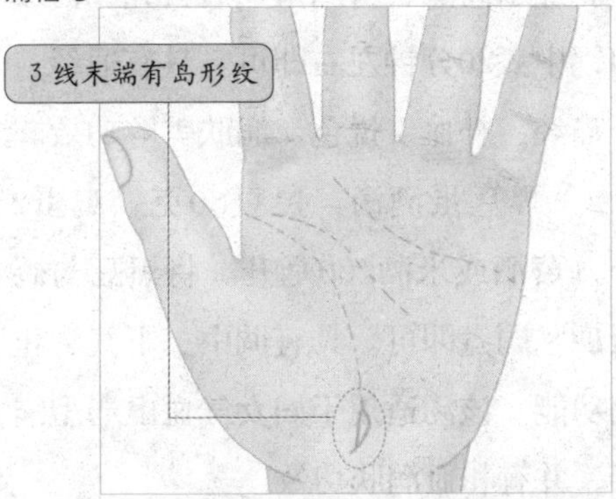

墨印手纹展示

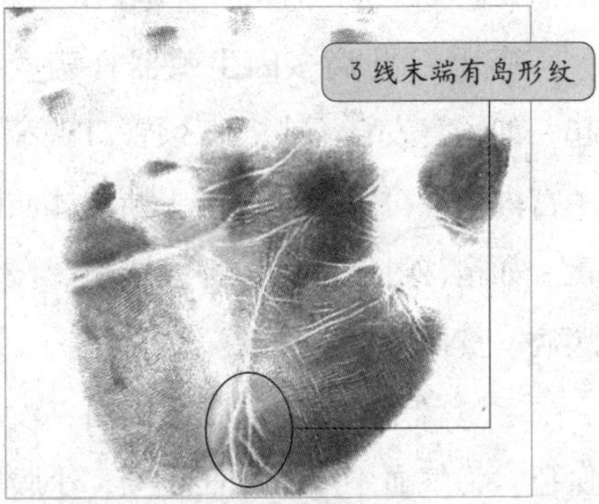

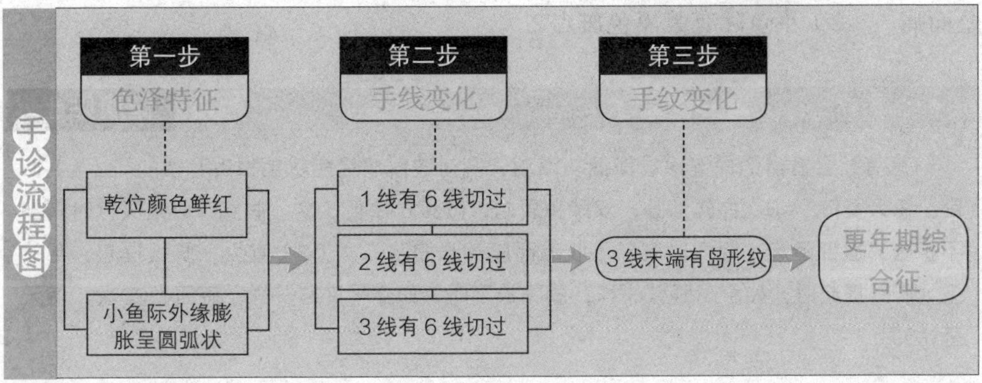

痛经 3线外侧有三角形纹

痛经指月经期间或其前后发生腹痛。凡月经初潮即发生痛经，生殖器官无明显器质性病变者，称为原发性痛经；如月经初潮时并无痛经，以后因生殖器官器质性病变导致痛经者，称为继发性痛经。

症状：临床症状一般在月经来潮1~2天出现下腹部阵发性绞痛，可放射到外阴、肛门及腰部，常常伴有恶心、呕吐、头痛、头晕，甚至面色苍白、出汗、手足冰冷等。当经期过后，疼痛逐渐消失。

病因：此病多因生殖器官病变引起，如子宫发育不良、宫颈管口狭窄、子宫内膜异位等。亦可由于精神体质因素，如精神过度紧张、神经过敏、慢性疾病、贫血等引发痛经。

手诊流程：（1）指甲淡白，没有血色，为气血不足，冲任虚损，小腹空坠而痛。（2）小鱼际有紫黑色斑点，按之不易褪色，大鱼际处颜色发青，表示小腹部位有淤血。肝区青暗，多为肝肾虚损，不能濡养胞脉，行经后绵绵作痛。（3）1线包绕之坤位枯白不润，坎位低陷凹下，青筋浮起，经血淤阻，经期小腹冷痛。（4）3线的外侧有一个明显的小三角形纹符号，多提示此人患有痛经病。

食疗保健：下面介绍两个妙方让你远离痛经：（1）玄胡益母草煮鸡蛋。玄胡20克，益母草50克，鸡蛋2个。加水同煮，待鸡蛋熟后去壳，再放回锅中煮20分钟左右即可。具有通经、止痛经、补血、悦色、润肤美容功效。（2）黑豆蛋酒汤。黑豆60克，鸡蛋2个，黄酒或米酒100毫升。将黑豆与鸡蛋加水同煮即可。具有调中、下气、止痛功能。该汤适用于妇女气血虚弱型痛经，并有和血润肤功效。

◆ 防治痛经保健操 ◆ 健康贴士

患者配合适当的保健操或保健功活动，则对缓解痛经症状是相当有益的。（1）仰卧：每天坚持2～3次并腿仰卧，双膝稍屈起，做腹式呼吸20次。腹式呼吸是吸气时胸部不扩张、腹部隆起，呼气时胸部不收缩而腹部收缩凹陷。（2）直立：脚跟提起，再放下。脚跟提起时，如穿高跟鞋一样；脚跟放下时，如穿平底鞋一样，每回做20次，每天坚持3回。

判别与诊断

指甲特征

指甲淡白，没有血色，为气血不足，冲任虚损，小腹空坠而痛

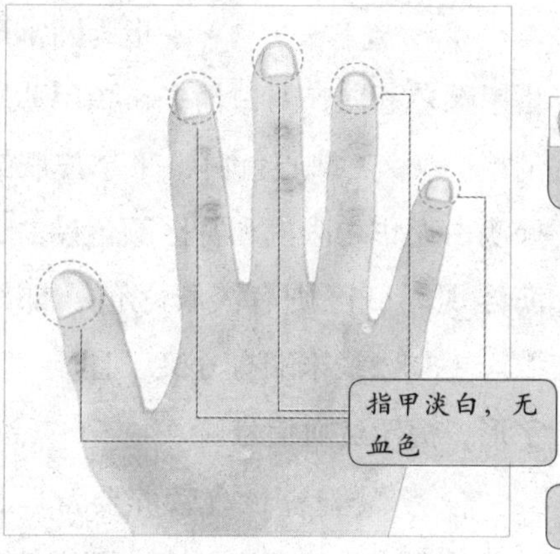

色泽特征

小鱼际有紫黑色斑点，按之不易褪色，大鱼际处颜色发青，表示小腹部位有淤血。肝区青暗，多为肝肾虚损，不能濡养胞脉，行经后绵绵作痛

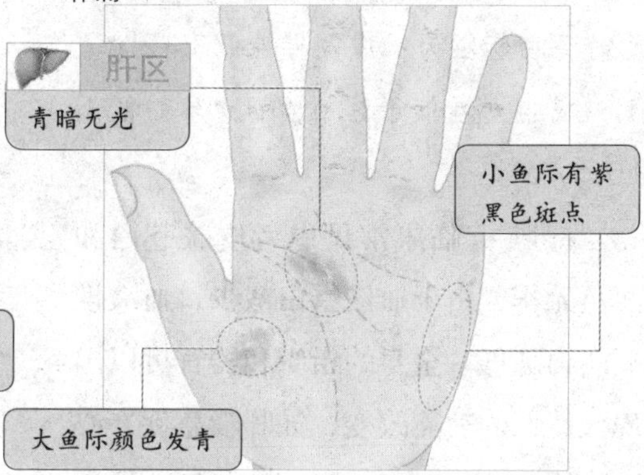

八卦星丘

1线包绕之坤位枯白不润，坎位低陷凹下，青筋浮起，经血淤阻，经期小腹冷痛

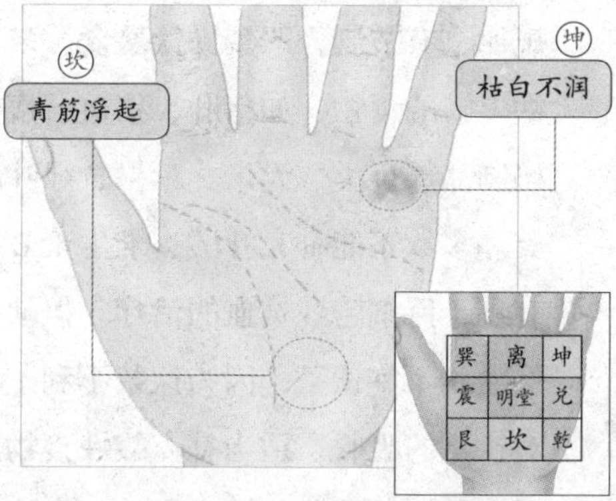

手纹变化

3线的外侧有一个明显的小三角形纹符号，多提示此人患有痛经病

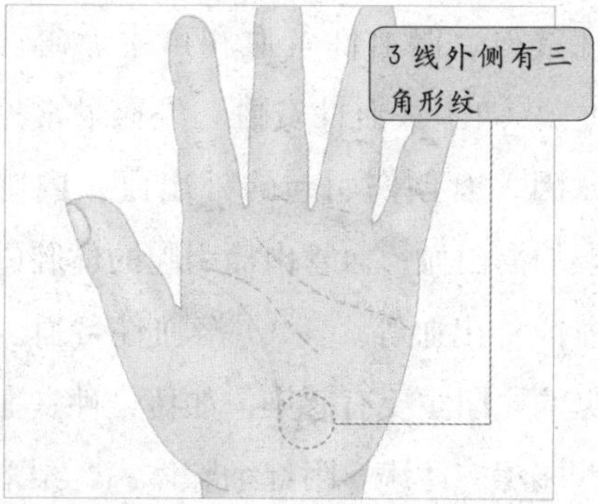

手诊流程图

第一步	第二步	第三步	第四步	
指甲特征	色泽特征	八卦星丘	手纹变化	
指甲淡白，无血色	小鱼际有紫黑色斑点 大鱼际颜色发青 肝区青暗无光	坤位枯白不润 坎位青筋浮起	3线外侧有三角形纹	痛经

贫血 2线有"八"字形分叉

贫血为循环血液单位容积内，血红蛋白低于正常值下限。国内诊断贫血的血红蛋白标准为：成人男性低于12 g/dl，成年女性低于11g/dl，孕妇低于10 g/dl。

症状：临床常见患者皮肤苍白和面色无华，由于血红蛋白减少，血液携氧能力降低，全身的组织和器官可以出现代偿性的功能改变，如呼吸急促、心跳加快、食欲不振、腹泻、闭经、性欲减退等症状。

病因：造成贫血的原因有：失血性贫血、溶血性贫血和再生障碍性贫血。（1）失血性贫血。失血最常见的原因，有创伤引起的外出血；内脏破裂的内出血；血管肉瘤引起的体腔内出血或外出血等。（2）溶血性贫血。常见的原因主要有感染，如传染性贫血、钩端螺旋体病、附红细胞体病、梨形虫病等。（3）再生障碍性贫血。再生障碍性贫血，有两种情况，一种是再生不良，如鼻疽；另一种是再生不能，如砷、汞及氯霉素中毒。

手诊流程：（1）手指为圆锥形，指甲颜色苍白，月白消失，指甲薄脆呈勺形。（2）掌心色白，手掌皮肤皱纹处淡白无华，眼区和肾区颜色偏白，青筋浮现。肝区则有淡青之色，郁结不散。（3）2线末端有分叉，且成"八"字形，提示贫血信号。

食疗保健：饮食营养要合理，食物必须多样化，食谱要广，不应偏食，否则会因某种营养素的缺乏而引起贫血。要富有营养及易于消化。饮食应有规律、有节制，严禁暴饮暴食。多食含铁丰富的食物，如猪肝、猪血、瘦肉、奶制品、豆类、大米、苹果、绿叶蔬菜等。多饮茶能补充叶酸、维生素B 12，有利于巨细胞性贫血的治疗。但缺铁性贫血则不宜饮茶，因为饮茶不利于人体对铁剂的吸收，适当补充酸性食物则有利于铁剂的吸收。忌食辛辣、生冷不易消化的食物。平时可配合滋补食疗以补养身体。

◆ 老人贫血别乱补铁 ◆ 健康贴士

最近众多学者对铁与老年性痴呆进行大量研究后认为，铁的蓄积可加重老年性痴呆症的病情。正常浓度的铁对大脑的发育和功能是必需的，但体内铁负荷过多使机体的铁贮存系统饱和，可对人体造成损伤。由此可见，老年人发生了贫血千万不要乱补铁。

判别与诊断

指甲特征

手指为圆锥形，指甲颜色苍白，月白消失，指甲薄脆呈勺形

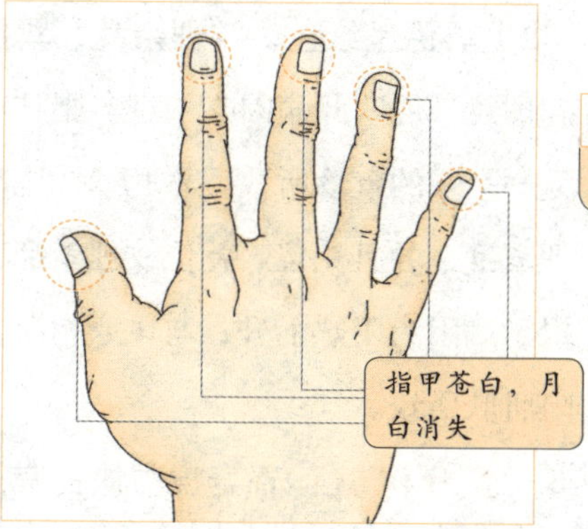

色泽特征

掌心色白，手掌皮肤皱纹处淡白无华，眼区和肾区颜色偏白，青筋浮现。肝区青暗无光，郁结不散

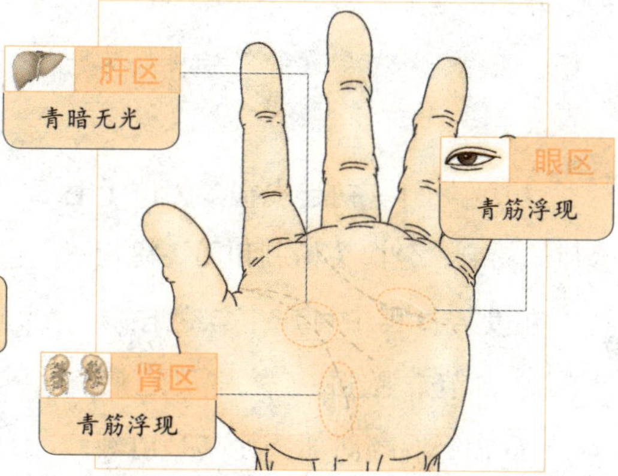

手线变化

2线末端有分叉，且成“八”字形，提示贫血信号

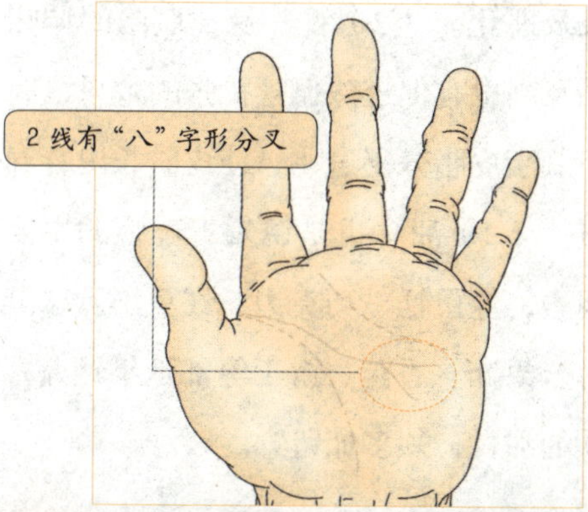

墨印手纹展示

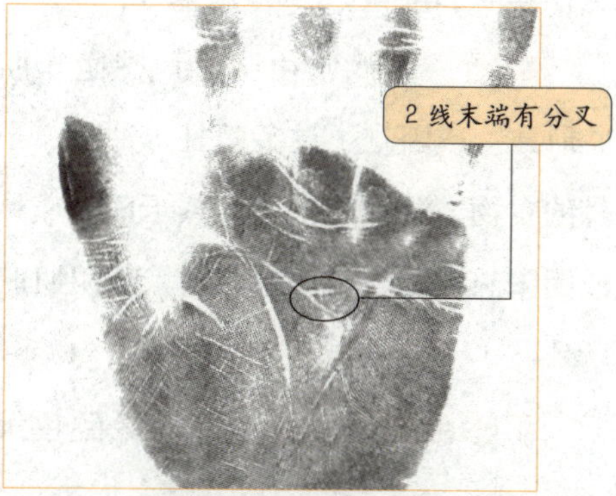

手诊流程图

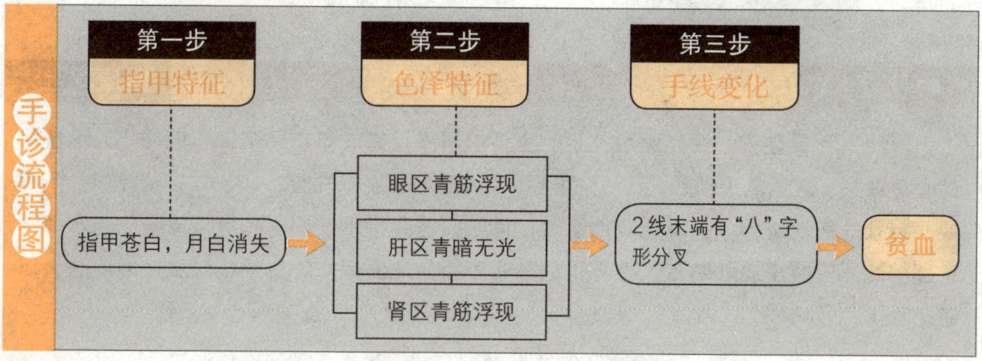

青春痘 3线尾端纹理紊乱

青春痘是一种毛囊皮脂腺的慢性炎症，好发于颜面、胸背，表现为粉刺、丘疹、脓疱、结节、囊肿等症状，多见于青年男女。

症状：（1）初起皮损多为位于毛囊口的粉刺，分白头粉刺和黑头粉刺两种，在发展过程中可产生红色丘疹、脓疱、结节、脓肿、囊肿及疤痕。（2）皮损好发颜面部，尤其是前额、颊部、颏部，其次为胸背部、肩部皮脂腺丰富区，对称性分布。偶尔也发生在其他部位。

病因：本病常由肺经风热阻于肌肤所致；或因吃了过多肥甘、油腻、辛辣的食物，湿热内生，熏蒸于面而成；或因阳热上升，与风寒相搏，郁阻肌肤所致。

手诊流程：（1）肺二区颜色鲜红，说明青春痘与肺经风热有关。（2）震位呈红色，纹理杂乱，巽位有病理纹，说明此病因吃了过多肥甘、油腻、辛辣的食物所致。（3）3线尾端纹理紊乱，并且兑位、乾位纹理紊乱，则提示病因为阳热上升，与风寒相搏，郁阻肌肤所致。

食疗保健：青春痘与饮食有很大的关系。（1）由于动物性脂肪及其加工品或奶油、油炸物等食物会促进皮脂腺旺盛地分泌皮脂，促使青春痘生长及恶化。（2）香、辣、刺激的调味品及酒也有促进微血管扩张的效果，因而刺激皮脂分泌过剩，使皮肤长出青春痘。（3）甜食也是诱发青春痘的主要因素，像蛋糕、巧克力、红豆汤、冰淇淋、果汁、香蕉、饼干等都是年轻人喜欢的甜食，须多加留意。

◆ 祛痘小秘方 ◆ 健康贴士

（1）不要熬夜，注意睡眠充足。生活起居不正常或熬夜易使青春痘恶化，尽量保持心情愉快，避免焦虑烦躁。（2）每天以中性肥皂及温水洗脸2~3次，在治疗中并不需要买特别的药皂洗脸。情况比较严重时，请依照医师指示使用医院清洁皮肤的药水清洗患部。此外应减少皮肤刺激，不要用磨砂膏等粗质洗面剂来洗患部或过度按摩皮肤，以避免恶化。

判别与诊断

色泽特征

肺二区颜色鲜红，说明青春痘与肺经风热有关

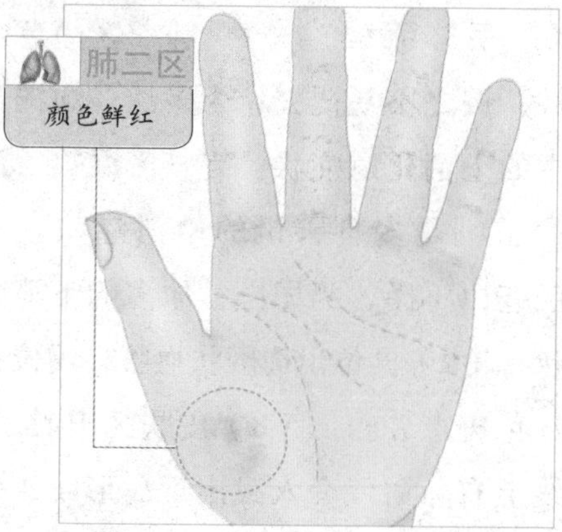

八卦星丘

震位呈红色，纹理杂乱，巽位有病理纹，说明此病因吃了过多肥甘、油腻、辛辣的食物所致

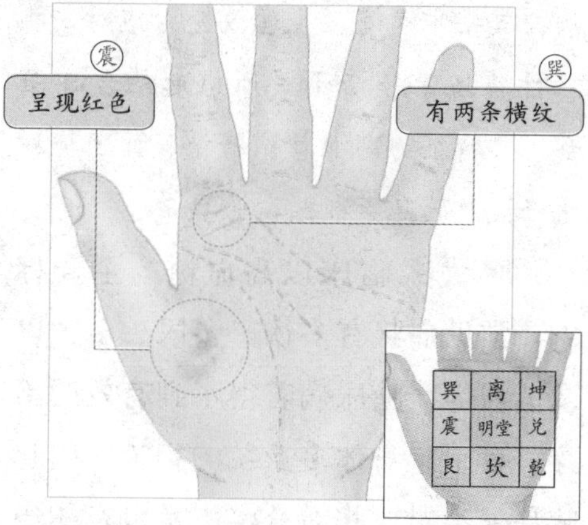

手线变化

3 线尾端纹理紊乱，提示长青春痘是因为阳热上升，与风寒相搏，郁阻肌肤所致

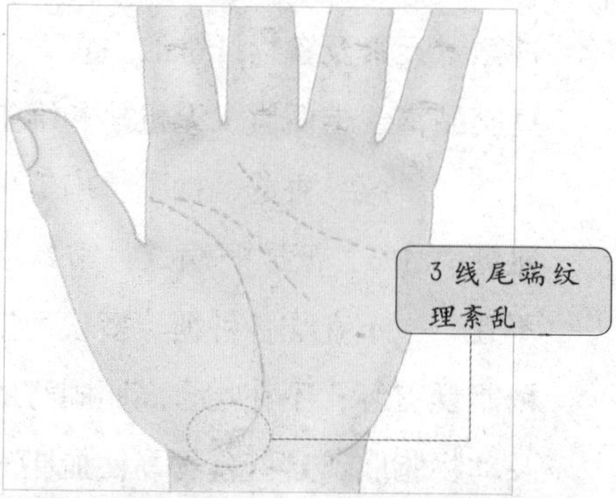

墨印手纹展示

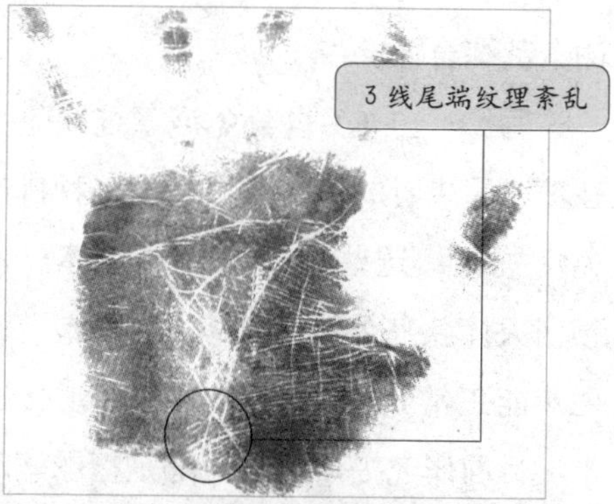

手诊流程图

第一步 色泽特征 → 肺二区颜色鲜红

第二步 八卦星丘 → 震位呈现红色；巽位有两条横纹

第三步 手线变化 → 3 线尾端纹理紊乱

→ 青春痘

糖尿病 3线有岛形纹，乾位有方形纹

糖尿病是一种常见的内分泌代谢病，其基本病理、生理改变为绝对或相对性胰岛素分泌不足所引起的代谢紊乱，其特征为高血糖、糖尿、葡萄糖耐量降低及胰岛素释放试验异常。

症状：临床以高血糖为主要标志，常见症状有多饮、多尿、多食以及消瘦等。糖尿病若得不到有效的治疗，可引起身体多系统的损害，引起胰岛素绝对或相对分泌不足以及靶组织细胞对胰岛素敏感性降低，引起蛋白质、脂肪、水和电解质等一系列代谢紊乱综合征。

病因：（1）自身免疫系统缺陷。在糖尿病患者的血液中可查出多种自身免疫抗体，这些异常的自身抗体可以损伤人体胰岛分泌胰岛素的B细胞，使之不能正常分泌胰岛素。（2）遗传因素。目前研究提示遗传缺陷是糖尿病的发病基础，这种遗传缺陷表现在人的第六对染色体的HLA抗原异常上。（3）病毒感染可能是诱因。糖尿病患者发病之前的一段时间内常常得过病毒感染。

手诊流程：（1）肺二区颜色鲜红，按之不易褪去，为多饮、烦渴为主的上消化道症状。胃一区温热、潮红，则是多食善饥的中消症状。肾区苍白不泽，为尿频、尿多的下消症状。（2）艮位出现网状血管，震位有红色斑点分布。（3）皮肤区干燥，3线上有障碍线介入或出现岛形纹，乾位色暗伴有方形纹。

食疗保健：（1）糖尿病“三宜”是指：五谷杂粮等富含B族维生素、多种微量元素及食物纤维的主食；豆类及豆制品富含蛋白质、无机盐和维生素；苦瓜、洋葱、香菇、柚子、南瓜可降低血糖。（2）糖尿病病人日常饮食“三不宜”：不宜吃各种糖、蜜饯、汽水、糖制糕点等；不宜吃含高胆固醇的食物及动物脂肪，这些食物易使血脂升高；不宜饮酒，酒精能使血糖发生波动，可诱发严重的低血糖。

◆糖尿病人做到“三个点”◆ 健康贴士

（1）少吃点。积极控制饮食，按量吃，有意识地多吃粗粮，始终保持标准体重。（2）勤动点。每天坚持运动，做到有氧代谢。每天坚持按摩。（3）放松点。保持好心情，微笑每一天。

判别与诊断

色泽特征

肺二区颜色鲜红，为多饮、烦渴为主的上消化道症状。胃一区潮红，则是多食善饥的中消症状。肾区苍白不泽，为尿频、尿多的下消症状

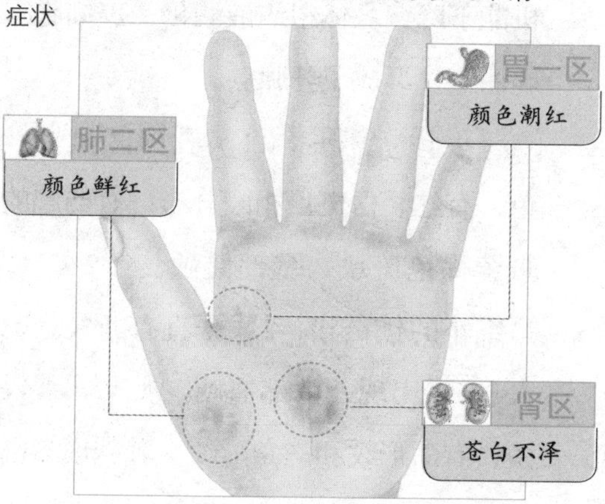

八卦星丘

艮位出现网状血管，震位有红色斑点分布

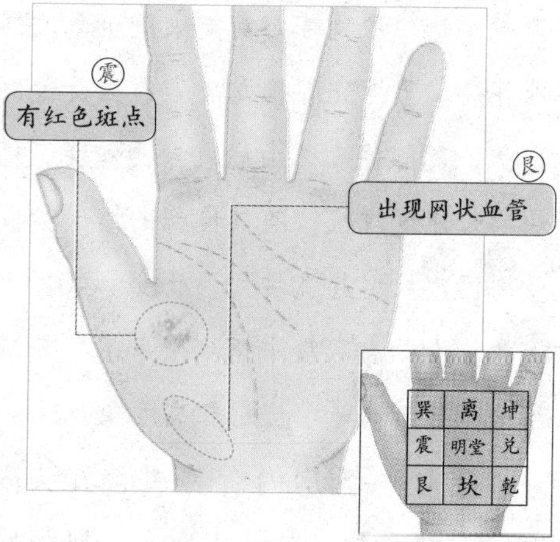

手纹变化

3线尾端纹理紊乱，则提示病因为阳热上升，与风寒相搏，郁阻肌肤所致

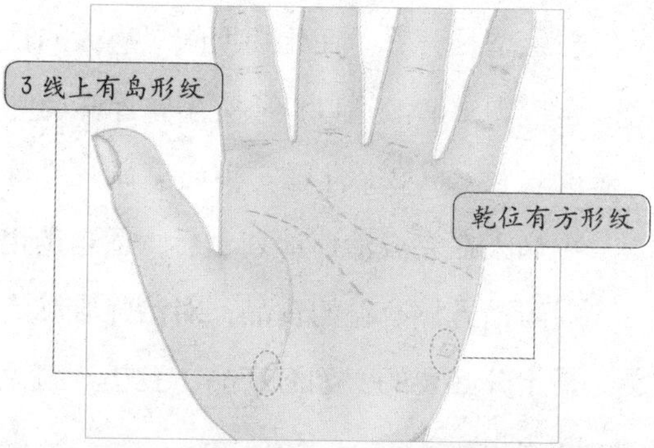

墨印手纹展示

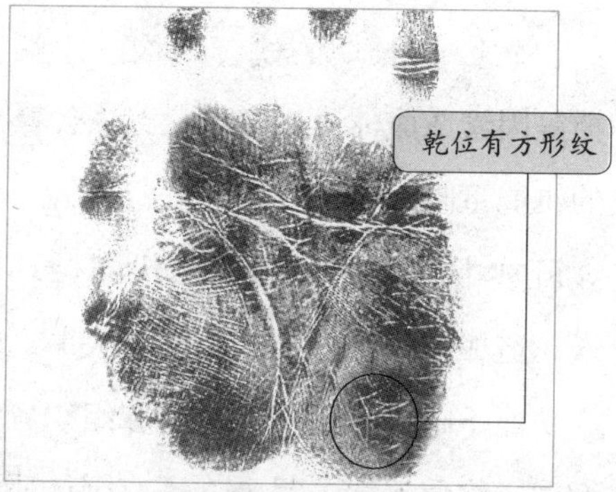

手诊流程图

第一步 色泽特征：肺二区颜色鲜红；胃一区颜色潮红；肾区苍白不泽 → 第二步 八卦星丘：震位有红色斑点；艮位出现网状血管 → 第三步 手纹变化：3线上有岛形纹；乾位有方形纹 → 糖尿病

乳腺癌 2线断裂，3线有岛形纹

乳腺癌是源自乳腺上皮组织的恶性肿瘤，是一种危害妇女健康及生命的恶性肿瘤。男性乳腺癌发病率约为女性的10%。乳腺癌多数由病人自己发现。癌块增长速度较快，随其体积的增大，侵及周围组织引起乳房外形改变。40岁以上的妇女如在乳房中摸到硬疙瘩，轮廓不清不能活动时，应引起高度重视。

症状： 乳房内有肿块、乳头内缩、皮肤水肿、乳头出血等。肿块质硬，表面不光滑，在乳房内不易被推动。乳头溢液、疼痛或胀痛。

病因： 长期的饮食结构、生活习惯等因素造成体质过度酸化，人体整体的机能下降，引起肾虚，肝肾同源，肾虚肝亦虚，进而引起上焦代谢循环变慢，造成甲状腺疾病和内分泌失调，免疫功能下降，从而发展为乳腺组织异常增生，终致癌变。另外，还有因体质酸化身体发生其他组织的癌变，又因身体机能下降，身体组织液酸化，癌细胞乘虚而入，形成了乳腺癌。

手诊流程： （1）乳腺区呈枯叶色，有红、白斑点相间分布，有凸起的暗黄褐色斑块，掌部僵硬。（2）1线呈细小的锁链状，2线平直有断裂，有大量6线出现，掌部僵硬。（3）3线浅淡，有岛形纹和三角形纹。乳腺区有岛形纹、“米”字纹或方形纹。

食疗保健： （1）配合治疗要灵活。乳腺癌的病人在手术前后努力进餐、增补营养。在化疗期间，病人的饮食应力求清淡适口，不宜多食厚味腻味的食物。（2）合理安排巧烹调。乳腺癌病人在完成治疗计划之后，适当选用对防治乳癌有益的食品，对治疗乳腺癌是十分必要的，如海产品、豆类、蔬菜和水果。

◆ 乳房“视觉”检查法 ◆ 健康贴士

将双手用力插在腰部，收缩胸肌。身体前倾，观察乳房的形状和乳头、乳晕的变化。注意双侧乳房外形的变化是否对称，有无局部的皮肤隆起、凹陷和橘皮样改变以及乳房表面皮肤有无红、肿、热、痛症状。

判别与诊断

色泽特征

乳腺区呈枯叶色，有红、白斑点相间分布，有凸起的暗黄褐色斑块，掌部僵硬

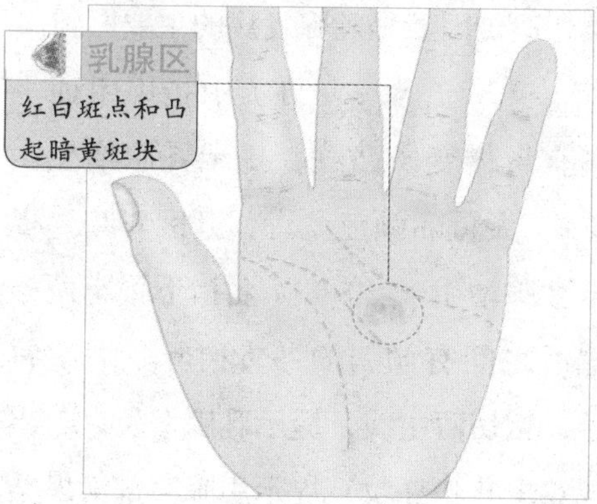

手线变化

1 线呈细小的锁链状，2 线平直有断裂，掌部僵硬

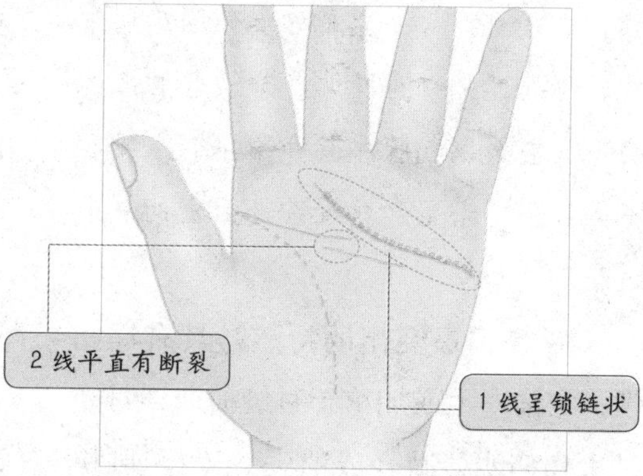

手纹变化

3 线有岛形纹和三角形纹。乳腺区有岛形纹、“米”字纹或方形纹

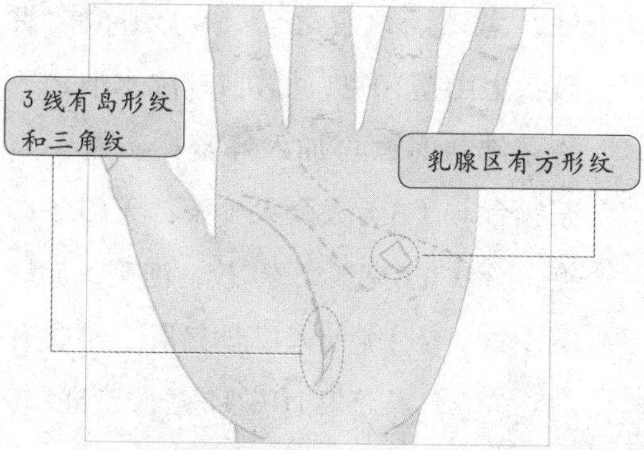

墨印手纹展示

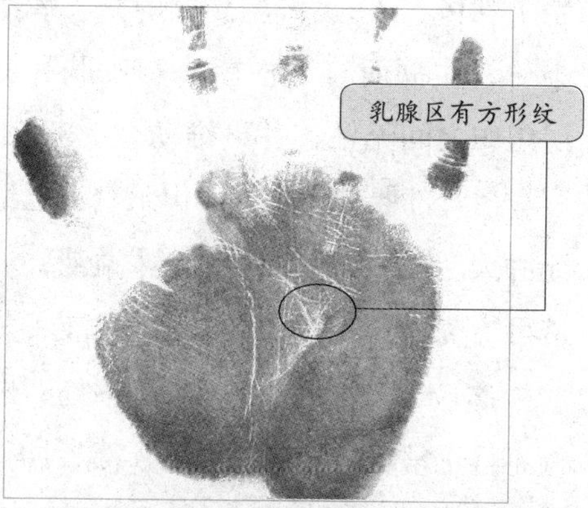

手诊流程图

第一步 色泽特征	第二步 手线变化	第三步 手纹变化	
乳腺区有红白斑点和凸起暗黄斑块	1 线呈锁链状 2 线平直有断裂 有大量 6 线出现	3 线有岛形纹和三角纹 乳腺区有方形纹	乳腺癌

乳腺增生 出现与1线和2线相切的岛形纹

乳腺增生也就是乳腺上皮增生，俗称“小叶增生”，它是妇女乳腺疾病中的常见病，是一种既非炎症又非肿瘤的病变；它是以乳腺小叶和中段、末段导管的扩张、增生和囊性改变为主的一个过程。

症状：最突出的特点是具有周期性，它常发生或加重于月经前期，月经过去疼痛明显减轻或消失。（1）肿块常为多发性，可见于一侧，也可见于双侧，可局限于乳房的一部分，或分散于整个乳房。（2）肿块呈结节状，大小不一，质韧而有囊性感，与皮肤和深层组织之间无粘连并可推动。（3）腋窝、肩背部偶有酸胀感，但腋窝淋巴结无肿大。（4）偶尔伴有乳头溢液，溢液可为黄色、黄绿色或为无色浆液。

病因：中医认为：情怀不畅，肝气不得正常疏泻而气滞血瘀痰凝，冲任不调者，常有月经紊乱，面部色斑。现代医学认为：婚育、膳食、生存的外环境和遗传因素是乳腺发病的主要原因。

手诊流程：（1）中指甲甲面一侧有辫样变条凸纹，提示乳腺增生。（2）大鱼际颜色发青，肝区青暗，提示乳腺增生。（3）无名指下手掌两条主线之间有倾斜的冬青树叶状岛纹符号，相切两主线，提示乳腺增生。若出现双重叶状岛纹，提示患腋窝部淋巴结炎。

食疗保健：（1）海带约1米，豆腐1块，佐料按常规加入，可加食醋少许，煮沸汤饮食之。（2）山楂橘饼茶：生山楂10克，橘饼7枚沸水泡之，待茶沸热时，再加入蜂蜜1～2匙，当茶频食。（3）天合大枣茶：天门冬15克，合欢花8克，大枣5枚，泡茶，加蜂蜜少许。（4）仙人掌炒猪肝，常食有效。（5）黑芝麻10～15克，核桃仁5枚，蜂蜜1～2匙冲食。

◆ 乳腺增生早知道 ◆ 健康贴士

有乳腺增生的女性如果同时具备下面几种情况就需要警惕了：一是出现乳腺增生的时间较长，二是很多增生的结节摸上去很明显，三是自己的年龄是在40～60岁，即癌症高发期，四是有家族史。如果兼有这几个因素，女性就应该特别注意身体的变化，尽早去看医生，以免延误病情。

判别与诊断

指甲特征

中指甲甲面一侧有辫样变条凸纹，提示乳腺增生

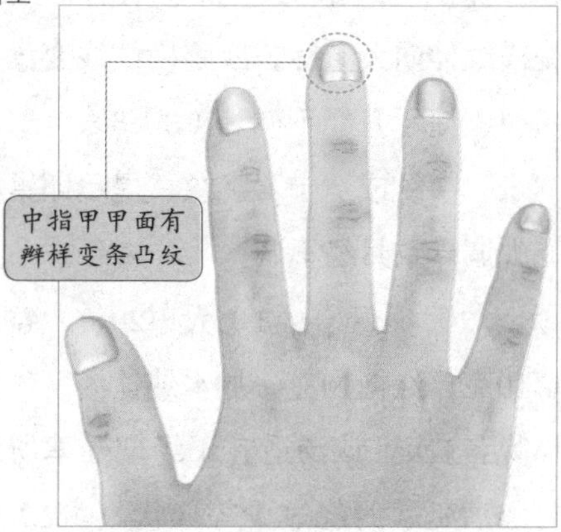

色泽特征

大鱼际颜色发青，肝区青暗，提示乳腺增生

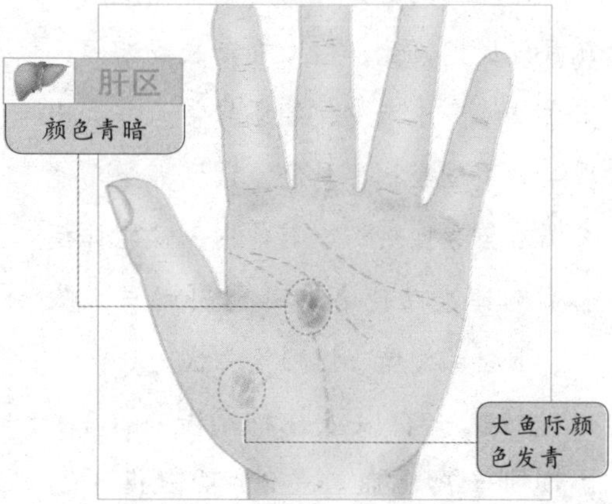

手纹变化

无名指下手掌两条主线之间有倾斜的冬青树叶状岛纹符号，相切两主线，提示乳腺增生症

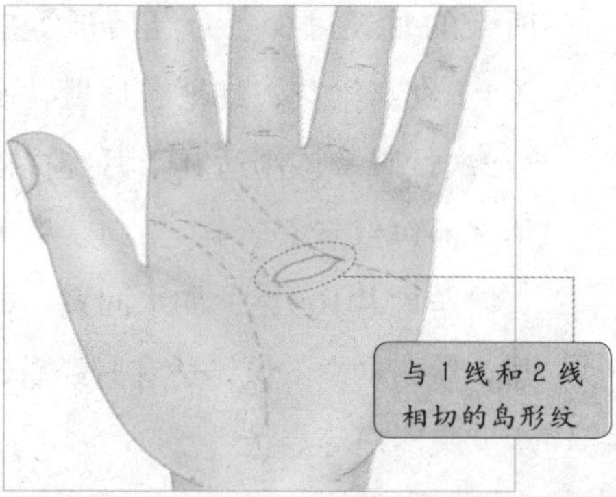

墨印手纹展示

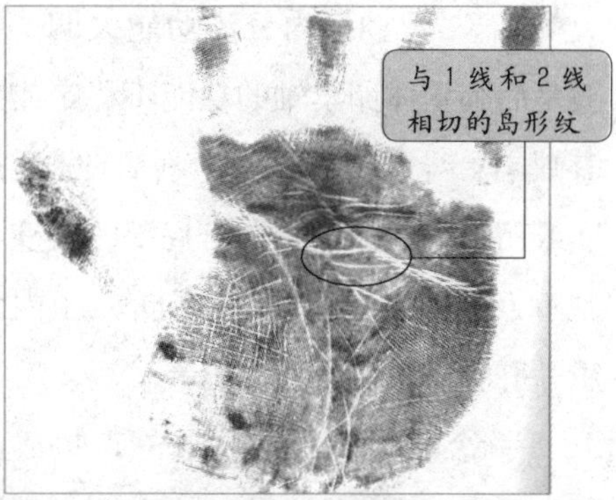

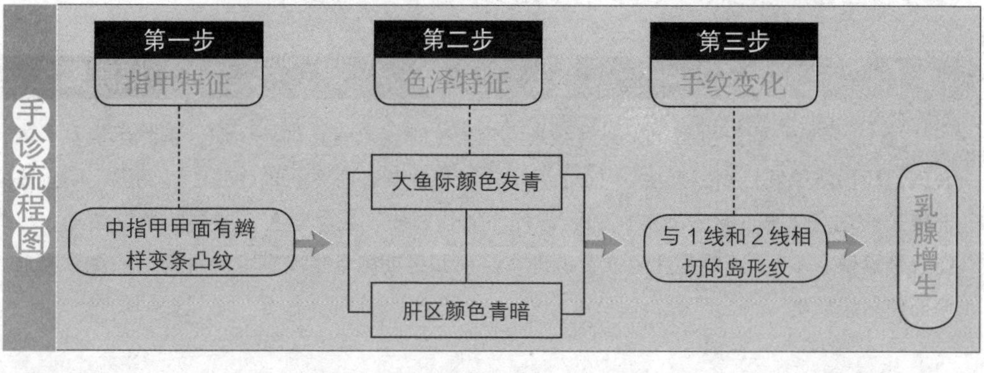

月经不调 3线尾端有“米”字纹

月经不调是女性的一种常见疾病，凡月经周期紊乱，出血期延长或缩短，出血量增多或减少，经质异常，并会出现某些不适症状称月经不调。卵巢功能失调、全身性疾病或其他内分泌腺体疾病影响卵巢功能者，都能引起月经失调、下腹部疼痛、忧郁等症状。

症状： 有以下几种情况：（1）不规则子宫出血。（2）功能性子宫出血。（3）绝经后阴道出血。（4）闭经。

病因： 引起月经不调的原因有两大类：（1）神经内分泌功能失调。主要是后脑垂体卵巢轴的功能不稳定或是有缺陷，导致月经不调。（2）器质病变或药物。包括生殖器官局部的炎症、肿瘤及发育异常、营养不良、颅内疾患、肝脏疾患、血液疾患等。

手诊流程： .（1）掌色青暗或鲜红，子宫区有青色斑点，大鱼际青筋浮起，提示月经不调。（2）有青筋穿过腕横纹伸向大鱼际，或腕横纹线变浅、断裂，提示月经不调。（3）3线尾部有“米”字纹或“十”字纹，提示卵巢功能失调导致月经不调。

食疗保健：（1）大枣20枚，益母草10克，红糖10克，加水炖饮汤，每日早晚各1次。该汤适宜于经期受寒所致月经后延、月经过少等症状。（2）鸡蛋2个，益母草30克，将鸡蛋洗净，同益母草加水共炖，蛋熟后去壳再煮20分钟，吃蛋饮汤。该药适宜于瘀血阻滞所致的月经过少、月经后延等症状。（3）红高粱花、红糖各适量，水煎，分2次饮服。该汤适宜于月经提前、经量多而鲜红者。（4）当归、生姜各10克，羊肉片100克，加水同煮，熟后加盐，饮汤食肉。该汤适宜月经后延、量少、腹冷痛等症状。

◆ 月经不调如何预防 ◆ 健康贴士

（1）了解一些卫生常识，对月经来潮这一生理现象有正确的认识，消除恐惧及紧张心理，可预防原发性痛经产生。（2）经期应注意保暖，忌寒、凉、生、冷刺激，防止寒邪侵袭，注意休息、减少疲劳、加强营养、增强体质，应尽量控制剧烈的情绪波动，保持心情愉快。（3）经期要注意饮食调理，经前和经期忌食生冷寒凉的食物，以免寒凝血瘀而使痛经加重。

判别与诊断

色泽特征

掌色青暗或鲜红，子宫区有青色斑点，大鱼际青筋浮起，提示月经不调

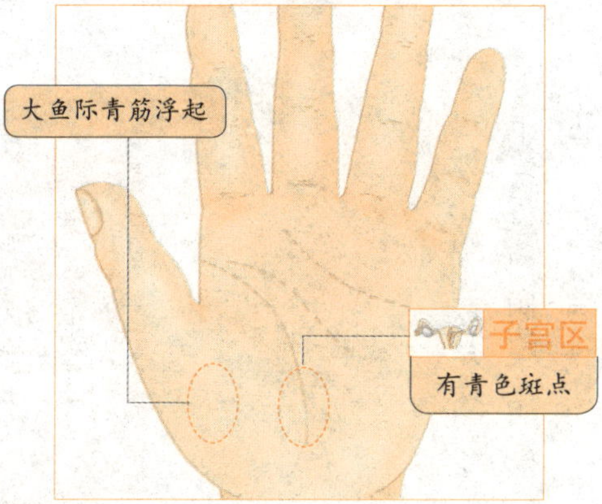

手线变化

腕横纹线变浅、断裂，提示月经不调

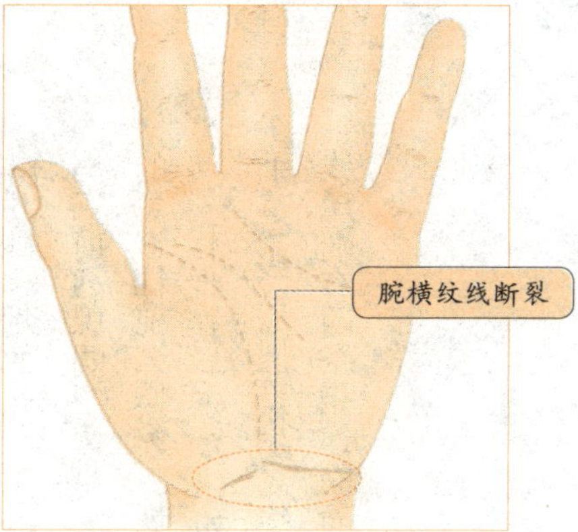

手纹变化

3 线尾部有“米”字纹或“十”字纹，提示卵巢功能失调导致月经不调

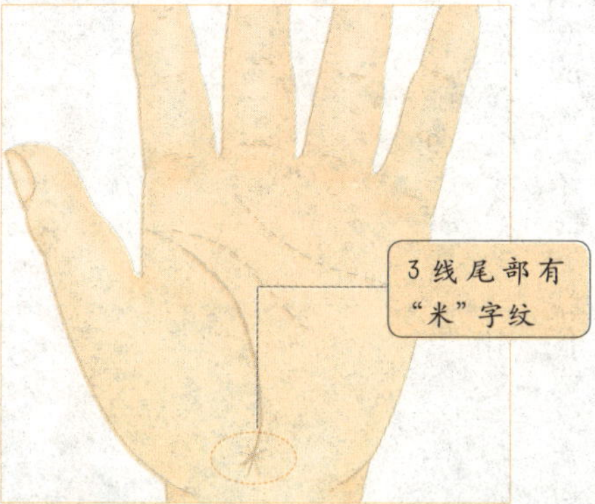

墨印手纹展示

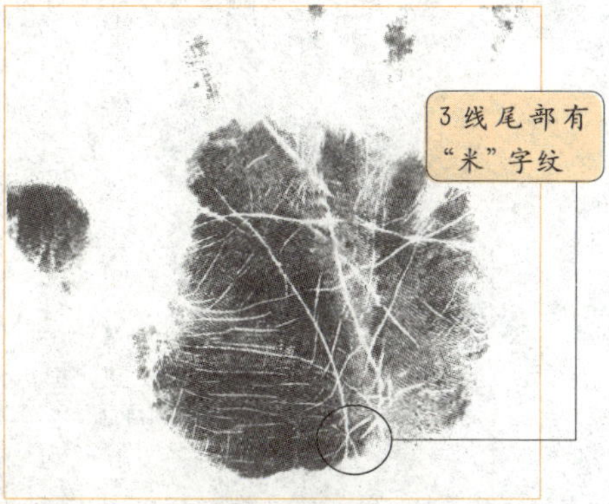

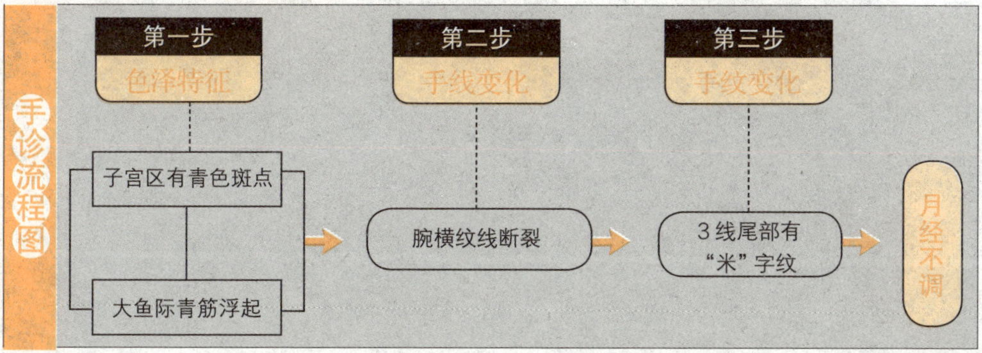

下篇 观手纹识病症

第十章 生殖泌尿系统疾病

生殖泌尿系统对维持人体正常生理功能有着非常重要的作用，由于容易受到病菌、病毒、微生物等病原体的感染或侵害会引发一系列疾病，这些疾病统称为泌尿性疾病。根据病原体的不同，我们大致可以将泌尿性疾病分为三类：性病：由各种病毒、病菌引起性传播疾病的统称；妇科炎症：由滴虫、霉菌、细菌等病原体引发的各种类型的妇科疾病；前列腺病：由常见的致病菌，诸如支原体、衣原体、淋球菌等引起的急慢性前列腺炎、前列腺痛、前列腺增生及腺管炎症等疾病。

本章节主要教你如何判断生殖泌尿系统疾病的手诊知识，例如：手掌1线呈锁链状，2线尾端有干扰纹，病人可能患有尿路感染；手掌3线尾端有两个相连的岛形纹，病人可能患有子宫肌瘤。

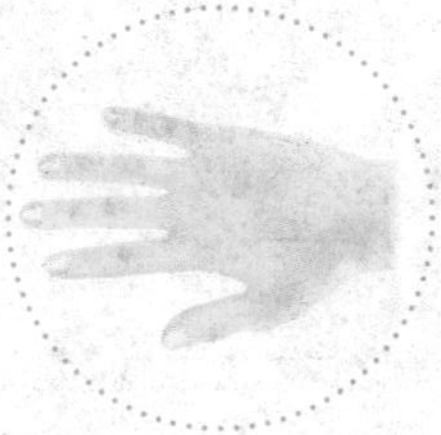

本章看点

不孕症 3线断裂，11线消失或分叉

女子结婚后夫妇同床2年以上，配偶生殖功能正常，未避孕而不受孕者，称原发性不孕。如曾生育或流产后，无避孕又2年以上不再受孕者，称继发性不孕。

症状：凡夫妇同居2年以上，没有采取避孕措施而未能怀孕。

病因：不孕症的因素很多，如先天性无卵巢、多囊卵巢、输卵管炎症、子宫内膜异位症、子宫肌瘤及子宫颈炎、宫颈狭窄等。有些研究者认为，心理因素引起不孕是较常见的，故保持良好的心理状态也很重要。

手诊流程：（1）肾及生殖区皮肤枯白，青筋浮现，多属器质性病变引起的不孕症。（2）坤位低陷，青筋凸出，提示生殖功能低下，不孕。坎位皮肤干枯苍白，表明生殖功能衰弱不易受孕。（3）11线有分裂、消失或没有，3线短或断裂，多属于性功能减退，妇女性冷淡，不易怀孕。（4）近掌根处有羽毛样细纹，也属不孕倾向。

食疗保健：（1）猪脊髓200克，团鱼250克。将猪脊髓洗净，团鱼用开水烫死，揭去鳖甲，去内脏，放入锅内，加水、姜、葱、胡椒面，用旺火烧沸后，改用小火煮至团鱼肉熟，再放入猪脊髓，煮熟加味精，吃肉喝汤。本方适用于妇女由于肾阴虚所致的不孕症。（2）仙灵脾250克、熟地150克、醇酒1250毫升。将药碾碎，纱布包贮，用酒浸于备器中，密封，勿通气，春夏3日，秋冬5日后，方可开取饮用。本方适用于妇女宫冷不孕。

◆ 不孕患者须知 ◆　　健康贴士

（1）增加营养，经常服用多种维生素，如维生素A、维生素B、维生素C、维生素E等，这样有利于增加受孕机会。（2）避免不良环境因素。对一些可能影响生育的工作应当注意防护，如应避免接触放射线和对身体有害的物质、避免高温作业等。（3）不孕患者应尽量避免抽烟饮酒。心理上要坦然，不能过分焦虑和忧虑。

判别与诊断

色泽特征

肾及生殖区皮肤枯白，青筋浮现，多属器质性病变引起不孕症

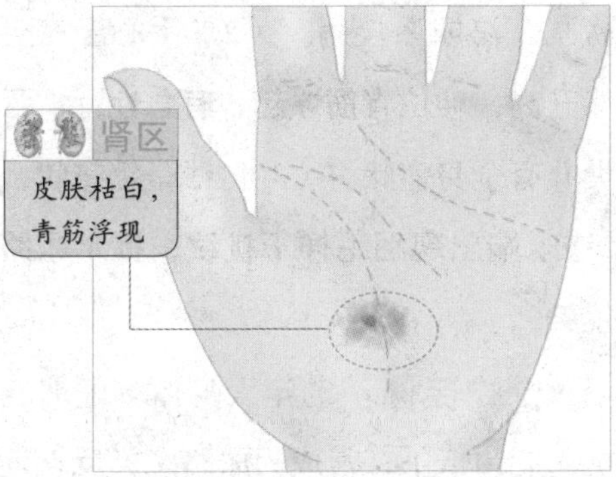

八卦星丘

坤位低陷，青筋凸出，提示生殖功能低下，不孕。坎位皮肤干枯苍白，表明生殖功能衰弱不易受孕

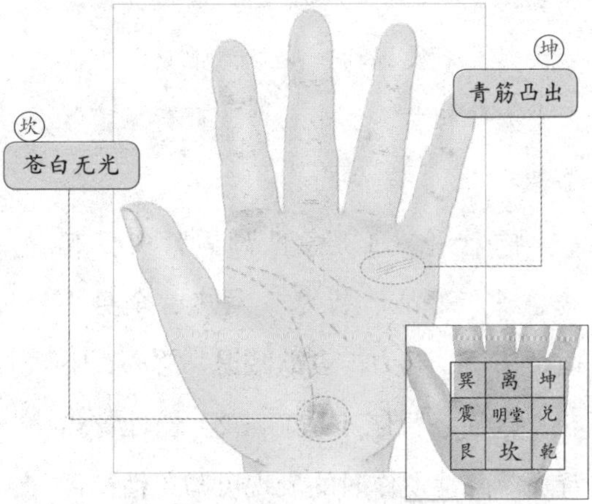

手线变化

11线有分裂、消失或没有，3线短或断裂，多属于性功能减退，妇女性冷淡，不易怀孕

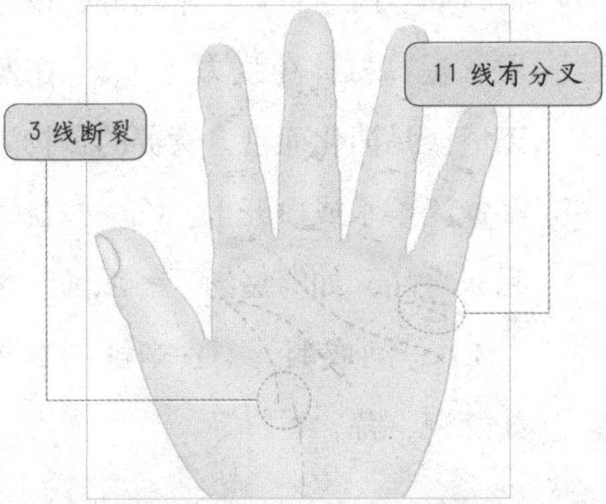

手纹变化

近掌根处有羽毛样细纹，亦属不孕倾向

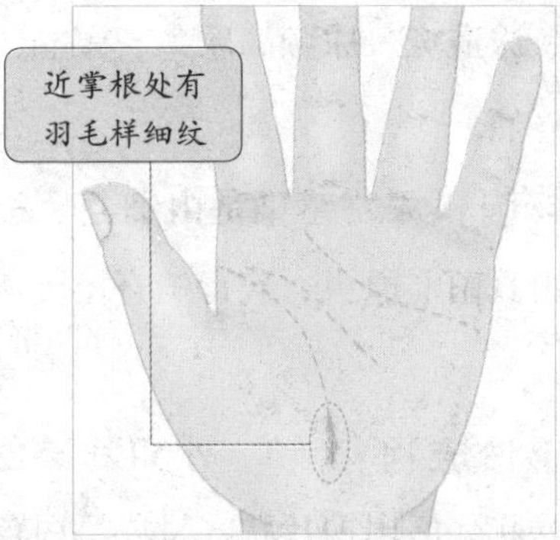

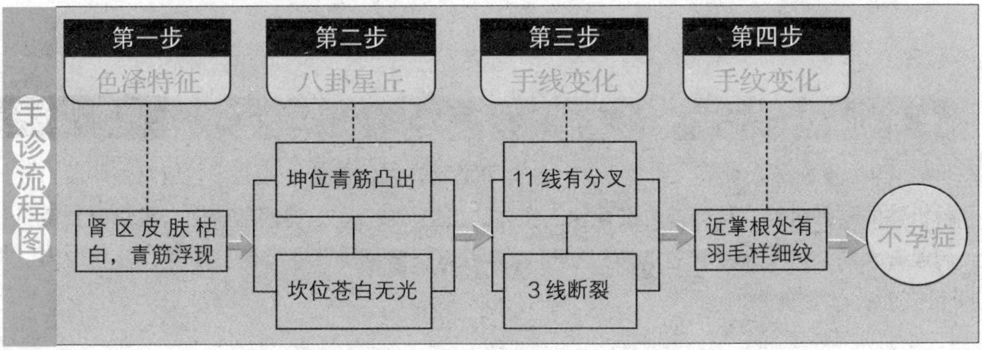

尿路感染 1线呈锁链状，2线尾端有干扰纹

尿路感染通常是指泌尿系统受细菌的直接侵犯而引起的炎症性病变。此病以大肠杆菌侵犯而感染最为常见，也有变副大肠杆菌、变形杆菌、葡萄球菌等感染。

症状：（1）急性肾盂肾炎。起病急骤、寒战、畏寒、发热、全身不适、头痛、乏力；食欲减退、恶心、呕吐；腰痛、肾区不适。（2）慢性肾盂肾炎。急性发作时的表现可与急性肾盂肾炎一样，但通常要轻得多，甚至无发热、全身不适、头痛等表现。（3）膀胱炎、尿道炎、尿频、尿急、尿痛，膀胱区疼痛。

病因：尿路感染是由细菌（极少数可由真菌、原虫、病毒）直接侵袭所引起。

手诊流程：（1）小鱼际颜色发青。膀胱一区出现片状红晕或呈白色，肾区颜色发青或有青筋浮现，表明易患膀胱、泌尿系疾病。（2）手心温度突然升高，坤位青筋浮起，有急性肾盂肾炎并有全身症状。（3）1线呈锁链状，2线末端出现羽毛样干扰纹，提示尿路感染。

食疗保健：老年人身体多虚弱，抗病能力低下，常成为尿路感染反复发作、迁延不愈的病理基础。因此，需在给予药物治疗的同时，加强饮食调养。（1）在缓解期，宜多吃滋补益肾的食物，如瘦肉、鱼虾、木耳等，以增强体质，提高机体免疫力。（2）在发作期以清淡易消化而富含营养的食物为主，多饮淡茶水或白开水，吃一些益气解毒利尿之品，如绿豆汤、冬瓜汤、梨等。（3）忌酒戒烟，不食辛辣刺激之物，如辣椒、蒜、香料等。

◆ 尿路感染自我保健 ◆ 健康贴士

（1）重视身心调节。要多参加一些体育活动，如快步走、慢跑等，以增强体质，改善机体的防御机能，从而减少细菌侵入机体的机会。（2）保持阴部清洁。要求做到每日用温开水清洗外阴部。男性包皮过长也容易引起尿路感染，必须每日清洗，保持干净。（3）加强饮食调养。

判别与诊断

色泽特征

小鱼际颜色发青。膀胱一区出现片状红晕或呈白色，肾区颜色发青或有青筋浮现，表明易患膀胱、泌尿系疾病

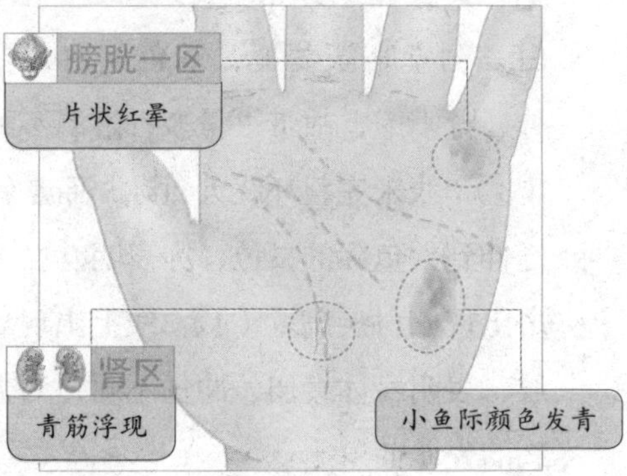

八卦星丘

手心温度突然升高，坤位青筋浮起，有急性肾盂肾炎并有全身症状

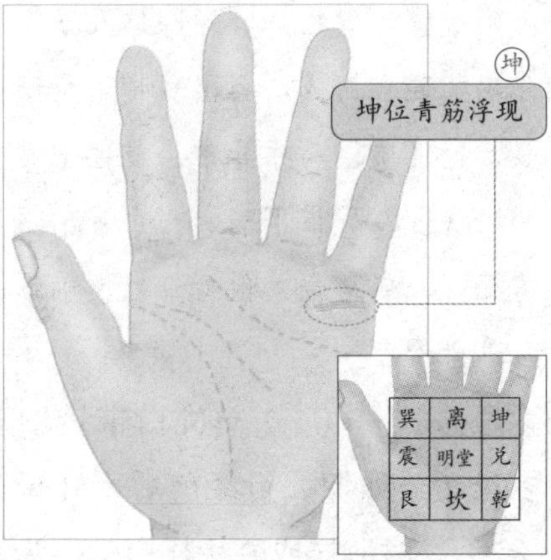

手线变化

1 线呈锁链状，2 线末端出现羽毛样干扰纹，提示尿路感染

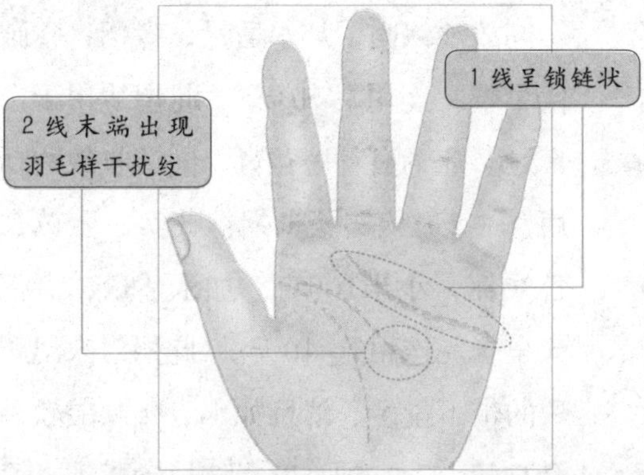

墨印手纹展示

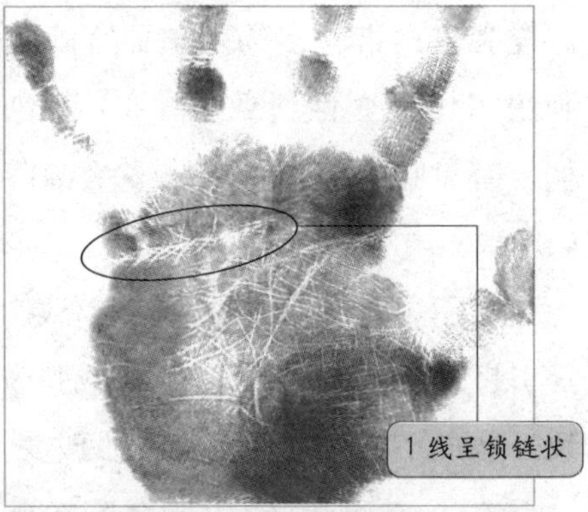

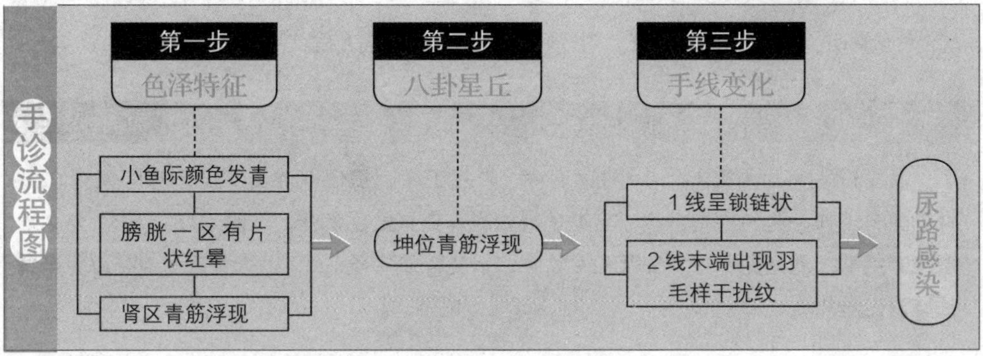

带下 3线行至艮位且有岛形纹

正常白带为白色无味之黏稠状物，由阴道膜渗出物、宫颈腺体及子宫内膜分泌物混合而成。当出现带下量明显增多，色、质、臭味异常，或伴全身、局部症状者，称带下病。当白带出现异常情况时，应结合其他检查以便确认，及时进行治疗。

症状：（1）单纯白带量增多，多见于排卵期、行经前后、妊娠期。（2）豆腐渣样或凝块样白带，为霉菌性阴道炎所特有。（3）血性白带，常见于老年阴道炎、宫颈息肉。（4）米汤样腥臭白带，多为生殖器官晚期癌肿组织坏死变性所致。（5）黄色黏稠、有臭味的脓性白带，多为细菌感染所致。

病因：此病由滴虫、霉菌、致病菌等引起，也可因生殖器官息肉或肿瘤所致，单纯白带量多，可无器质性改变。

手诊流程：（1）小鱼际颜色发黑，大鱼际近掌根处色泽鲜红，生殖区青筋浮越，为湿热蕴结，损伤冲任，带下色黄，黏稠异味。（2）艮位色泽淡白，明堂暗淡萎黄，掌色偏白，多是脾、肾阳虚，故带下量多，淋漓不绝。（3）3线未完整环绕大鱼际，而是斜行延伸到大鱼际的艮位，亦表明女性患者多出现妇科疾病。（4）3线上出现岛形纹，表明身体衰弱，冲任不固，为带下病的先兆征象。

食疗保健：（1）莲肉白果粥：莲肉30克、白果15克、胡椒5克、糯米100克。将莲肉、白果、胡椒捣碎，和糯米一同放沙锅内，加水适量，煮粥，空腹代早餐，连用7～10天。此粥适用于白带过多症，有补脾益肾、固涩收敛的功用。（2）芡实薏米粥：芡实、薏苡仁各30克，小米100克。加水适量，煮粥代早餐。连用7～10天。此粥对寒湿所致的带下量多、清稀如水、腰膝酸软、全身乏力、精神委靡，伴饮食不香、手足不温者颇有良效。

◆带下的预防与调养◆ 健康贴士

（1）保持外阴清洁，特别注意经期、产后卫生，提倡淋浴及蹲式厕所。（2）做好计划生育工作，避免早婚多产，定期进行妇科普查，发现病变，及时治疗。（3）勿久居湿地，经期产后避免水中作业及生冷饮食，以免外浸内侵。（4）饮食宜清淡，以免辛辣油腻滋生湿热。

判别与诊断

色泽特征

小鱼际颜色发黑，大鱼际近掌根处色泽鲜红，生殖区青筋浮越，为湿热蕴结，损伤冲任，带下色黄，黏稠异味

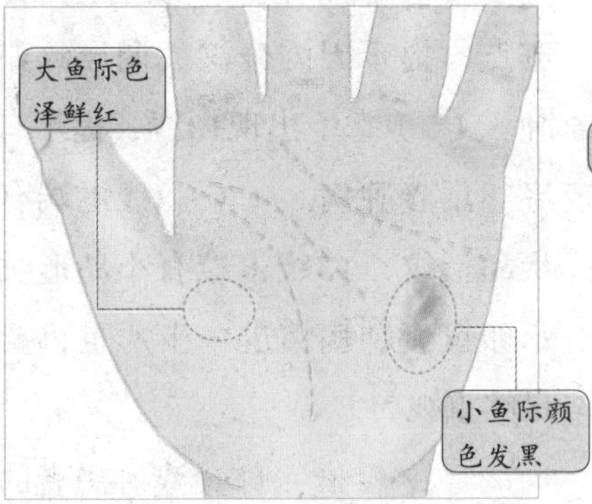

八卦星丘

艮位色泽淡白，明堂暗淡萎黄，掌色偏白，多是脾、肾阳虚，故带下量多，淋漓不绝

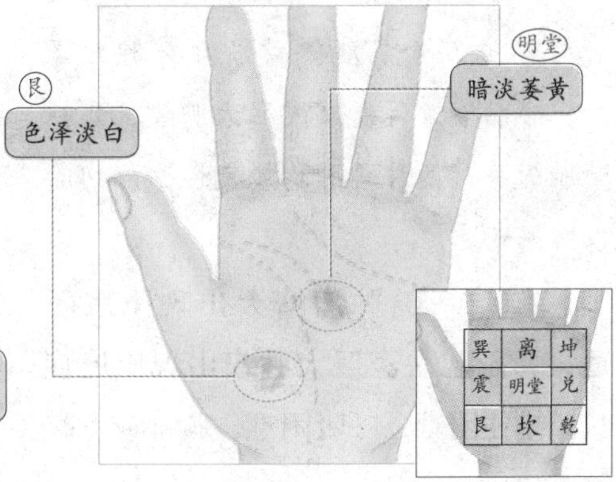

手线变化

3线未完整环绕大鱼际，而是斜行延伸到大鱼际的艮位，亦表明女性患者多出现妇科疾病

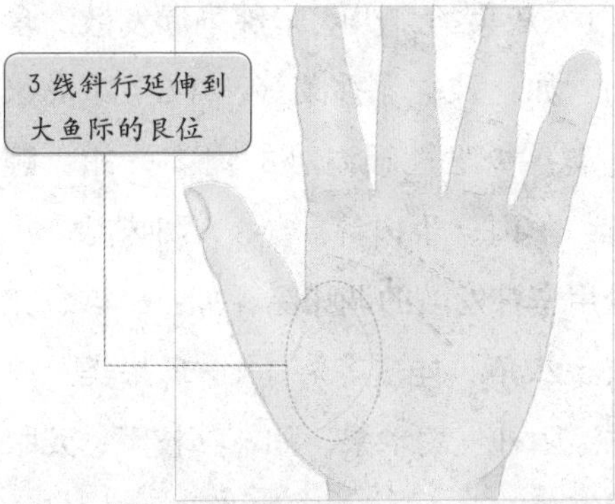

手纹变化

3线上出现小岛形纹，表明身体衰弱，冲任不固，为带下病的先兆征象

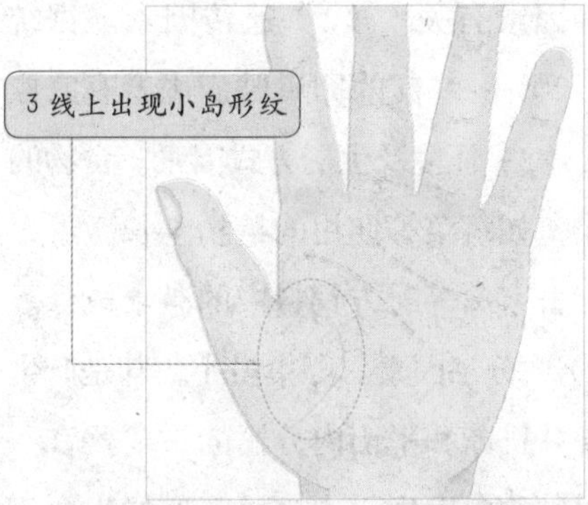

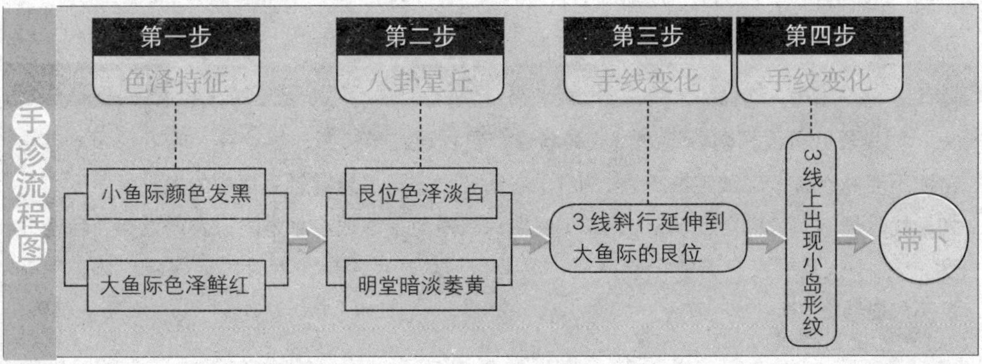

卵巢囊肿 出现13线，3线尾端有岛形纹

卵巢囊肿是卵巢肿瘤中最多见的一种，分浆液性和黏液性两种。浆液性囊肿为单房、含浆液。黏液性囊肿为多房、含黏液，可发展成巨大肿瘤、囊性畸胎瘤等。两种囊肿均属良性，应切除以防恶变。

症状： 随肿瘤增大出现下腹不适，膨隆包块。巨大肿瘤出现压迫症状，排便困难，呼吸困难。腹部或下腹部有包块。

病因： 临床医学发现，其发病因素可能与遗传、环境及生活方式和内分泌等因素有关。（1）遗传因素。据统计，20%～25%的卵巢肿瘤患者有家族史。（2）环境及生活方式因素。食物的污染，如蔬菜等使用的植物生长激素，如家畜家禽等配方饲料中的激素成分。（3）内分泌因素。卵巢虽小，却是产生卵子并排卵和平衡内分泌的重要器官，卵巢肿瘤多发生于内分泌旺盛的生育年龄，所以认为与内分泌失调有关。

手诊流程： （1）坎位有红或暗色斑点，提示因内分泌失调导致卵巢囊肿。（2）掌中出现13线，提示有可能患卵巢囊肿病。（3）3线尾端有长叶状岛形纹，13线末端有小岛形纹，提示卵巢囊肿病情进一步严重，要引起足够重视。

食疗保健： 卵巢囊肿患者的饮食宜清淡，低脂肪，高优质蛋白，避免烟酒。同时，养成一种良好的饮食习惯，也未免不是一种积极的养生之道。（1）蔬菜类：少吃辛辣香燥发散的食物，如：辣椒、香菜等。（2）家禽家畜类：少吃性暖温补的肉类，如：鲤鱼、羊肉、牛肉等。（3）调味品类：少用辛辣发散的调味品，如：辣椒、花椒、八角、桂皮等。（4）瓜果类：少吃温阳补气的水果，如：荔枝干、龙眼干等。

◆ 卵巢囊肿的预防措施 ◆ 健康贴士

卵巢囊肿可以预防，定期做妇科检查，早发现、早诊断、早治疗，若发现卵巢有异常而不能确诊者，必须定期随访。（1）心情要稳定，尽量减轻生活中的各种竞争压力，切忌忧思烦怒，学会自我调节。（2）注意保暖避免受寒或冷水淋洗以及游泳等，劳逸适度。（3）饮食要富于营养，宜清淡、易消化，忌吃生冷刺激性食物，保持机体正气充足、气血通畅。

判别与诊断

八卦星丘

坎位有红色斑点，提示因内分泌失调导致卵巢囊肿

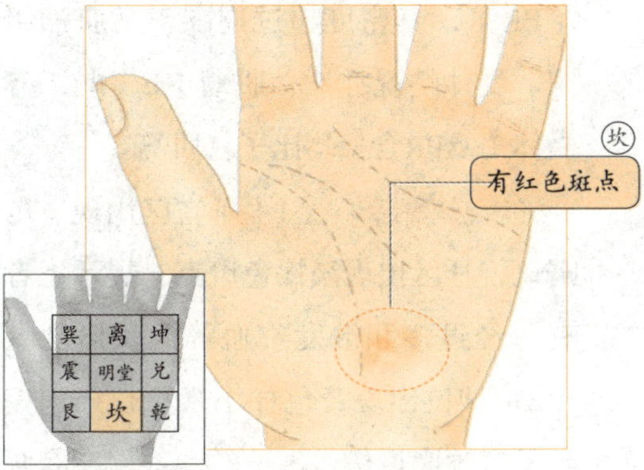

手线变化

掌中出现 13 线，提示有可能患卵巢囊肿

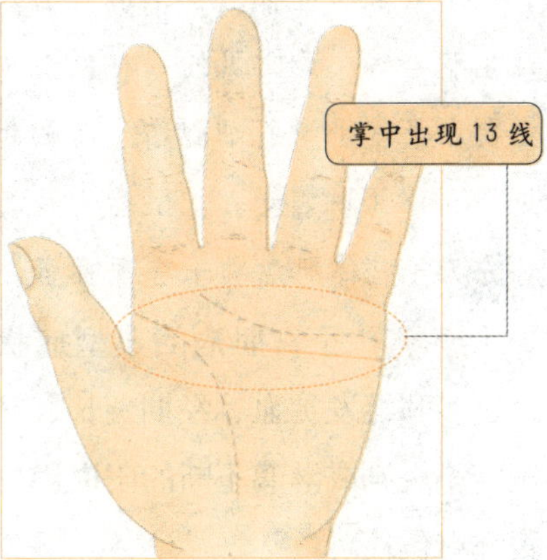

手纹变化

3 线尾端有长叶状岛形纹，13 线末端有小岛形纹，提示卵巢囊肿病情进一步严重，要引起足够重视

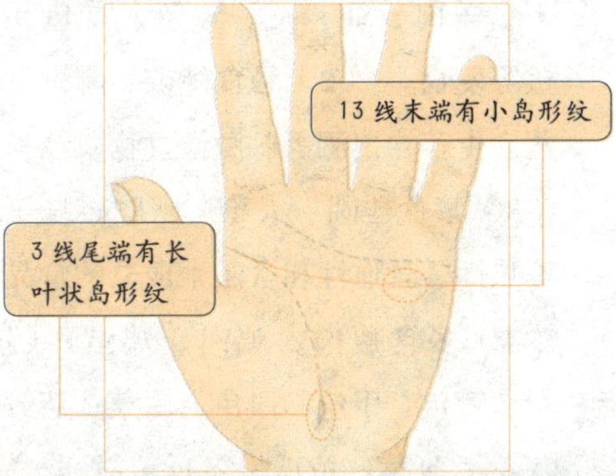

墨印手纹展示

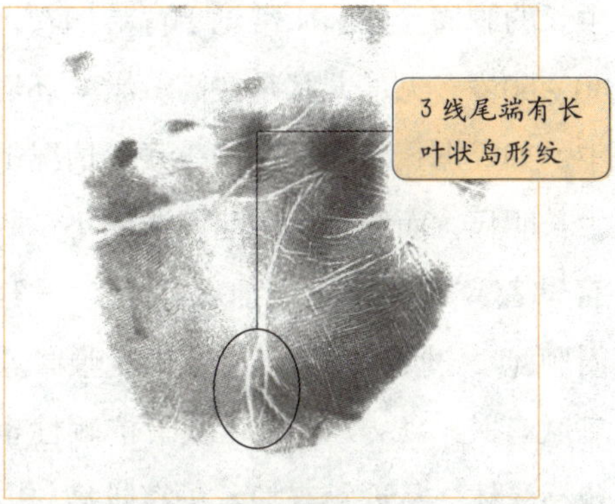

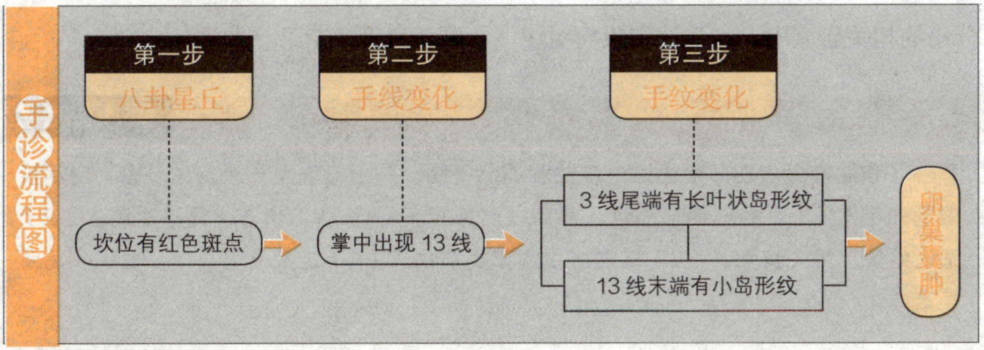

子宫肌瘤 3线尾端有两个相连的岛形纹

子宫肌瘤也称子宫平滑肌瘤，是女性生殖器官中最常见的一种良性肿瘤，主要由子宫平滑肌细胞增生而引起，多见于30～50岁妇女。依肌瘤生长的部位可分为子宫体肌瘤和子宫颈肌瘤。

症状： 子宫肌瘤的典型症状为月经过多和继发贫血、经期延长、间隔缩短、不规则或淋漓不断的阴道出血、下腹部有包块。

病因：（1）至今，子宫肌瘤的病因尚不明了。但根据大量临床观察和实验结果证明，肌瘤是一种依赖于雌激素生长的肿瘤。如临床常见于育龄妇女，30～50岁多见，尤其是在高雌激素环境中，如妊娠、外源性高雌激素等情况下生长明显，而绝经后肌瘤逐渐缩小。肌瘤患者又常伴卵巢充血、胀大、子宫内膜增生过长，提示这与过多雌激素刺激有关。（2）肌瘤雌激素依赖性也包括受体。从近年来随着子宫肌瘤与内分泌的相关研究中，实验证实肌瘤组织具有雌激素受体（ER）与孕激素受体（PR），其密度超过周围正常肌瘤组织。受体情况亦然，肌瘤中E（雌二醇受体）及PR含量均比子宫肌高。

手诊流程：（1）子宫区出现黑色暗斑，耳区出现淡褐色斑点，提示患者有月经过多和继发贫血等症状出现。（2）坤位出现黄色样小米粒丘疹，提示子宫颈糜烂信号。（3）3线尾端有两个紧密相连的小岛形纹，提示子宫肌瘤信号。

食疗保健：（1）饮食宜清淡，不食羊肉、虾、蟹、鳗鱼、咸鱼、黑鱼等发物。（2）忌食辣椒、麻椒、生葱、生蒜、白酒等刺激性食物及饮料。（3）禁食桂圆、大枣、阿胶、蜂王浆等热性、凝血性和含激素成分的食品。（4）多食瘦肉、鸡肉、鸡蛋、鹌鹑蛋、鲫鱼、甲鱼、白鱼、白菜、芦笋、芹菜、菠菜、黄瓜、冬瓜、香菇、豆腐、海带、紫菜、水果等。

◆ 子宫肌瘤的防治与调理 ◆ 健康贴士

子宫肌瘤患者在日常生活中应注意调节情绪，防止大怒大悲、多思多虑，应尽量做到知足常乐，性格开朗、豁达，避免过度劳累。（1）陶冶情志，遇事达观。（2）适时婚嫁，生儿育女。（3）切勿滥用激素类药物。（4）定期检查身体，发现疾病及早治疗。

判别与诊断

色泽特征

子宫区出现黑色暗斑，耳区出现淡褐色斑点，提示患者有月经过多和继发贫血等症状出现

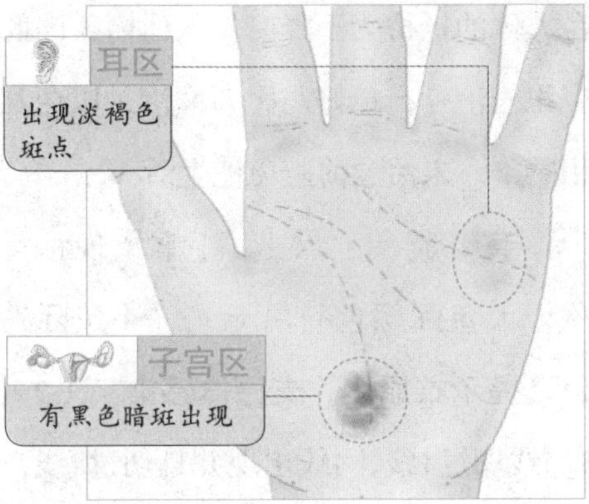

八卦星丘

坤位出现黄色样小米粒丘疹，提示子宫颈糜烂信号

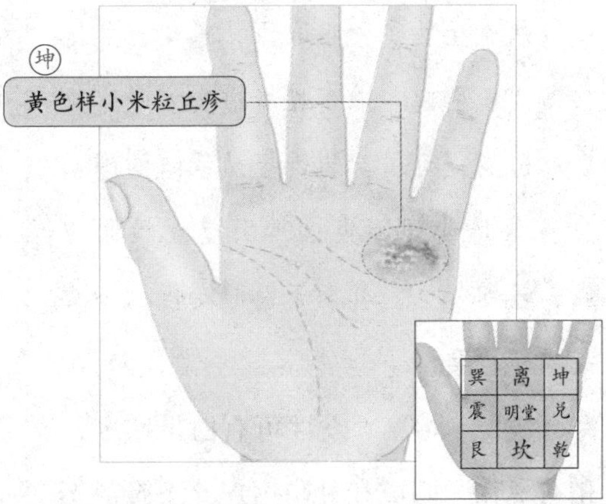

手纹变化

3 线尾端有两个紧密相连的小岛形纹，提示子宫肌瘤信号

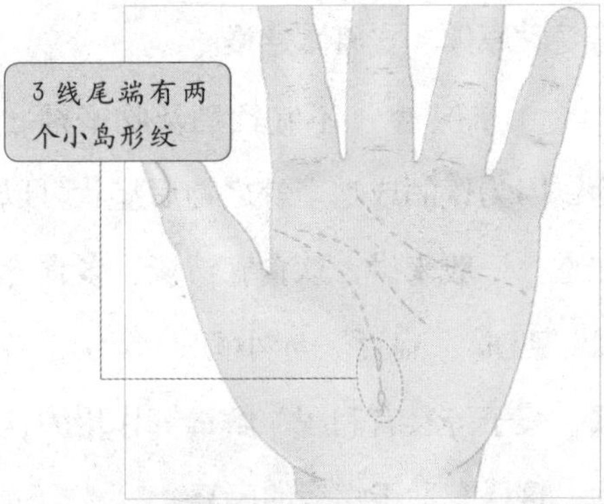

墨印手纹展示

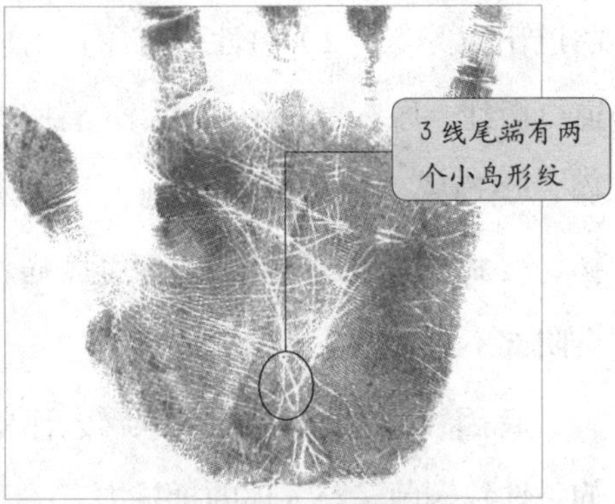

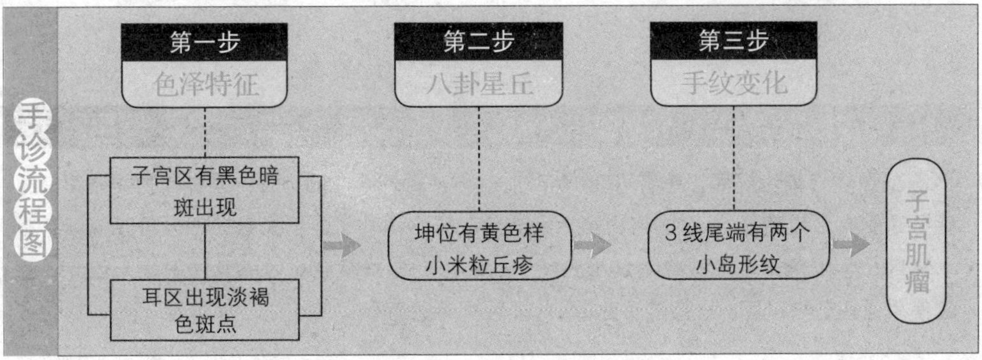

衣原体、支原体感染 有8线切过1线，4线出现且切过2线

衣原体、支原体主要是寄生在人体的致病微生物。沙眼衣原体感染部位比较多，能引起非淋菌性尿道炎或是感染引起肺炎；可引起男性生殖系统的附睾炎甚至是前列腺炎；可引起女性阴道炎、输卵管炎，甚至于引起女性的不育症或宫外孕。

症状：（1）女性可有白带增多，稍有臭味，阴道和外阴瘙痒，下腹部不适。如感染上行可累及子宫内膜、输卵管及盆腔，可出现下腹部疼痛、不规则阴道出血等。（2）男性可有尿黄、尿道口微红、尿频、尿不尽，偶尔有尿道痛、烧灼感、尿滴沥，个别人排尿不畅、腰酸、下腹部隐胀痛、睾丸胀痛、会阴部不适。

病因：支原体、衣原体属人体中的条件致病菌，与人体的抵抗力有关，可以通过性生活传播或间接接触传染。在人体的抵抗力下降时侵入体内，因此应积极治疗，最好与配偶同治，以免互相感染，未治愈前避免性生活。

手诊流程：（1）手掌呈现枯黄色，大鱼际颜色苍白无光，小鱼际发黑，提示衣原体、支原体感染。（2）有6线切过1线，4线出现并且切过2线，提示衣原体、支原体感染。（3）3线尾端有“十”字纹、“井”字纹、“米”字纹或岛形纹，提示人体抵抗力下降，易受衣原体、支原体感染。

食疗保健：不宜饮酒及吃辛辣之物，因为饮酒或吃辛辣之物后症状可以加重。一般来讲，饮食宜清淡，多食冬瓜、西瓜、扁豆、赤小豆、绿豆、苦瓜、梨子等具有利尿、解毒等作用的食物，这样有助于疾病的康复。

◆支原体感染治好后不宜立刻怀孕◆ 健康贴士

支原体感染治好后，患者可在6个月以后再考虑怀孕，因为各种各样药物的残留有可能导致胎儿出现畸形。这些药物虽然大部分都排出体外了，但是有一部分可以继续存在人体内，影响精子的形成或者是导致精子的畸形，这样就会影响胎儿的健康。因此，患者使用这些药物以后，一般应该在6个月以后再考虑怀孕。

判别与诊断

色泽特征

手掌呈现枯黄色，大鱼际苍白无光，小鱼际发黑，提示衣原体、支原体感染

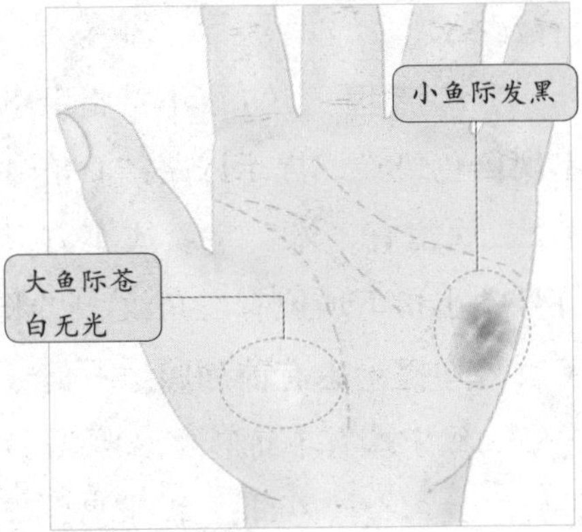

手线变化

有6线切过1线，4线出现并且切过2线，提示衣原体、支原体感染

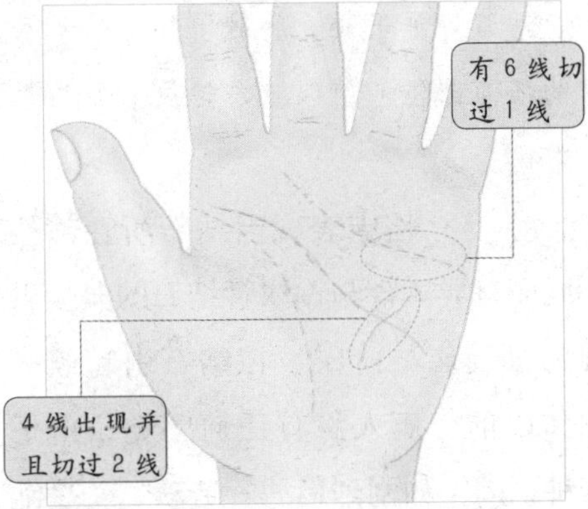

手纹变化

3线尾端有“十”字纹、“井”字纹、“米”字纹或岛形纹，提示人体抵抗力下降，易受衣原体、支原体感染

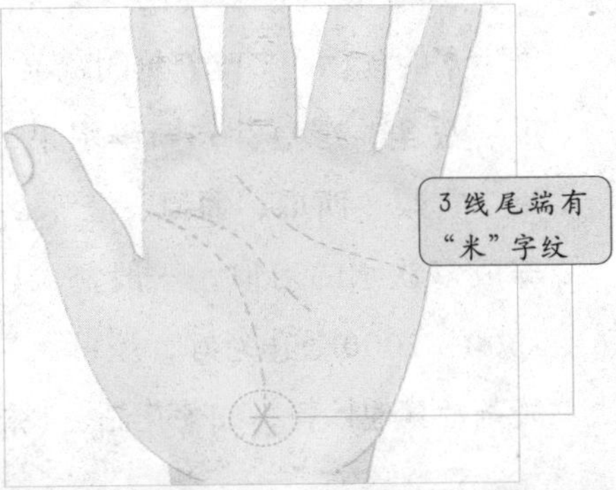

墨印手纹展示

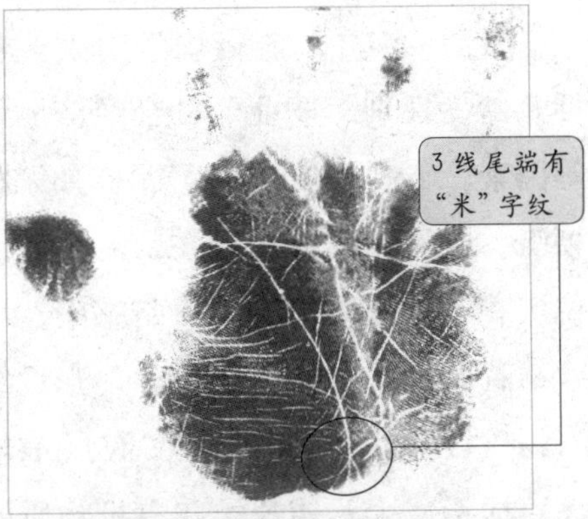

手诊流程图

第一步：色泽特征——大鱼际苍白无光；小鱼际发黑

第二步：手线变化——有6线切过1线；4线出现并且切过2线

第三步：手纹变化——3线尾端有“米”字纹

→ 衣原体、支原体感染

泌尿系统结石 坎位有“米”字纹，坤位有三角形纹

泌尿系统结石是泌尿系统的常见病。结石可见于肾、膀胱、输尿管和尿道的任何部位，但以肾与输尿管结石最为常见。

症状： 临床表现因结石所在部位不同而有异。肾与输尿管结石的典型表现为肾绞痛与血尿，在结石引起绞痛发作以前，病人没有任何感觉，由于某种诱因，如剧烈运动、劳动、长途乘车等，突然出现一侧腰部剧烈的绞痛，并向下腹及会阴部放射，伴有腹胀、恶心、呕吐、程度不同的血尿。

病因： （1）流行病学因素。包括年龄、性别、职业、社会经济地位等因素。（2）解剖结构异常。如尿路梗阻，导致晶体或基质在引流较差部位沉积，尿液滞留继发尿路感染，导致结石形成。（3）尿液因素。形成结石物质排出过多；尿酸性减低，pH增高；尿量减少，使盐类和有机物质的浓度增高；尿中抑制晶体形成物质含量减少等。

手诊流程： （1）小指指甲甲面出现白色斑点，提示尿路结石信号。（2）坎位有“米”字纹或小方形纹符号，小指下坤位有三角纹、“米”字纹，均提示患有前列腺结石信号。（3）3线末端有小岛形纹，3线凝敛而较短，约占全线2/3长，提示易患肾及尿路结石症。

食疗保健： （1）患有本病的患者饮食中宜以清淡、低蛋白、低脂肪为主。（2）饮食应多样化，富含营养和维生素的食物，多吃新鲜的蔬菜，如黄瓜、豆角、绿豆芽；新鲜水果，如苹果、雪梨、西瓜、葡萄、橙等。（3）养成多饮水的习惯，一般每天以饮水1500～2000毫升为好，还可饮果汁、淡茶及其他饮料，如菊花晶、茅根竹蔗晶、夏桑菊等。

◆泌尿系结石的预防◆ 健康贴士

目前，随着人们生活水平的不断提高，泌尿系结石的发病率也在不断增高，但是只要我们在生活中多加注意，就能起到预防的作用。（1）平时要少吃动物蛋白，包括动物的肉和内脏。（2）要少吃一些盐，尽量保持清淡的饮食。（3）不要喝浓茶，要喝一些清茶或水。（4）多喝一些水，体力工作者或高温作业的人更要多喝水。

判别与诊断

指甲特征

小指指甲甲面出现白色斑点，提示尿路结石信号

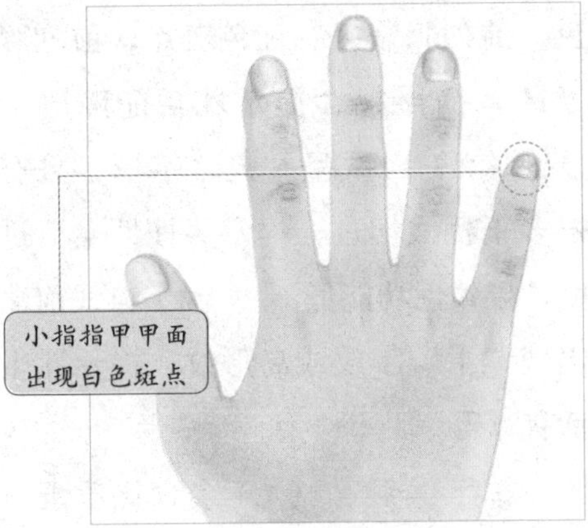

八卦星丘

坎位有“米”字纹或方形纹符号，小指下坤位有三角形纹、“米”字纹，均提示患有前列腺结石信号

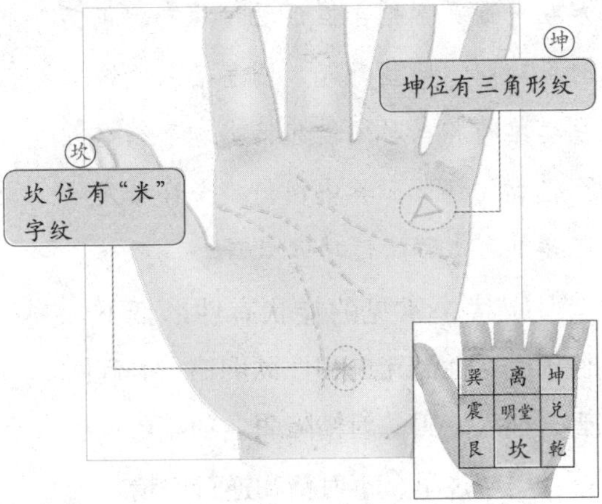

手纹变化

3线末端有小岛形纹，3线凝敛而较短，约占全线2/3长，提示易患肾及尿路结石症

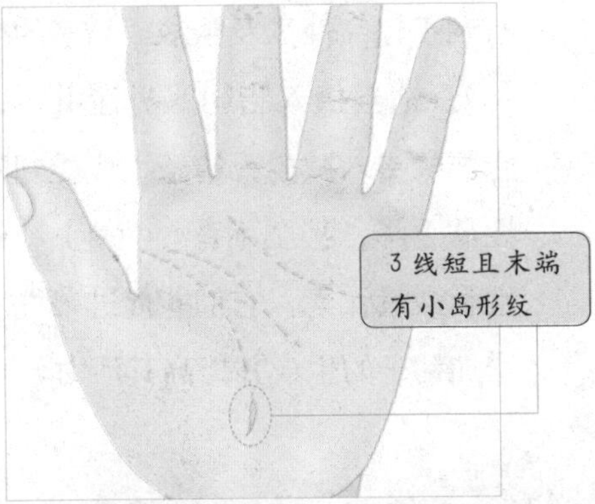

墨印手纹展示

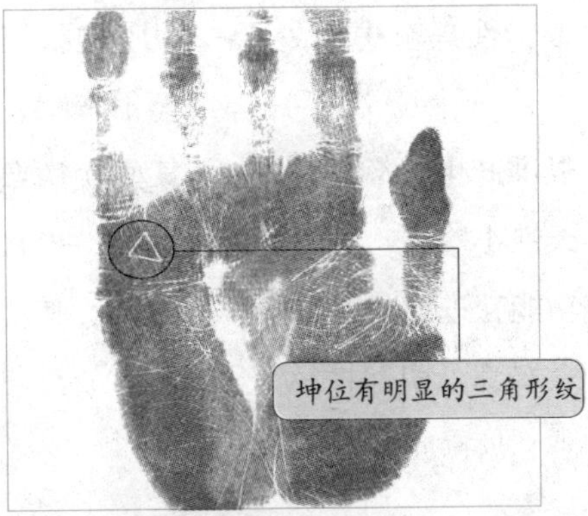

手诊流程图

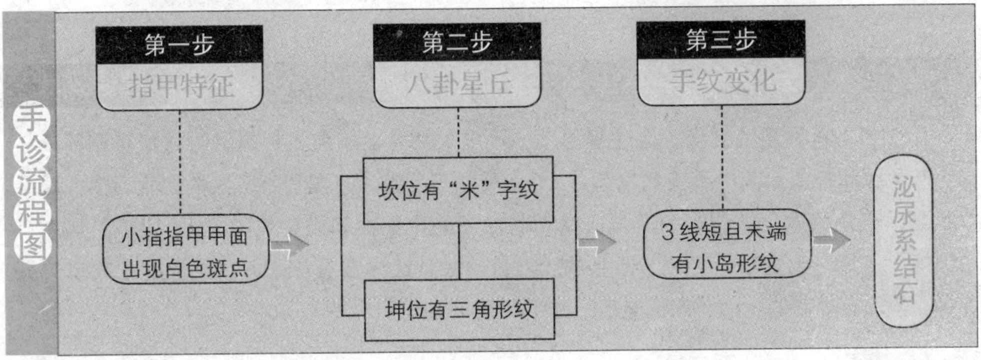

男性性功能障碍 11线呈"人"字形，且有干扰线切过

男性性功能障碍并不是一个孤立的疾病，而是男性在性活动过程中，包括性欲唤起、阴茎勃起、阴茎插入阴道、阴茎维持相当时间勃起状态和射精这五个连续的环节，其中任何一个环节发生障碍就可以称为性功能障碍。

症状：常见的症状有性欲低下、性厌恶、性欲亢进和性欲倒错、勃起障碍、插入障碍、射精障碍。射精障碍包括：射精过早、不射精和逆行射精。

病因：引起性欲低下的原因有很多，如经济压力大，社会人际关系紧张，性兴奋中枢处于一种压抑状态。（1）婚姻状况不好，夫妻不和睦，也很难产生性欲望。（2）某些疾病像先天性小睾丸，隐睾，睾丸萎缩，甲状腺功能亢进或减退，肝、肾、心、肺功能衰竭都可引起性欲低下。（3）长期酗酒、吸毒亦会使性欲下降。

手诊流程：（1）手掌整个呈红色，前列腺一区有红色斑点，前列腺二区青筋浮起，提示性功能障碍信号。（2）11线呈"人"字形，且有很多干扰线切过，提示男性性生活过度，导致性功能低下。（3）11线前端出现"十"字纹或岛形纹，提示性生活有障碍。

食疗保健：（1）多食优质蛋白质。优质蛋白质主要是指各种动物性食物，如鸡、鸭、鱼、瘦肉、蛋类，可提供人产生精子所需要用的各种氨基酸，有利于提高性欲及精液、精子的生成。（2）适当摄入脂肪。男性由于必需的脂肪酸摄入减少，精子生成受到限制，性欲下降，甚至不育。（3）补充维生素和微量元素。它们能促进睾丸发育、增加精子的生成并提高其活力。

◆性功能障碍患者的注意事项◆ 健康贴士

（1）遇到烦恼忧伤，应冷静思考，不应长期背上精神负担，及时放松与调整紧张心态，缓和与消除焦虑不安的情绪。（2）避免不良生活习惯和不健康的饮食习惯，减少应酬，避免酗酒，控制饮食，充分认识到戒烟的重要性和必要性。（3）积极参加体育锻炼。坚持每天运动，可调节紧张的脑力劳动或神经体液失常，如每天慢跑或散步30分钟。争取有规律的生活，保证充足的睡眠，积极减肥。

判别与诊断

色泽特征

手掌整个呈红色，前列腺一区有红色斑点，前列腺二区青筋浮起，提示性功能障碍信号

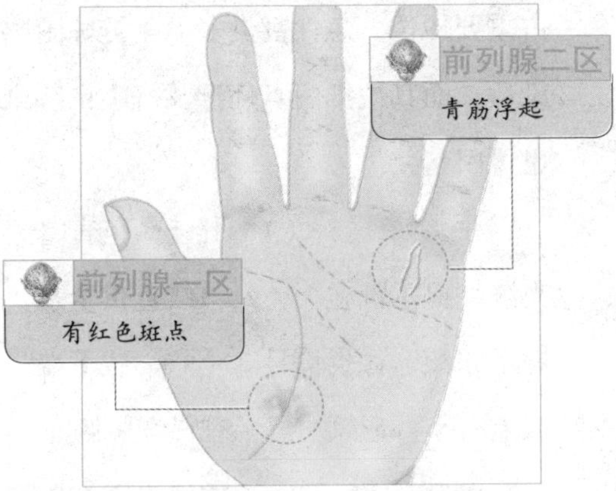

手线变化

11 线呈“人”字形，且有很多干扰线切过，提示男性性生活过度，导致性功能低下

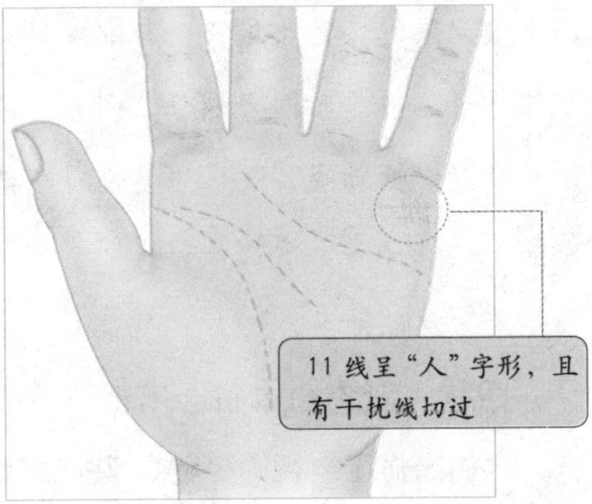

手纹变化

11 线前端出现“十”字纹或岛形纹，提示性生活有障碍

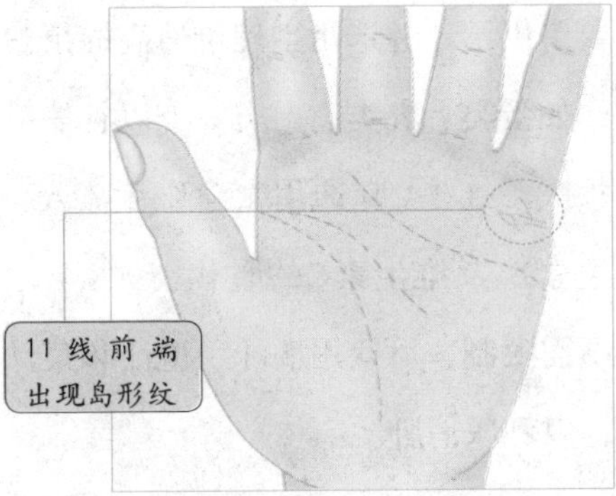

墨印手纹展示

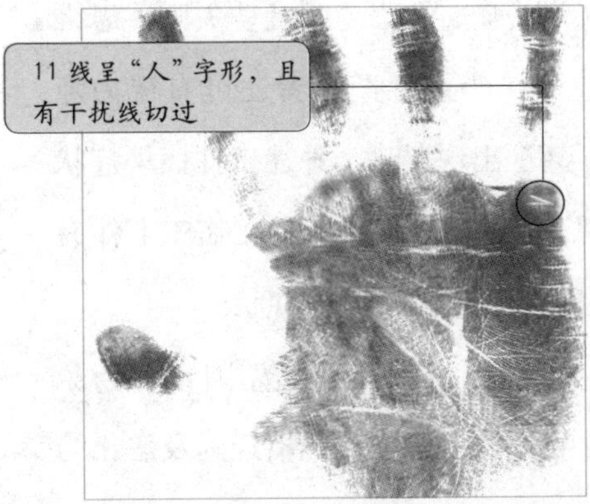

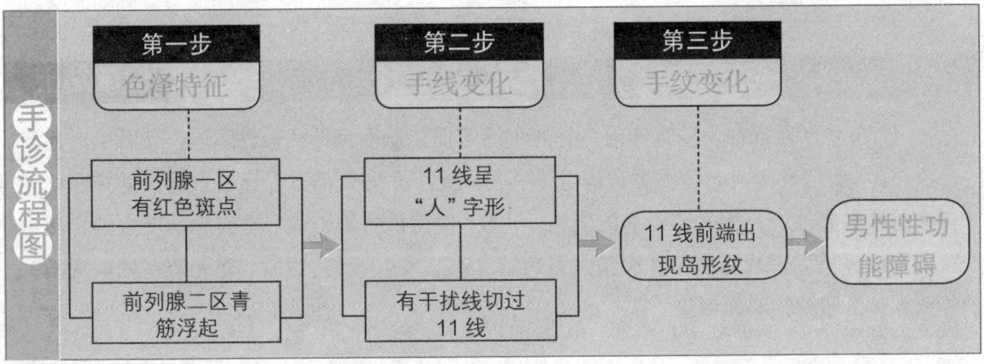

肾炎 1线直贯全掌，3线上有方形纹

肾炎的种类很多，根据最初发病原因可分为原发性肾小球肾炎与继发性肾小球肾炎。按照时间来划分，则分为急性肾炎与慢性肾炎，又称为慢性肾小球肾炎。急性肾炎、慢性肾炎、肾病综合征等是原发性肾炎。

症状：肾炎患者将会出现一些症状，比如高血压、视力障碍、头痛、贫血等。（1）高血压。肾炎发生的典型症状表现。（2）神经系统症状。主要表现为头痛、恶心、呕吐、失眠、思维迟钝等。严重肾炎患者还可有视力障碍，甚至出现黑朦、昏迷、抽搐等症状表现。（3）贫血。患者在临床上伴有贫血，出现乏力和头晕症状。

病因：慢性肾炎起始因素多为免疫介导炎症，但导致病情迁延及恶化的因素除免疫外，非免疫、非炎症因素也占重要地位。急性肾炎多见于链球菌感染后，而其他细菌、病毒及寄生虫感染也可引起。

手诊流程：（1）肝区颜色青暗无光泽，提示肾虚。（2）1线直贯全掌，提示尿频、肾炎信号。（3）3线下端肾区上有小方形纹，提示有肾囊肿倾向。

食疗保健：（1）应视患者有无高血压及浮肿情况，分别给予少盐饮食。（2）蛋白质的供应量，一般应按正常需要量供给，并选用生理价值高的蛋白质，如蛋类、乳类、肉类等，以补偿排泄损失。（3）宜选用富含维生素A、维生素B_2及维生素C的食物。（4）水分不需限制，可饮用橘汁、橙汁和菜汁等，以利尿消肿。

◆ 肾炎的保养和预防 ◆ 健康贴士

（1）生活要规律。应当养成良好的生活习惯，从而保持弱碱性体质，使肾病远离自己。（2）参加有氧运动，适当锻炼身体，在阳光下多做运动、多出汗，可帮助排除体内多余的酸性物质，从而预防肾病的发生。（3）保持良好的心情。适当地调节心情和自身压力可以保持弱碱性体质，从而预防肾病的发生。（4）远离烟酒。毫无节制抽烟喝酒，导致人体的酸化，易得肾炎。

判别与诊断

色泽特征

肝区颜色青暗无光泽，肾区颜色鲜红，提示肾虚，小便次数频繁

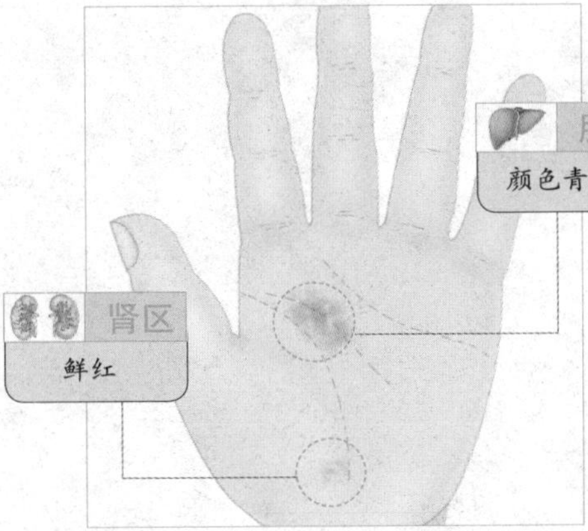

手线变化

1 线直贯全掌，提示尿频、肾炎信号

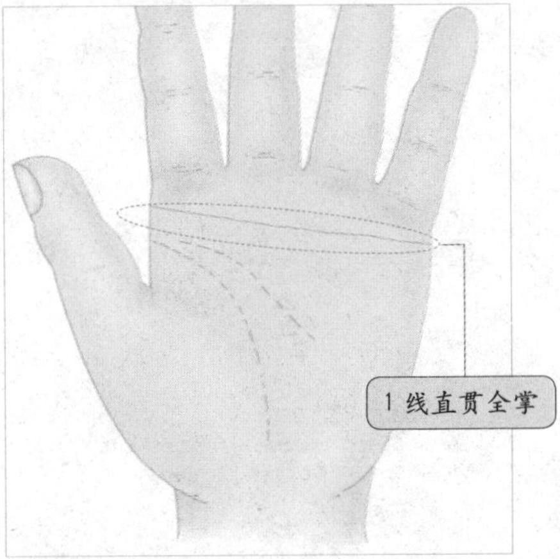

手纹变化

3 线下端肾区上有小方形纹，提示有肾囊肿倾向

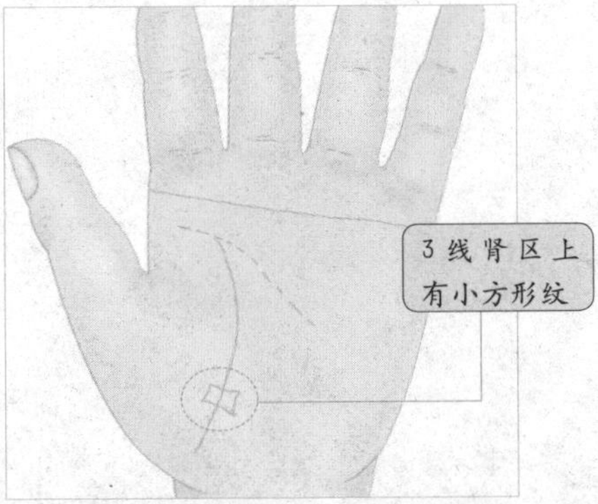

墨印手纹展示

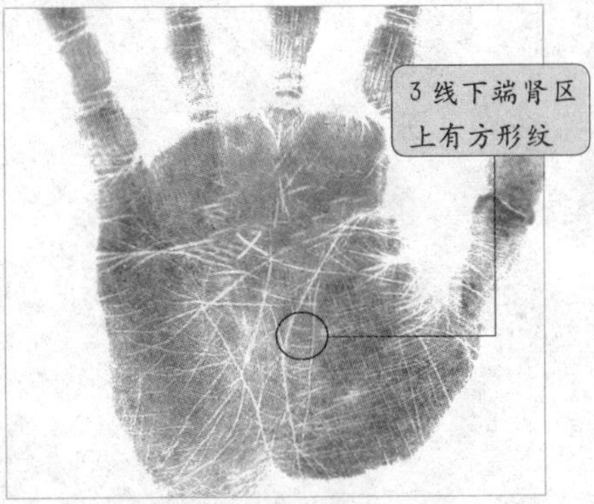

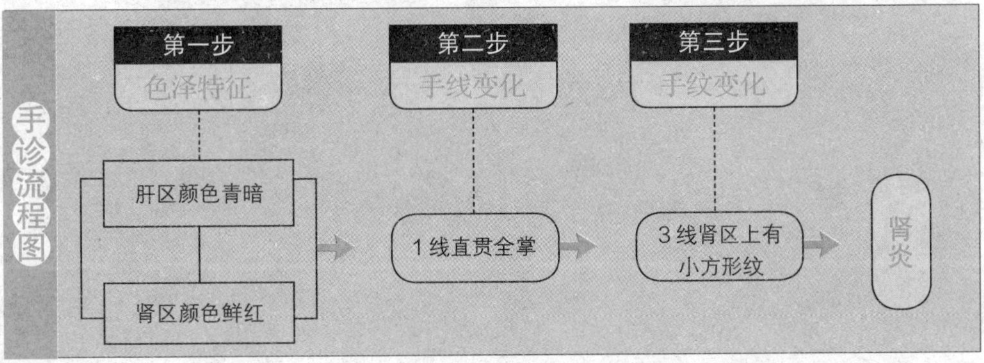